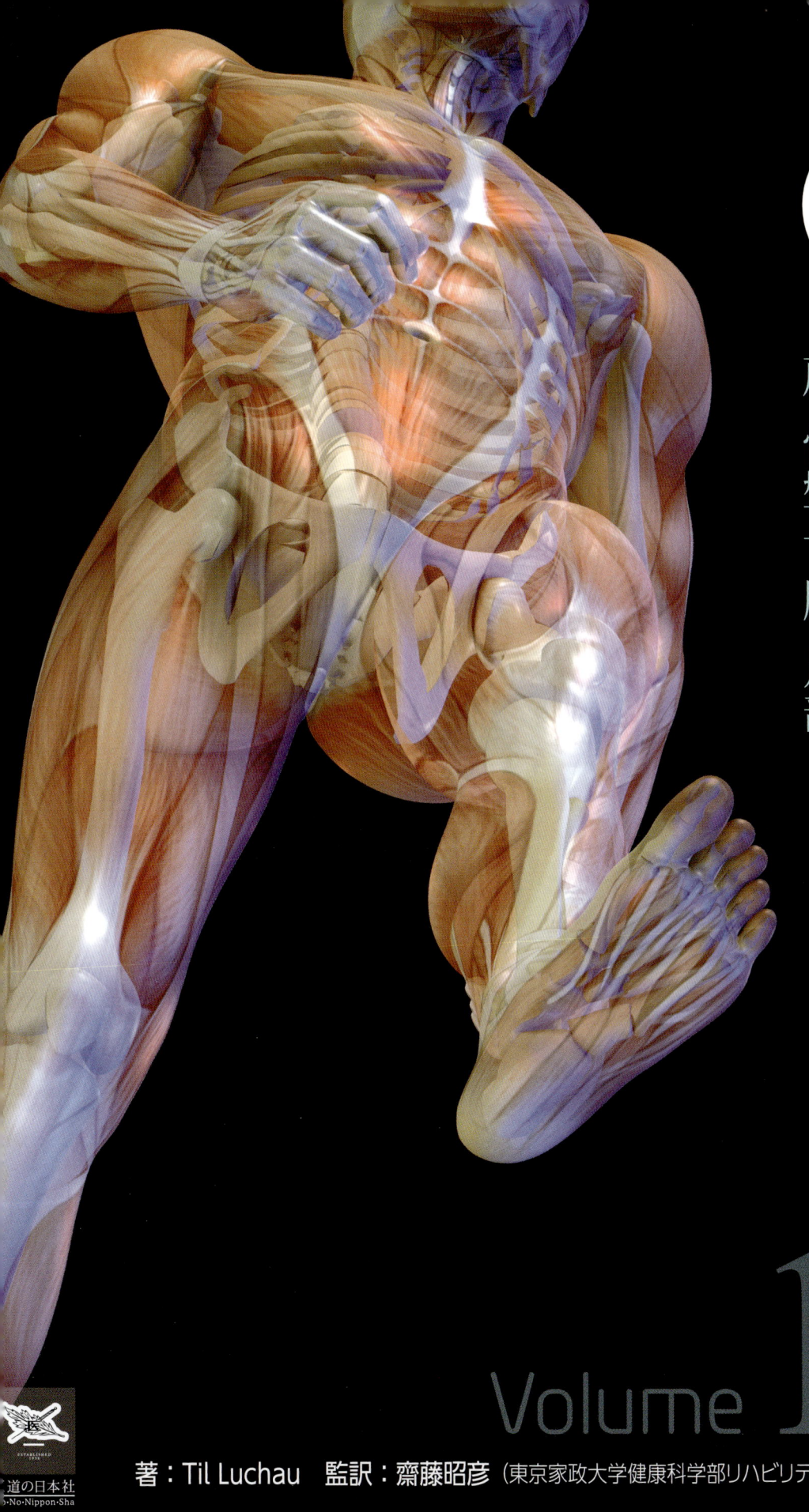

ビジュアルで学ぶ
筋膜リリーステクニック
―肩、骨盤、下肢・足部―
Volume 1

著：Til Luchau　監訳：齋藤昭彦（東京家政大学健康科学部リハビリテーション学科教授）

Advanced Myofascial Techniques - Volume 1: Shoulder, Pelvis, Leg and Foot
by Til Luchau
The original English language work has been published by:

Handspring Publishing Limited
Pencaitland, EH34 5EY, United Kingdom
Copyright © 2015. All rights reserved.

Japanese edition copyright © IDO-NO-NIPPON-SHA, Inc., 2016
All rights reserved.

監訳者序	iv
まえがき	v
序文	viii
謝辞	xii
レビュアー	xiv
オンライン資料	xv

Part1　筋膜の基礎知識　　1
- **第1章**　骨　　3
- **第2章**　筋膜の変化を理解する　　13
- **第3章**　筋膜に対するツールとテクニック　　27

Part2　下肢　　39
- **第4章**　タイプ1の足関節制限と足底筋膜炎　　41
- **第5章**　タイプ2の足関節制限と距腿関節　　49
- **第6章**　足関節損傷と腓骨　　59
- **第7章**　槌状足趾症　　71
- **第8章**　靴の拘束によるアーチ　　87
- **第9章**　ハムストリングス損傷　　99

Part3　下肢帯　　109
- **第10章**　股関節の可動性　　111
- **第11章**　坐骨神経痛　　121
- **第12章**　仙結節靱帯　　143
- **第13章**　仙腸関節　　153
- **第14章**　腸骨　　163

Part4　上肢　　173
- **第15章**　手関節と手根骨　　175
- **第16章**　母指球　　185
- **第17章**　凍結肩（肩甲上腕関節）　　195
- **第18章**　凍結肩（回旋筋腱板）　　203

スタディ・ガイドの回答	211
索引	212

監訳者序

　本書を読んで、苦労した学生時代の解剖学実習を思い出した。私は理学療法士の養成校であった国立療養所東京病院附属リハビリテーション学院、留学先のオーストラリアシドニー大学、東北大学大学院でそれぞれ長期間にわたる人体解剖学実習を経験した。

　人体解剖学実習では、人体の各組織を剖出し、同定するために、メスやピンセットなどで組織を覆っている膜組織を丁寧に除去する必要があった。筋、腱、神経などの各組織を覆う膜組織を取り除くことは、地道な作業であり、多くの時間を要した。しかし、本書を読むことにより、これらの膜組織こそが重要であり、注目すべき組織であることを再認識した。人体組織のすべてが膜に包まれていることを考えると、すべての徒手的アプローチにおいて、この膜組織の機能異常を考慮しなければならない。

　本書は主として、筋を包む筋膜の問題に起因する可動域障害や痛みを解決するためのテクニックを記載している。筋を包む筋膜が縮めば筋の動きが拘束され、可動域障害や痛みの原因となる。従来の筋骨格系、神経系に対するマニュアルセラピーに加え、筋膜組織に対するマニュアルセラピーの概念を加えることにより、より包括的なアプローチが可能となる。

　本書はビジュアルテキストとして、文字数を抑え、図や写真を充実させているため、非常に読みやすい。医療、健康、スポーツ分野でご活躍のあらゆる職種の方や学生の皆さんの入門書として最適である。入門書ではあるが、経験のあるセラピストにもすぐに使える実用的なテクニックや臨床上のヒントを提供する。

　本書は、多くの読者にとって、筋膜に対するマニュアルセラピーという大海に向けて漕ぎ出す最初の機会となるであろう。

東京家政大学健康科学部リハビリテーション学科教授
齋藤昭彦

まえがき

　マニュアルセラピーによる筋膜へのアプローチについては、これまで多くの本が書かれてきた。本書もそうであるように、それらの本の多くは、1800年代後半からAndrew T. Stillの筋膜に関する著作にまでさかのぼり、Ida Rolfの構造的身体統合法や、構造的身体統合法が与えたオステオパシーへの影響といった、筋膜の方法論の長い系譜から来ている。これらの著作物は、最近の筋膜に関する知見を活用し、洗練させ、この長い伝統をさらに豊かにしている。

　そんななかでも本書は、現場の施術者のために、患者のよくある訴えに重点を置き、実用的な方法とそれを行ううえでのアドバイスを提供している点で、ユニークである。経験豊かな施術者は、関連した研究の引用とともに、示唆に富む筋膜の概念と詳しい説明が従来の知識と創造力をさらに高いレベルに上げるのに役立つことに気づくだろう。同時に、まだ経験の浅い施術者は、明快で親しみやすい文章と一目でわかるビジュアルに優れた画像や、段階的なテクニックの進め方に感謝するに違いない。

　しかし、明快で単純だからといって「実体がないのではないか」とか「洗練されていないのではないか」などと考えるのはナンセンスである。私は、ロルフ構造的身体統合法研究所の同僚として著者のTil Luchauと知り合って20年以上の間、多数のクラスを一緒に教えながら、情報を交換し合い、途方もないほど多くのことを彼から学んだ。経験者にも初心者にも役立つツールを提供できるLuchauのユニークな能力は、ロルフ研究所（米国コロラド州ボルダー）での彼の初期の仕事にまでさかのぼる。1990年代初期、Luchauはロルフィング®（構造的身体統合法）プログラムのコーディネーターとして、構造的身体統合法に必要な基本スキルを教えるカリキュラム作成を任されていた。そして教材「スキルフル・タッチ」が生み出され、ロルフ研究所の教員により、現在も、さらに発展させて使われている。数年後、ロルフ研究所の執行部は、Luchauに関連分野の専門家向けの継続教育セミナーを依頼した。内容は構造的身体統合法の知識を紹介し、すぐに使えるツール

まえがき

を与え、さらに進んだ学習のきっかけになるセミナーを依頼するものであった。彼の「アドバンス筋膜テクニック」のワークショップ・シリーズは、ボディワーカー、理学療法士、マッサージ・セラピスト、ロルフィング®の施術者、カイロプラクター、他のマニュアルセラピーの施術者の間ですぐに人気となった。ロルフ研究所との公式提携は2010年に友好的に終了したものの、2014年中頃の今日でも「アドバンス筋膜テクニック」のセミナーのシリーズは数千人もの卒業生を世界に輩出している。これを考えると、本書は出るのが遅すぎたといえる。疑いなく、本書はLuchau特有の教え方、書き方、動画に触れた多くの施術者に歓迎されるだろう。本書のアイデアと説明の根底に、長年進められてきた改良があることも読者はすぐにわかるはずだ。

　本書はロルフィング®や構造的身体統合法の教科書というわけではない。ロルフィング®の名前は商標登録されているだけでなく、ロルフィング®にはいくつものテクニックがあり、患者の訴えよりも、重力による身体全体の関係に重点を置く。さらに、構造的身体統合法の他にも、本書は多くの影響を受けている。例えば、頭蓋仙骨療法、オステオパシーの原則、整形外科的アプローチ、1980年代にエサレン研究所でLuchauが施術をしていた頃の幅広い身体施術などに影響を受けている。

　また、アプローチとはテクニックだけではない。本書の解剖学用語、非常に魅力的なグラフィック、研究の引用、詳細にわたる実用的説明の背後には、目立たないながらもすべてに浸透した視点がある。長年、彼は身体心理療法士とグループ指導者だった。よく見れば、身体・集団心理学におけるLuchauのそんな経歴が静かに、ほとんど見えない形でも伝わってくるはずだ。このほとんど見えない彼の考え方は、マニュアルセラピーの相互作用的要素である「ヒト」に重点を置いている。このことは、患者と一緒に施術を行うことにやりがいを感じる、多くの施術者の共感を得るだろう。

　マニュアルセラピーの技術と身体への認識とともに、施術者と患者の相互作用に関する認識は、結合組織の視点の変化に対応している。例えば、私た

まえがき

ちが学ぶのは、筋膜の注目すべき可塑性を説明する興味深い力学的特性だけではない。筋膜の神経支配およびそれにより生じる感受性も、非常に重要な役割を演じていることが明らかになりつつある。マニュアルセラピーの有益な作用は、筋膜の純粋な物理的性質と同程度に、この筋膜の感受性によるものかもしれない。

　もちろん、すばらしい写真やイラストは本書のメッセージの大部分を占める。これらの画像のわかりやすさと美しさに感心しつつも、本当の身体では、筋膜は別々の組織にきちんと分かれているのではないことを記憶にとどめておきたい。この点が筋膜を特徴づける厄介で複雑な相互接続性を理解する前提となる。

　どんなにイラストをたくさん加え、慎重に記述しても、実践で学ぶものの代わりとなる書籍はない。この業種の多くは経験し、感じ、行うことで、学ぶことができる。あまりにも多くの本で、思考だけが先頭に立ってしまっている。本書は臨床や教育の現場において広く有用であり、施術者にとって長く変わらない価値がある。なぜなら、本書はこれらすべての側面を持っているからである。

　　　　ウルム大学神経生理学研究所筋膜研究グループ部長　人間生物学博士
　　　　　　　　　　　　　　　　　　　　　　　　　　　　Robert Schleip

序文

　他人の痛みを和らげる能力は意義深いものだ。世の中にこれほど意義あることは、他にあまりない。痛みは生物学的軽減を必要とする。そうすることで、苦しむ人の痛みを止めたり、休息をとったりするよう動機づける。痛みを感じる人が助けを求めに来るとき、私たちは治療を行う施術者以上の存在となる。その瞬間、私たちは、緊急の生物学的問題に直面する人と同胞となるのだ。援助を求めて来る人の痛みを私たちが軽減するとき、種の生物学的・社会的機能の核にある必要性を満たしている。これほど意義と目的を提供できるものは他にはあまりない。

　当然ながら、私たちの仕事は痛みを軽減することだけではない。痛みを理由に、誰もが私たちの所に来るわけではない。時に、患者や患者の機能レベルを単なる痛みの緩和や機能不全以上に高める場合、私たちの施術は最も有効となる。緩和を求めてきた人々の身体的な痛みを緩和することができないように思えても、私たちの施術は多くの深い部分で役に立つ。実際は、そういうときこそ、私たちの熟練と人間性が最も必要とされるのだ。

　もちろん、痛みを軽減する手助けができるなら、するべきだろう。本シリーズで説明するテクニックは、私が見つけた最も有効な方法である。これらのテクニックはすべてを伝えているわけではない。似た目的を達成するのに他にも多くの方法があるし、単に合わなかったために、本書に載せなかったテクニックもたくさんある。

　本書で説明するテクニックは、"Advanced-Trainings.com"の「アドバンス筋膜テクニック」のワークショップや映像コースで教えた一連の手技である。この重要な特色のあるコースにおいて、このセミナーは全身について学ぶ総合的なシステムで、現在40以上のセッションと350以上の手技、テスト、手順を公開している。この第1巻（四肢の状態に焦点をあてる）と次の第2巻（脊椎、肋骨、頭部、頸部の愁訴）で取り上げるテクニックは、最も一般的な患者の愁訴に関する一連の有効かつ利用可能なツールとなる。これらは書籍だけで学べる手技ではあるが、筆者は他の利用できる形式と媒体（多く

は無料のオンライン教材）で、アプローチに関してさらに学ぶことを推奨している。

施術の目的

逆説的になるが、本書で紹介するテクニックは多くの場合、痛みに対して非常に効果的であるが、痛みの緩和は二次的な恩恵にすぎない。私たちの主な目的は以下の2つである。

・運動の選択肢を増やす。
・固有感覚を磨く。

最初の目的である「運動の選択肢を増やす」は、とらえにくい微細な脈動から大きな範囲の運動まで、すべての大きさの運動と可動性を含める。これはつまり、私たちのタッチはすべての範囲の深さと圧迫を用いるということになる。たいていの手技は、全身運動の変化に影響を及ぼす直接的な圧迫を使用するが、微細な内在性運動（頭蓋仙骨療法、内臓マニピュレーションなどの運動）にアプローチしてはじめて大きな可動性を得られることがある。したがって、本書では、深部の直接的なタッチと微細な受容的タッチを使用している。

第2の目的である「固有感覚を磨く」は、施術によって患者の身体を新しく、強く感じてもらうことを意味する。「固有感覚」は身体の姿勢と運動の感覚である。タッチ、圧迫、私たちが求める運動は、固有感覚の学習につながる。筋膜の変化の機序に関する最近の研究は、固有感覚にはかつて考えられていたよりずっと大きい役割があることを示す（「第2章　筋膜の変化を理解する」でさらに考察する）。この身体感覚を呼び覚ますと、より繊細で、効果的な運動協調性の基礎を築くことができる。これは他の利点への道も開

く。例えば、運動中に選択した姿勢を維持できるようになる。

　2つの目的の二次的なものとして、これらの手技は他の利点ももたらす。2つの目的を対象にすると、痛み、競技パフォーマンス、健康などが改善される傾向がある。しかし、痛みの軽減、パフォーマンス改善、他のいかなる利点も最終的な結果である。これらの結果は、単純に患者の運動の選択肢を増やし、洗練された固有感覚によってもたらすことができる。

　もちろん、他の目的も、本書で説明するテクニックとツールで成し遂げることが可能である。構造的身体統合法の施術者は、アラインメントと統合法を改善する応用法を認めるかもしれない。同様に、理学療法士、鍼師、マッサージ・セラピスト、リハビリテーション専門家などは、これらのツールを自分たちの治療目的に役立てようとするであろう。しかし、2つの主な目的（運動選択の増加と洗練された固有感覚）を試金石に使うのは、それぞれの手技の目的と応用を単純化し、明確にし、焦点を合わせるのに役立つ。

本書の前提

　本書は、専門的な教育を受けたマニュアルセラピーの施術者（例えば、構造的身体統合法の施術者、理学療法士、理学療法士のアシスタント、ボディワーカー、マッサージ師、整骨医、カイロプラクター、鍼師など）を対象にしている。また、本書を教育的に使う場合、これらの分野の中級および上級の学生の使用に適している。したがって、本書は、読者が深部のマニュアルセラピーの注意事項と禁忌を熟知していることを前提としている。特に重要な箇所や明らかでない箇所でも、これらの注意事項は記述されているが、教育と知識の基本レベルを前提としていることをことわっておきたい。

　これらのテクニックは、セッションやシリーズといった大きな背景で使われるツールを意図している。この大きな背景の要素は、面接、評価、準備、戦略、順序、バランス、セッションの締めくくり、日常生活への統合が含ま

序文

れるだろう。各治療法はこれらの要素を達成する独自の方法があり（順序に関しては第2巻で少し記述をするが）、読者がこの教育を受けていることも想定している。

　本書のような書籍は、想像力、革新、融通性を刺激するのに役立つ。しかし、読者は、これらのテクニックのすべてを本で学ぶことはできないと認識することだろう。本書には説明する多くのテクニックの映像リンクがあるので、ある程度は写真を詳しく説明する補助となる。しかし、タッチの感覚など現実的な経験として最も重要なことは、説明した施術を実際に受けたり、経験したり、生の指導とフィードバックを受けたりすることでのみ得られる。

　もちろん、本書は出発点にすぎない。本書で説明する方法や指摘と同じくらい、優れた手技と手段が答えとならないような状況も価値がある。痛みを緩和することは、比較的簡単なものである。しかし、痛みが消失しないときに、施術者の熟練とその深くにある人間性が呼び起こされる。そのとき、私たちはオーストリア生まれの哲学者 Marten Buber の二分法に直面する。私たちは、他者をあるときは「患者」もしくは「解決する課題」の対象としてみることができ、またあるときは「実際の人間」、つまり、ユニークで、私たちと同じ多次元的な生物としてみることができるのだ。

　　　　　　　　　　　　　2014年　コロラド州ボールダーにて　Til Luchau

謝辞

本を執筆するのは骨が折れる作業であることをほとんどの人たちは知っている。あまり知られていないのは、本には多くの人たちがかかわっているということだ。

私の同僚、友人、よき指導者である Robert Schleip 博士に特に感謝したい。彼は私を励まし、魅力ある例で継続してアイデアを刺激し、学ばせ、私たちの分野やそれ以外でも促通的な指導を行ってくれた。オーケストラの指揮者のように、Robert Schleip 博士は周囲からベストを引き出し、私たち全員が彼の才能から恩恵を受けた。

Massage & Bodywork Magazine の編集長 Leslie Young に感謝する。私は本誌コラムで現在も筋膜リリーステクニックの記事を執筆させていだき、本書のアイデアの多くはこの雑誌で最初に掲載された。Darren Buford と Amy Klein がいる Leslie Young のチームは最初の下書きを形にするのを手伝ってくれた。Associated Bodywork & Massage Professionals (ABMP) の Anne Williams と Brian Halterman は、筋膜テクニックのオンラインセミナーを主催する重要な役割を果たしてくれた。

Handspring Publishing Limited の Sarena Wolfaard、Andrew Stevenson、Bruce Hogarth の忍耐、粘り強さ、柔軟性、共同精神に感謝する。この分野におけるクオリティ、情熱への献身は、一緒に働くうえで喜びであった。

Advanced-Trainings.com の尊敬する教職員の同僚、Larry Koliha、George Sullivan、Chris Pohowsky、Ellyn Vandenberg、Bethany Ward は、絶えずアイデア、批評、対話、テクニック、刺激で貢献してくれた。ならびに献身的で世界中の熟練した多くの教育助手と学生たちに感謝する。

Advanced-Trainings.com のインストラクターである Bethany Ward は、たいてい締め切り期日ぎりぎりのなか、私が書いたすべての文字を読み、専門的な提案や修正をしてくれた。Patrick Dorsey は、他の質問作成の研修生と一緒に数えきれないほどの時間を費やし、スタディ・ガイドの質問作成に貢献してくれた。上手な編集とサポートをしてくれた Christina Galucci や

謝辞

Daniel Glick にも感謝したい。

12年以上前、Primal Picture の画像は、私の目を開いてくれた。これは身体の解剖を3次元で見て、回転させ、階層化することができ、美しく、驚異に満ちた学習方法である。写真のモデルになってくれた Erin Trunck、Fika O'talora、David Videon、David Lowell、ならびに写真家 Kit Hedman と Rick Cummings は、皆このプロジェクトに貢献してくれた。多くのアーティストと研究者は、本書画像で寛大にも再利用の使用許可を与えていただき、心から感謝したい。彼らの名前は画像クレジットに記載した。

ロルフ研究所での私の指導者と同僚は、もちろん本書に大きく影響している。影響を与え、支えてくれた Jan Sultan、Pedro Prado、Thomas Myers、Art Riggs、Bibiana Badenes、Erik Dalton らに感謝する。

30年間、個人開業での私の患者は最高の教師であった。施術者は管理が難しいケースを相互に学び合える。

本書を執筆するのに静かな場所を提供し、優しく疲れも見せずにもてなしてくれた多くの人々に心から感謝したい。チューリッヒの Anna Maria Gregorini、コロラド州南西部の Lynn Phillipon と Nikki Gillespie、アイダホ州ビクターの K'lea Andreas、プラハの Robert Gajdoš、アラスカ州フェアバンクスの Paula Earp と施術者コミュニティ、そして、他のたくさんの人たち。

それから、初めての書籍を執筆する長いプロセスの中で、根気強く私を支えてくれた息子 Ansel Luchau と特に妻 Loretta Carridan Luchau に感謝する。二人に愛情をこめて本書を捧げる。

レビュアー

Bibiana Badenes, P.T.
理学療法士、認定Advanced Rolfer™、認定Rolf Movement®講師、Kinesis Center and Movement Therapy所長、BodyWisdom Foundation Spain理事長
ベニカシム、スペイン

Erik Dalton, Ph.D.
認定Advanced Rolfer™、著者、Freedom From Pain Institute事務局長
米国、オクラホマ州オクラホマシティ

Rachel Fairweather BA, LMT, AOS Massage Therapy, CQSW
Jing Advanced Massage Training所長、著者
イギリス、ブライトン

Cheryl LoCicero, B.Sc. R.M.T
認定Advanced Rolfer™、認定Rolf Movement®講師、Fascial Integration: Structural-Visceral approachesコンサルタント、Center for Complementary and Alternative Research and Education, University of Alberta Edmonton
カナダ、アルバータ州エドモントン

Budiman Minasny, Ph.D.
研究者、University of Sydney
オーストラリア、シドニー

Peter B. Pruett, M.D.
医師、救急医学専門医
Delta County Memorial Hospital
米国空軍士官学校、University of Colorado、デンバー
米国、コロラド州ホチキス

Art Riggs
Art Riggs Deep Tissue and Manual Therapy Educational Systems所長
米国、カリフォルニア州バークレー

Susan G. Salvo, M.Ed., L.M.T.
著者、教育者、マッサージ・セラピスト
Elsevier Health Science、Louisiana Institute of Massage Therapy
米国、ルイジアナ州レイクチャールズ

Robert Schleip, Ph.D. M.A.
客員教授（IUCSAL）
Fascia Research Group部長
Ulm University神経生理学部門
ドイツ、ウルム

Bethany M. Ward, M.B.A., L.M.B.T.
認定Advanced Rolfer™、Rolf Movement®施術者
Rolf Institute® of Structural Integration教員
Ida P. Rolf Research Foundationアドバイザー・元理事長
ActionPotential, Inc.部長
米国、ノースカロライナ州ダーラム

オンライン資料

　下記のオンライン資料があるので、http://advanced-trainings.com/amt1/ にアクセスして、補助的に参照してほしい。

- オンライン・ビデオ・ライブラリー　（Online video library）
- 専門の継続教育と CMA クレジットのオプション
　　（Professional Continuing Education and CMA credit options）
- 教師と生徒向けクラス資料　（Teacher and student classroom resources）
- 無料の筋膜オンラインセミナー　（Free myofascial webinars）
- 上級筋膜テクニックに関する質問とダイアログを記載したフォーラムとソーシャルメディアのリンク（Forum and social media links for questions and dialog about Advanced Myofascial Techniques）
- 本書で示した Primal Pictures、Advanced-Trainings.com などでの資料購入

> **編集部注**
> 　本文中にある QR コードをスマートフォンなどの携帯電話で読み込むと、テクニックを動画で確認できます（QR コード下部の URL にアクセスしても、同様の動画が観られます）。音声は英語のみですが、下記で日本語訳をアップ予定です。
> 　　http://www.idononippon.com/book/massage/3115-7.html
> 　なお、動画内容は予告なく変更したり、公開を終了したりすることがありますので、あらかじめご了承ください。

Part1
筋膜の基礎知識

第1章　骨

第2章　筋膜の変化を理解する

第3章　筋膜に対するツールとテクニック

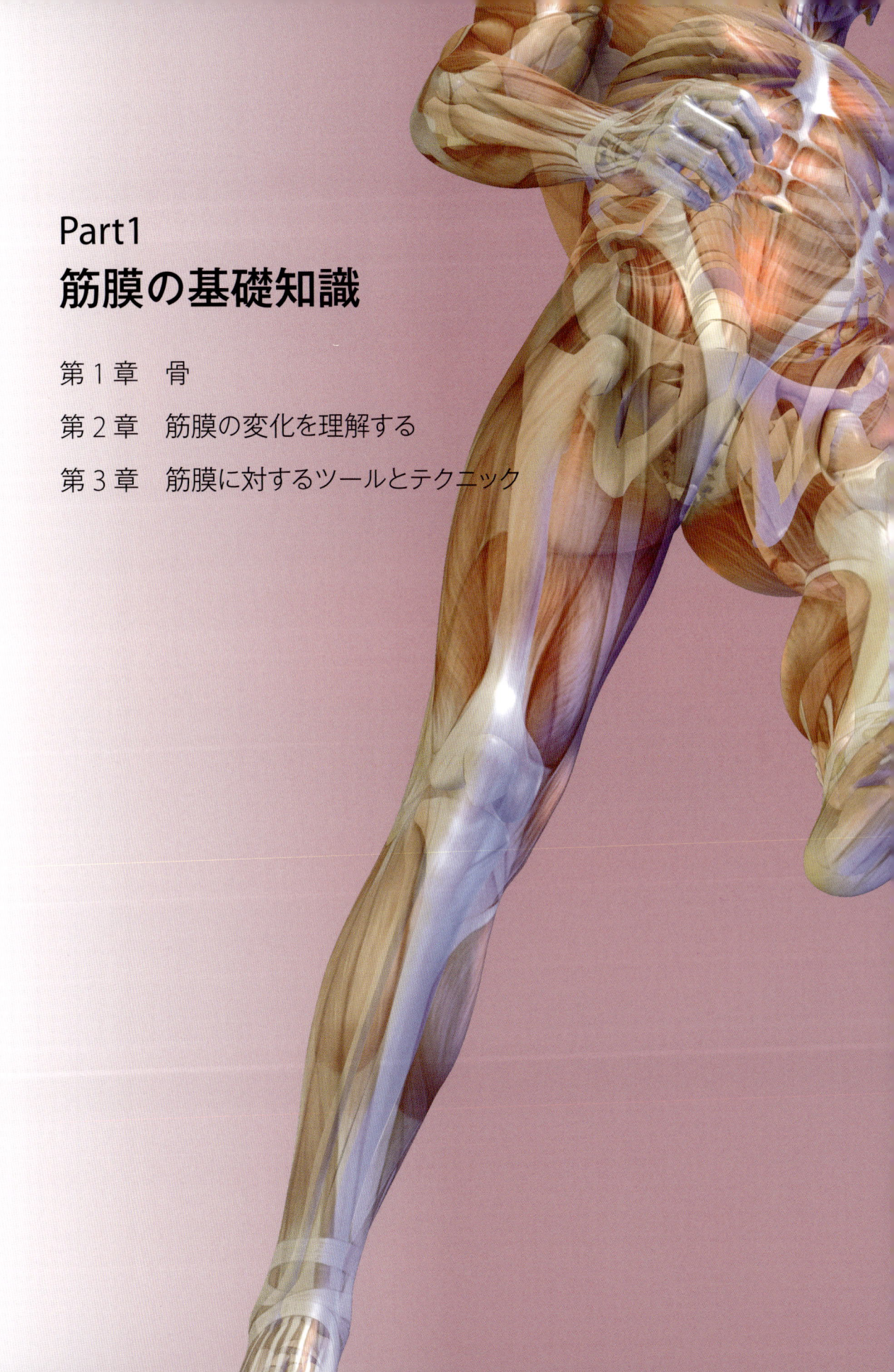

第1章　骨

　ミケランジェロが若いときの話だ。先輩の彫刻家であるベルトルド・ディ・ジョバンニに弟子入りをしたいと嘆願したとき、ベルトルドはミケランジェロにある条件を出した。ベルトルドはミケランジェロに次のように言ったという。
　「大理石の彫刻をやりたいのか。それなら、大理石採石場で石工職人として働いてこい。大理石をよく知るんだ」
　「どれくらいの期間でしょうか？」
　十代にして、すでに一人前の画家だったミケランジェロは尋ねたが、ベルトルドは以下のように言った。
　「採石場で2年働くことだ。それから、彫刻を始めるがよい」
　事実にせよ、伝説にせよ、この話は芸術家や名人になろうとする前に媒体、つまり、実際に扱う素材や物質について詳しく知ることが大切だと教えてくれる。身体に徒手的介入を行う私たちは、実に多くの媒体を扱わなければならない。例えば、ロルフィング®などの施術を行う際の、筋膜や他の結合組織、皮膚、筋などである。従来のマッサージを行うときの血流や筋の緊張もそうだ。同様に、患者の運動、協同性、バランスは私たちが機能的施術で扱う媒体である。エネルギー療法では、エネルギーとフローが作用する。リラックスさせたり、鎮めたりする意図があるなら、患者の自律神経の状態も私たちの媒体といえる。それぞれのマニュアルセラピーは何を意図するかだけでなく、施術を行う媒体によっても特徴づけられる。
　筋膜リリーステクニックのトレーニングでは、多くの組織と系を扱うが、ミケランジェロが採石場から始めたように、「骨」から始める（図1-1～図1-3）。つまり、身体の基本組織の性質をよく知ることから始める。本章では、私たちの技法で扱う主要な媒体の一つである骨に重点を置く。
　胎児期に、骨は中胚葉（筋、筋膜などの結合組織、腱、靱帯が形成される組織層と同じ）から発生する。つまり、骨も他の組織と同じように、細胞、線維などから構成される。これらの要素は周囲の骨基質に含まれており、骨基質は骨の重さの約半分を占める。骨基質は主にリン酸塩とカルシウムから構成され、「ハイドロキシルアパタイト」と呼ばれる微結晶性の形状となっている。構造的に、このアパタイト微結晶は、単体では比較的もろく、1本のチョークを想像するとよいだろう。しかし、身体において、この鉱物ナノクリスタルは細く、柔軟なコラーゲン線維[1]と分子結合し（図1-4、図1-5）、コラーゲン線維・細胞外基質複合体を形成する。これはガラス繊維や竹に類似している（図1-6）。骨の石灰化コラーゲン線維による合成ナノ組織は、微小骨折の拡大を防ぎ、驚くべき柔軟性を骨に与える。これは、合成繊維のナノコンポジットのように非常に強く、同じ重量で比較すれば、生きている骨はセメントよりも強い。
　しかし、セメントとは違い、生きている骨には、解剖学の授業で見る骨格標本のように乾燥して死んだ骨にはみられない特性がある。生きている骨は乾燥

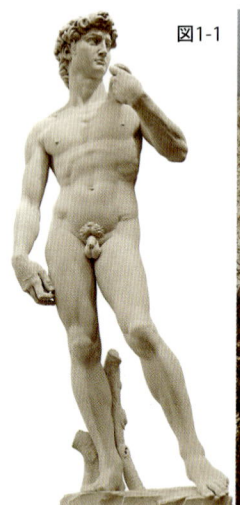
図1-1

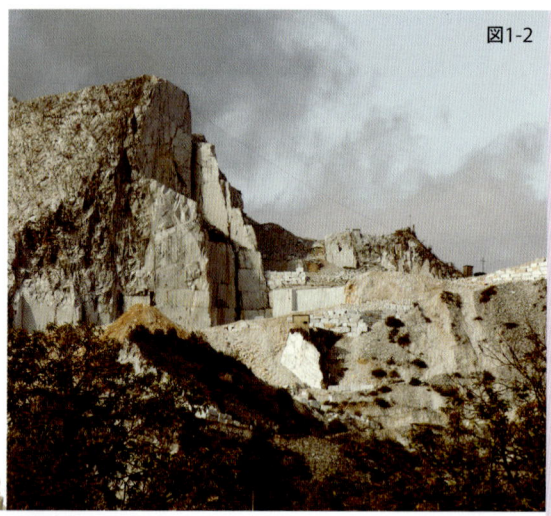
図1-2

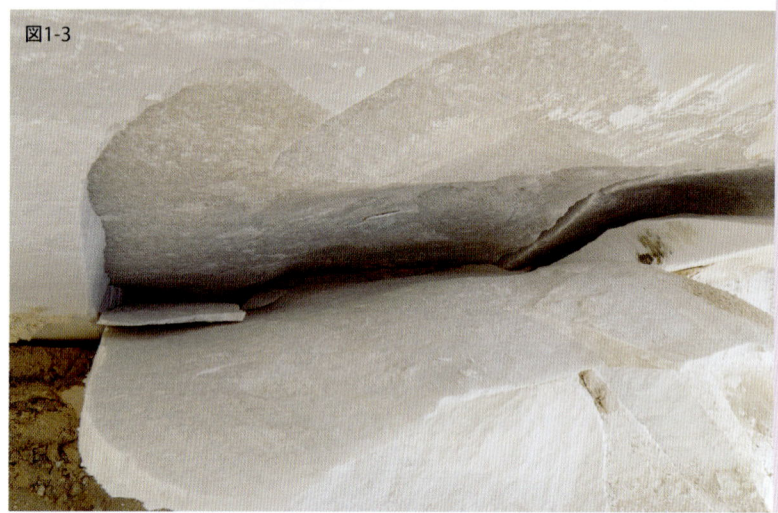
図1-3

図1-1、図1-2、図1-3
ミケランジェロは、彫刻家になる前に石工職人として働いた。ダビデ像（図1-1）はカラーラ採石場（図1-2）から採掘した大理石（図1-3）を使って彫刻された。1501年、ミケランジェロが26歳のとき、ダビデ像の制作に取りかかった。ベルトルドの下で学び始めてまだ10年も経っていなかった。

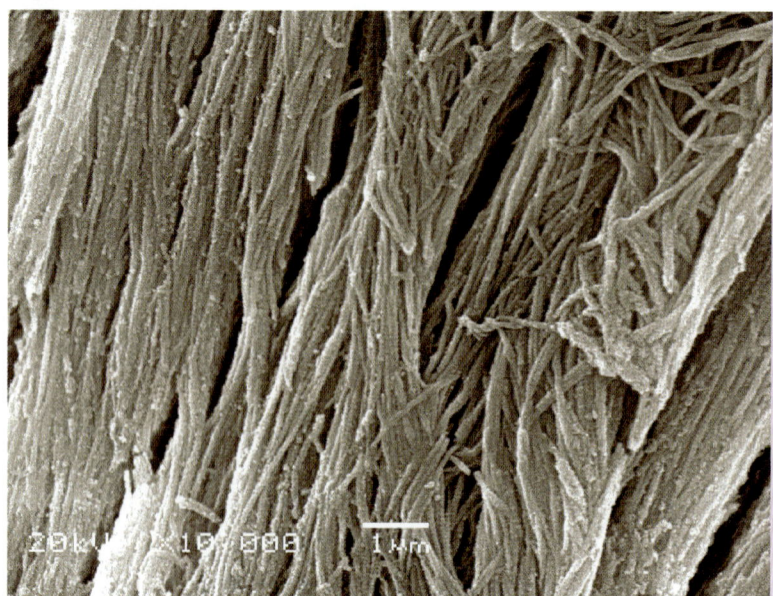

図1-4
骨の石灰化コラーゲン線維の電子顕微鏡写真。生きている骨の約25%はコラーゲンであり、これが柔軟性を与えている。Naish, J. et al. Medical Sciences. Elsevier (2009)

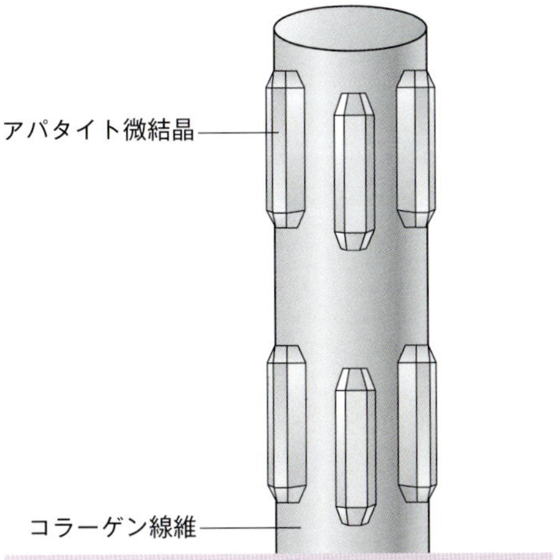

骨 1

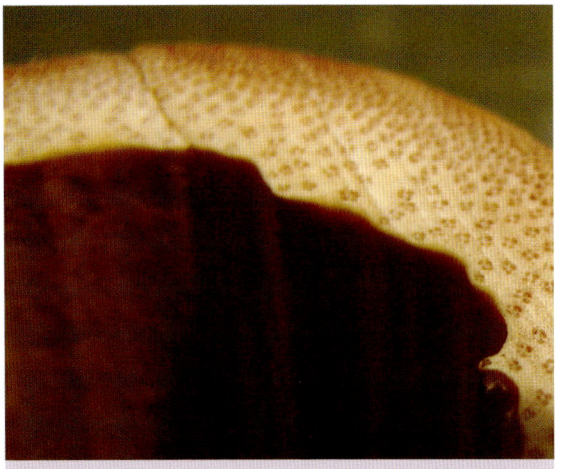

図1-5
骨のカルシウムはアパタイト微結晶の形状で、コラーゲン線維と結合することで、単体よりもはるかに頑強なものとなっている。

図1-6
竹は骨のようにコラーゲン線維と細胞外基質の複合体である。

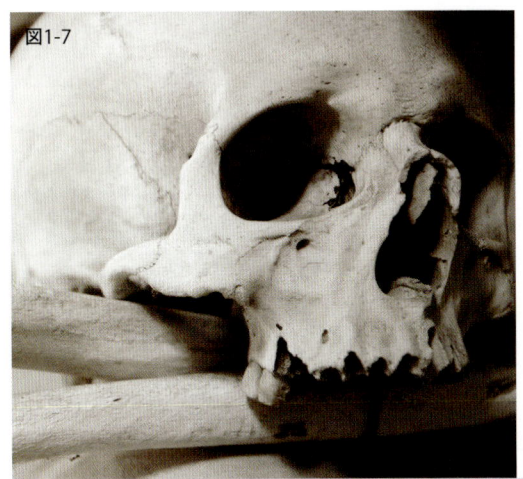

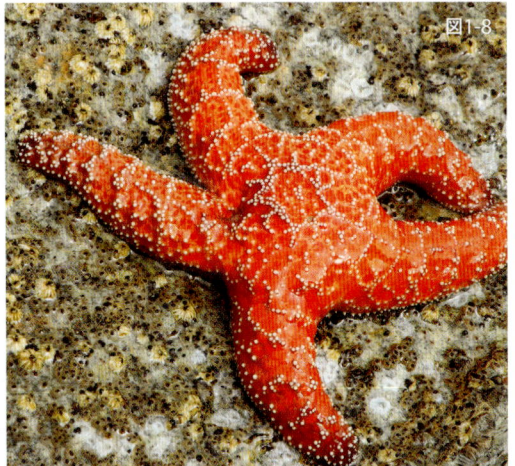

図1-7、図1-8
生きている骨は、乾燥して干からびた骨格よりも柔軟で、生きているヒトデに似ている。

した骨より30％ほど大きい。これは主に水分が含まれているためである。生きている骨は柔軟である。硬くてもろい死んだヒトデの標本と比べて、生きたヒトデが柔軟であるのと同じだ（図1-7、図1-8）。

また、生きている骨は非常に感受性が高い。骨を囲む線維性で「骨の皮膚」である骨膜には神経がたくさん分布している（図1-9）。骨膜にある多くの機械受容器は、骨格筋の腱が骨膜と混合する部分で骨格筋の引っ張りを感知することで、運動の協調性とバランスを支援する。長骨の関節端もまた特に感受性が高く、固有感覚と運動の協調性を支援している。海綿質内のスポンジ状の骨小柱（骨梁）に巻きつく小さな有髄神経線維のように、骨の内部にも多数の神経があることが昔から知られている[2]。骨折や骨挫傷が非常に痛い理由の一つ

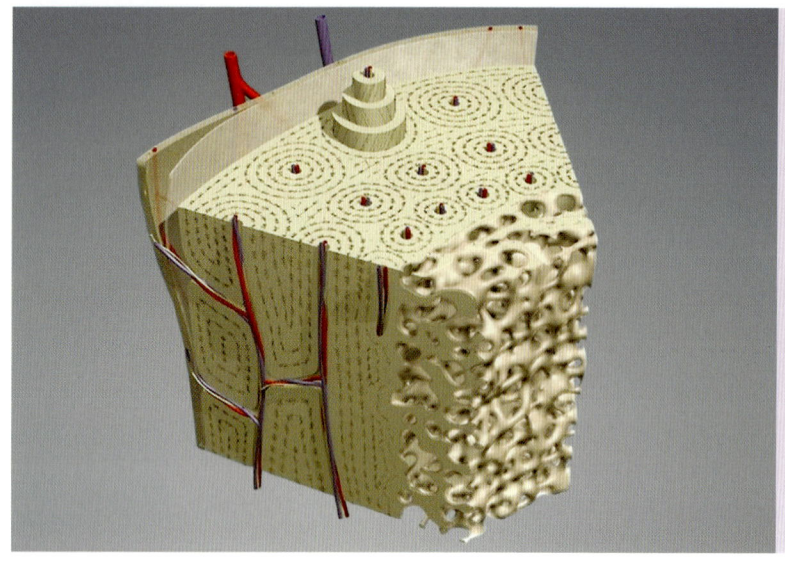

図1-9
骨には神経が分布していて、感受性が高い。線維性の骨膜（外層）には機械受容器とともに神経支配が豊富である。神経は骨の血管に沿って走行している。スポンジ状の骨小柱（最も内側の断面）に有髄神経線維が巻き付いている。

は、骨の内部に存在する神経が関係している。また、患者はあなたが骨に触れるのを感じることができる。

　本書で紹介する筋膜リリーステクニックでは、骨に焦点を合わせたテクニックを3つの目的、つまり、可動性、運動性、連続性の改善を触知するために用いる。

可動性を触診する

　可動性は「他動的に動く能力」と定義される。徒手的アプローチの多くは、骨を動かすことに重点を置く。といっても、カイロプラクティックや骨の調整のことではない。骨をレバーやハンドルのように使うことで、評価し、動かし、周囲の筋膜をリリースしていく。通常、可動性を高めるために働きかける場合には、施術者の圧迫は強くなる。結合組織構造が短縮したり、締めつけたり、拘束したりすると、骨の可動性は制限される。この制限を直接リリースするために触診を行う。

　深部結合組織の施術を行う前の準備として、骨の他動運動が有用である。施術者は運動制限を関節レベルで評価し、リリースできるからである。しかし、関節運動を見境なく増やそうとしているわけではない。施術者は骨の他動的な可動性を感じ、その関節を他の関節と比較したり、ある方向と逆の方向と比較しながら、より制限された部分を解放するために施術を行う。これはリリースに対するバランスをもたらしてくれる。

　骨自体は知覚神経支配を豊富に受けているため、骨の可動性を高める手技は、非常に深いレベルで固有感覚も刺激することになる。施術で生じた感覚は、身体感覚を呼び起こし、活性化する。患者は、呼び覚まされた高い身体意識をセッ

骨　1

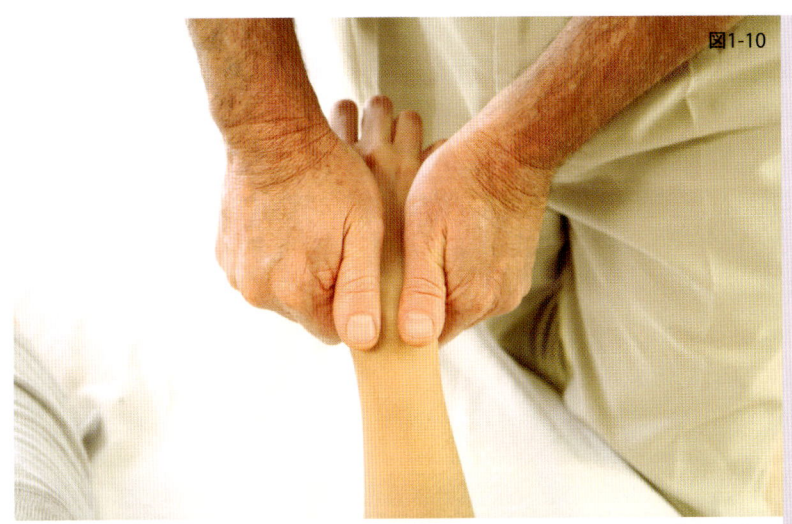

図1-10

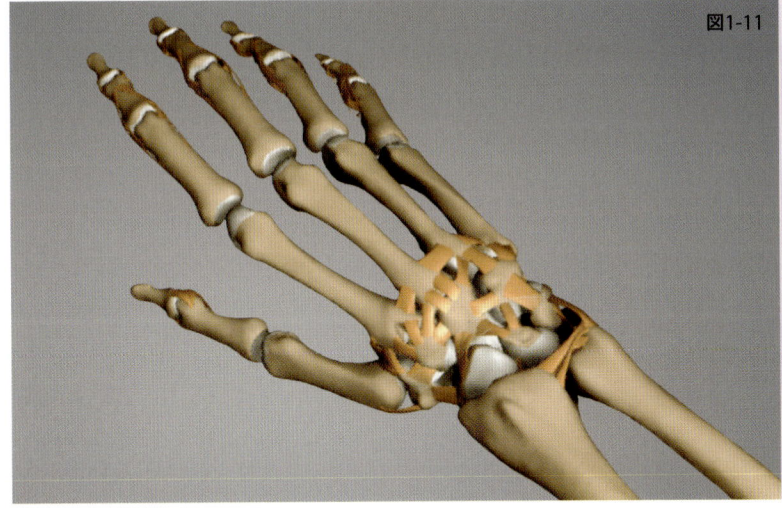

図1-11

図1-10、図1-11
手根骨可動性テクニックでは、骨の可動性を触診し、隣接骨の前後方向の他動運動を評価し、制限された関節の動きを改善する。骨は、その周囲にある軟部組織（例えば手根靱帯）を動かすハンドルのようなものである。このテクニックは、「第15章　手関節と手根骨」で詳述する。

ション後も継続して感じることができる。

可動性を触知するテクニックの例を以下に示す。

- 「第15章　手関節と手根骨」の「手根骨可動性テクニック」（図1-10、図1-11）
- 「第13章　仙腸関節」の「仙腸関節前方・後方リリーステクニック」

運動性の触診

　運動性とは「自身で運動できる能力」のことである。骨芽細胞と破骨細胞の微小運動のように、骨組織自体には細胞運動性があるものの、骨自体が動けるものだとは考えられていない。しかし、骨は身体全体の運動性の一部として確かに動くことができる。そのため、身体中の制限を知覚し、評価し、順応性を

高めるために、骨の動きを感じる能力は有用である。

骨組織の運動性を触診すれば、すでに起きている運動を触診していることになる。逆に、可動性を触診することは、誘導する運動の反応を触診していることになる。運動性の触診は、可動性の触診よりも落ち着いた、受容的なタッチが必要になる。一般的には、かなり弱い圧迫を使用する。触診できる運動には、呼吸運動や、関節で常に起きている小さな適応運動がある。頭蓋仙骨療法で説明される微細な動きのように、骨のゆっくりとした、小さい、周期的な振動運動も触診できる。ちなみに、この微小な頭蓋骨運動に関する研究は少なく、その原因、さらに存在自体に関して意見の相違がある。しかし、頭蓋骨が以前考えられたように固定されているのではなく、運動しているというエビデンスがあることを付記しておく[3]。

骨自体の運動を触覚的に「聞く」ことは　次の状況で役立つ。

1. 骨あるいは身体部分における運動制限の程度と方向を評価する。
2. 可動性施術で構造的にリリースされたものの、身体の運動感覚がまだ「見つけられていない」部位の運動を誘導する。
3. 直接的な可動性施術により望ましい結果が得られないとき。
4. 深いリラックス効果を誘導する。これは、さらにリリースするよりも、統合と完了を目的とするセッションの締めくくりとして有用である。

また、運動性施術は以下の場合に有用である。

1. 強い可動性施術では悪化させたり、禁忌である場合（例：急性傷害や手術後）
2. 外傷により自律神経が活性化している場合（2016年発刊予定の第2巻で定義される「ホットな鞭打ち症」など）

呼吸運動テクニック
http://advanced-trainings.com/v/ad05.html

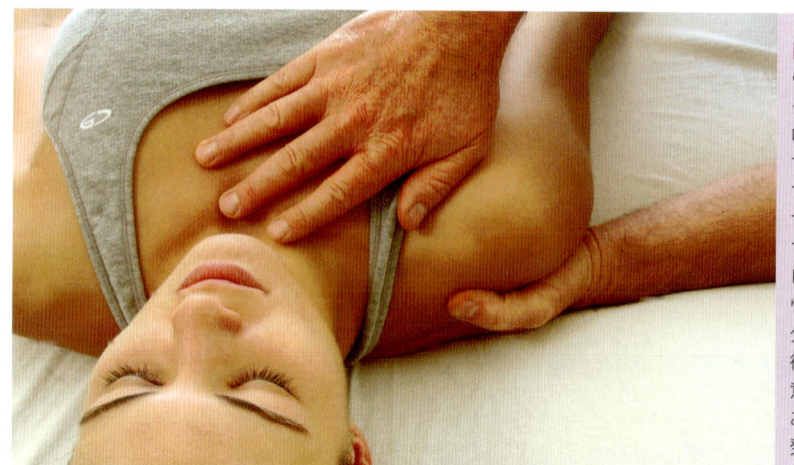

図1-12
骨の可動性を触診するのに使う自動的タッチとは対照的に、呼吸運動テクニックは、静かで、軽い、受容的タッチですでに起こっている運動を触診する。このテクニックにおいて、施術者は、呼吸に付随している肋骨、胸骨、肩甲骨の運動を感知する。動きが少ない部位が見つかると、施術者はその部位への患者の意識を高めるタッチを行う。この手技は第2巻（2016年発刊予定）で詳述する。

3. 触ると痛みを伴う場合（線維筋痛症や一部の慢性痛など）
4. 重篤な病態（悪性腫瘍など）

多くの場合、運動性は微細で、より自動的な可動性施術に慣れた施術者が認識するのは難しい。しかし、微細だからといって実体がないわけではない。運動性施術手技はかなり触知できるものであり、深遠で、かつ効果的である。

運動性アプローチの一つの例は、第2巻（2016年発刊予定）の「ホットな鞭打ち症」にある呼吸運動テクニックである。このテクニックは容易に触診できる呼吸運動を用いるので、運動性施術に不慣れな施術者が始めるのに絶好のテクニックである（図1-12）。

連続性の触知

骨にかかわる3つ目の施術では、連結、アライメント、全身の統合性を触診する。骨の個々の構造および関連構造の長い連鎖を通じて他の骨と協力して、骨は力を伝達する。一例を挙げると、骨盤、下肢、足部の骨は長い連鎖を通じて上半身の体重を地面に伝達する（逆に、歩行、跳躍、ランニングでは同じ骨を通じた地面からの反力が伝達される）。骨のアライメントが良好であるとき、立位時の圧迫力は骨格で支えられ、筋収縮はほとんどみられない。

「下肢のコア・ポイントテクニック（図1-13)」のような施術の統合段階でこの原理を用いる。このテクニックでは、優しいながらもしっかりとした静的圧迫を、足底の踵骨遠位にある「スイートスポット」に加えることにより、下肢から体幹へと優しい力を送る。正しいスポットと方向が見つかれば、この優しい足底への圧迫を加える運動は整列した骨を連続して伝わっていき、環椎後頭関節まで伝わるのを見ることができる（患者も感じることができる）。

この原理は上肢にも適用できる。「上肢のコア・ポイントテクニック（図1-14)」では、手掌の中央と肩峰の間に1本の連結線を見つける。上肢・下肢にある連結を見つければ、線を静的タッチで保持することで患者の意識に刻むことができる。

この手技の目的は、連結と統合の固有感覚を確立することであり、リリース、モビライゼーション、リスニング、フォローイングの目的とは異なる。この施術では、施術者のタッチは患者の固有感覚にある整列した力の伝達経路を照らし出すのに役立つ。これにより、整列し、連結機能の感覚を明らかにする（図1-15、図1-16）。冒頭に述べた芸術家の比喩をまねれば、骨は固有感覚のキャンバスに描くための道具と言える。アライメントと連結の固有感覚「イメージ」を施術者が描くことで、患者も理解を深め、患者教育につなげられる。

「コア・ポイントテクニック」は通常、可動性・運動性施術により個々の組織が分離、リリースされた後に用いる。この手技は上肢や下肢だけではなく、

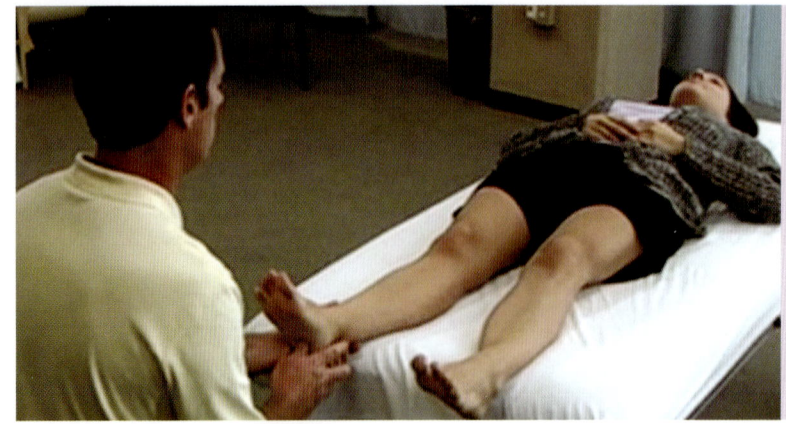

図1-13
下肢のコア・ポイントテクニックでは、施術者と患者は、優しい圧迫により、整列した体重負荷の部分である骨の連結を感じることができる。

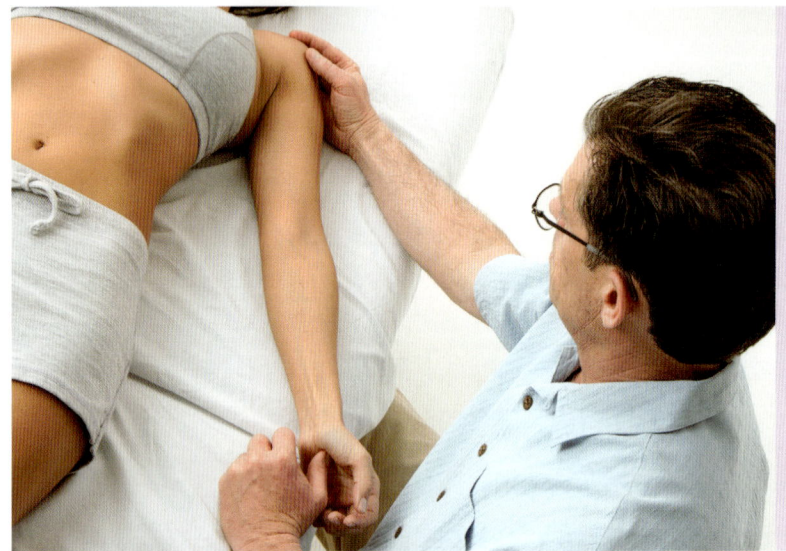

図1-14
上肢のコア・ポイントテクニックでは、手掌の中央と肩峰の間の連結を触診する。

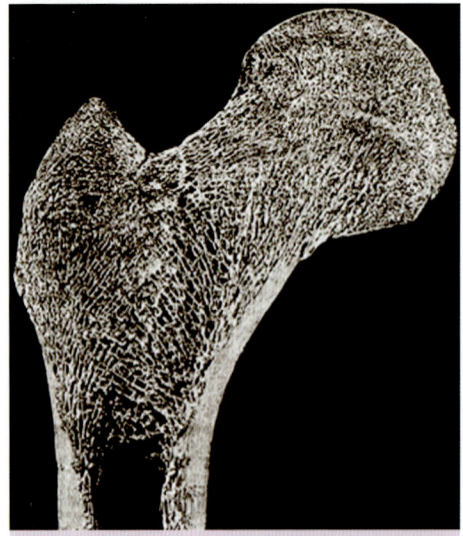

図1-15
大腿骨の内側にある格子状の骨小柱は、圧迫と伸張の力の線に対応している。

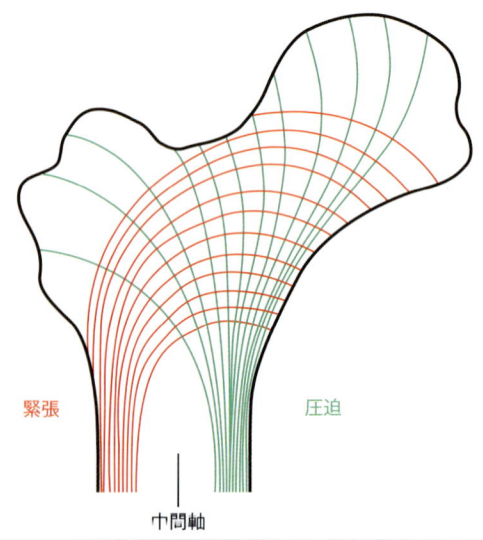

図1-16
四肢の中間軸に沿った優しい圧迫は、患者の固有感覚を刺激し、整列した荷重の伝達と連結を認識させる。

頭部にも適用することができる。

　ミケランジェロの媒体に対する深い理解は、彼が若い頃に大理石の採石場で働いたことに由来する。西洋芸術で最も魅力ある不朽の彫刻はこうして生まれた。ミケランジェロの熟達に近づくまでは長い道のりではあるが、私たちの施術の基礎となる採石場での時間は、施術のいずれかの段階で才能を開かせる手助けになる。

上肢のコア・ポイントテクニック
https://advanced-trainings.com/v/ac10.html

コア・ポイントテクニックの重要ポイント

適応
- セッションの締めくくりや完了時。
- バランスや固有感覚に問題があるとき。

目的
- 四肢の長骨（コア）を通した、力の伝達、アラインメント、体節間における連結の固有感覚を磨く。
- 全体としての四肢の統合と、他の身体部分との連結感覚を与える。

方法
- 優しいながらもしっかりとした圧迫を足底に加え、手掌で整列した四肢の骨を通る「伝達ライン」を探す。これにより生じる身体の他動運動が、すべての四肢から体幹を通して認められる（患者にも感じられる）。
- この伝達ラインの静的圧迫を維持し、患者の固有感覚の意識を強調する。

指示
- 下肢のコア・ポイントテクニック
  「どのくらい上までこの伝達ラインの連結を感じますか？」
- 上肢のコア・ポイントテクニック
  「体幹のどこまで、この連結を感じますか？」

参考文献

1) Buehler, Markus J. (2007) Molecular nanomechanics of nascent bone: fibrillar toughening by mineralization. Nanotechnology. 18(29) p.2.
2) Miller, M.R. & Kasahara, M. (1963) Observations on the innervations of human long bones. Anat Rec. 145 p. 13–23. doi: 10.1002/ar.1091450104.
3) Rogers, J.S. and Witt, P.L. (1997) The controversy of cranial bone motion. J Orthop Sports Phys Ther. 26(2) p. 95–103.

画像クレジット

図1-1 〜図1-3、図1-6、図1-8：Thinkstock
図1-4：CCA-SA 3.0の下に使用
図1-5、図1-15、図1-16：著作権者：University of Cambridge（CCA-NCSA 2.0の下に使用）
図1-9、図1-11：Primal Picturesより提供。許諾を得て掲載

スタディ・ガイド

第1章の復習　※回答は211ページ参照

Q1 骨の表面を覆う支配神経のある組織は何か。
- a. 骨小柱
- b. 骨膜
- c. アパタイト
- d. 骨基質

Q2 可動性を増やす施術のタッチは通常、どのように行うか。
- a. 軽く
- b. 間接的に
- c. 強く
- d. 静的に

Q3 運動性施術（可動性施術とは異なる）では、どのようなタッチが必要か。
- a. 自動的
- b. 操作的
- c. 強い
- d. 受容的

Q4 外傷による自律神経の活性化がみられる場合、どのようなアプローチの施術を用いればよいか。
- a. 運動性
- b. 可動性
- c. 関節可動域を増加させる
- d. 筋緊張を増加させる

Q5 手根骨可動性テクニックの目的は何を増やすことか。
- a. 運動性
- b. 連結
- c. 他動的タッチ
- d. 可動性

第2章　筋膜の変化を理解する

　身体で最も大量にある組織は何だろうか？「骨」と言っただろうか？　よい勘である。何と言っても骨は約206本ある。あるいは「筋」と答えた人もいるかもしれない。この答えもありだろう。数える人によって、600〜800もの名前がついた筋がある。しかし、骨や筋よりも、ずっと大量にあるのは「筋膜」(fascia) である。筋膜は、骨、筋、臓器、血管、神経を覆い、連結している膜性結合組織である（図2-1）。そのため、何百または何千もの筋膜がありながらも、「筋膜は一つしかない」と表現することもできる。

　筋膜については、広く知られている。筋膜の新しい科学に関する学術会議、学術研究、雑誌記事、テレビの特別番組、エクササイズ、自己啓発書は増え続けている。筋膜の理論は、カイロプラクティック、鍼治療、オステオパシー、スポーツ・コンディショニング、ヨガ、そしてもちろん、マッサージとマニュアルセラピーにかなり影響を及ぼしているといえる。その証拠の一つとして、筋膜や筋筋膜のアプローチに焦点を合わせた治療法、メディア、マニュアル、セミナー（私のアドバンス筋膜リリーステクニック・シリーズも）が増え続けていることが挙げられる。

　その一方で、筋膜の名声はまだ新しいものだ。筋膜の重要性の支持者については、Andrew Taylor Still（1828〜1917年、オステオパシーの創始者）と Ida P. Rolf（1898〜1979年、ロルフィング®の創設者）にまでさかのぼるが、2人が筋膜の存在を強調したのは異例のことだった。比較的最近まで、筋膜は使い

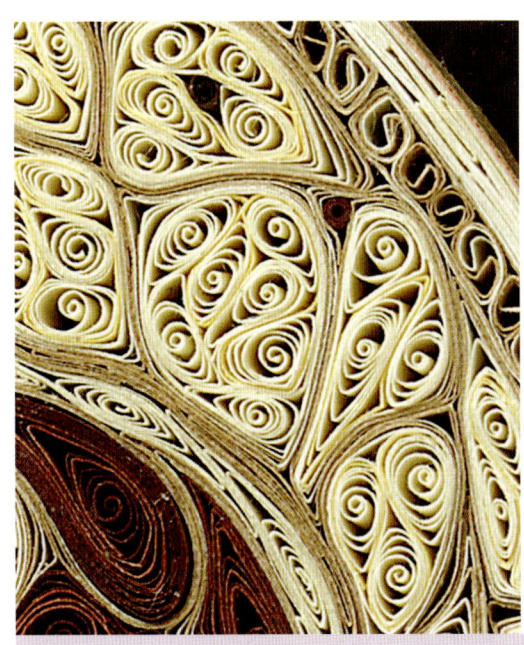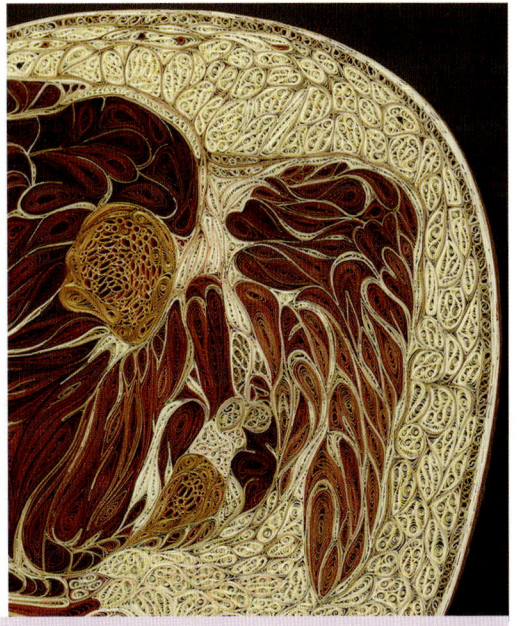

図2-1
芸術家リサ・ニルソンは、巻き紙を使い、筋、骨、神経などの周りを覆う筋膜の相互接続の様子を模した解剖学的横断面を示した。

捨ての組織として、解剖切開や解剖イラストで除去したり、破棄したりするような白っぽい「梱包材」に過ぎないと考えられていた。しかし、筋膜に関する考え方は著しく変化を遂げた。驚くべきことに、1970年から2010年の間で、学術誌での筋膜に関する査読論文の年間掲載数は約5倍に増えたのである[1]。

システム的思考

　システム的な、全身の統合者としての、筋膜に対する最近の興味は、複雑性、相互接続、システム全体の理解における大きな文化的変化と一致している。物理学において、この考え方の変化はアインシュタインにまでさかのぼることができ、彼の革命的な相対性理論はニュートン力学の因果的、部分的な思想に置き換わった。それから段階的に、特にこの20年で、経済学、環境科学、戦争、多国間貿易、脳科学、気象学・気候研究、組織心理学、企業経営、家族療法、栄養学、医学などの多様な分野で、システム全体の理解という重要なパラダイムにより、根本的見直しが行われてきた。

　加えて、私たちは、20年前よりもさらに複雑で相互に関連しあった時代に生きている。インターネットの出現は、いかに複雑で、広く分布するシステム（これは、ある意味で相互接続した筋膜ネットワークに似ている）が複雑性の理解を変えたかを示す、わかりやすい例である。控えめに言っても、インターネットが日常の相互接続に関する考えを大きく変えてしまった。その結果、50年、いや20年前に比べても、私たちは、「システムは各部分の合計より大きくなる」という考えに集合的に一層慣れ親しんでいる。回復性と柔軟性は高い相互接続性から生じる。小さな個々の変化は時に予測不可能な形で大きな効果を生む。原因と結果は、必ずしも線形とは限らない。相互関連性に関する私たちの考え方が変化して、遍在性と相互関連性という筋膜のユニークな特性が、整形外科やマニュアルセラピーの世界で受け入れられるようになったのは偶然ではないのだろう。

筋膜とは何か？

　筋膜（fascia、ラテン語の「帯」に由来）という用語は一般に、筋、腱、骨、血管、臓器、神経を覆い、連結し、包んでいる線維性結合組織を意味する。筋膜は密なものから疎なもの、非常に規則的なものから不規則的なものまで多くの亜型がある（図2-2）。学会は、正確にはどの組織を正当な筋膜とみなすのか、いまだに議論中である[2]。しかし、研究者は、議論しているすべての組織は割合と配置は異なるものの、同じ基本的要素（線維、細胞、細胞外基質、細胞質基質）で構成され、相互接続していることに基本的に同意している。筋膜研究者のRobert Schleipらは、一般に受け入れられている筋膜の定義を述べ、筋膜

筋膜の変化を理解する 2

とは「人体に広がる結合組織の軟部組織要素」であるとしている[3]。この広い定義は、包んでいる膜だけでなく、関節包、腱膜、靱帯、腱も含む。本書の説明では、この幅広い解釈を使用する。

筋筋膜

それでは「筋筋膜（myofascia）」とは何なのだろうか？　厳密に言うなら、筋筋膜は、骨格筋に関連した筋膜結合組織、つまり、骨格筋の内部にある筋膜組織、外部の被覆、中隔、結合を指す（"myo"は筋を意味する）。略式的に、筋筋膜は筋膜と同義的なものとしてよく使われる（ほとんどの定義で挙げている筋膜の多くは筋とは直接関係がないが）。私のセミナーでは「筋膜リリーステクニック」という用語を自動的、または「筋」要素のアプローチも含めて使っている。私の手技の多くは、患者の自動運動を以下の目的で使用する。

1. 他動的にアクセスするのが困難な層と組織に可動性を持たせて、分離する。
2. 患者に施術の強度を調整させる。
3. 施術者の手の下で、患者が新しい方法で動くことで、神経筋の運動パターンを再教育させる。

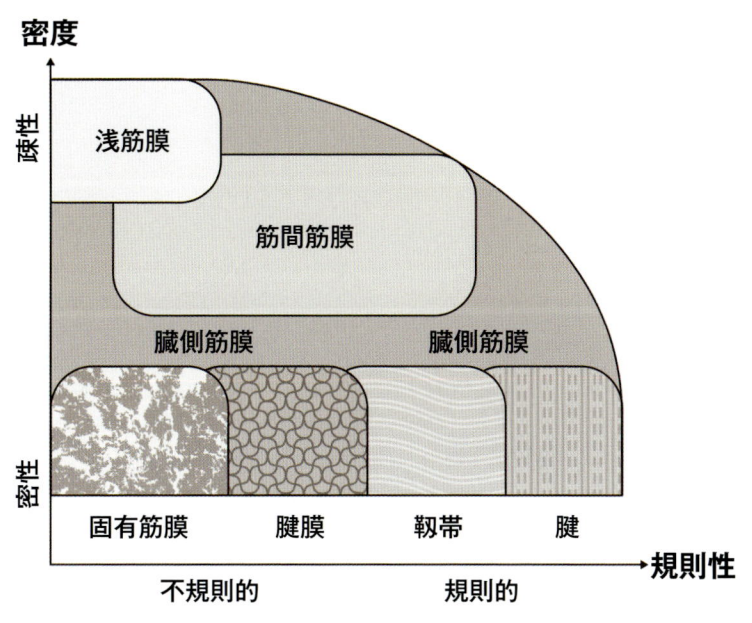

図2-2
筋膜は、密度（縦軸）と線維の規則性（横軸）の異なる数種の結合組織を指すようになっている。支帯と関節包は、靱帯から腱膜、固有筋膜までの特性で変化するので、示されていない。

筋膜の特性①連続性

筋膜には、とりわけマニュアルセラピーに関連する以下の3つの特性がある。

1. 連続性
2. 可塑性
3. 感受性

これらの特性は有益な面と有害な面がある（図2-3）。これらの特性を順番に説明していき、各特性を利用するテクニックを記載する。第3章では、付加的な筋膜リリーステクニックをさらに詳しく解説する。

筋膜は互いを連結するのに優れている。解剖学の授業では、筋内膜、筋周膜、筋鞘、腱、骨膜でできた連続的な鎖として、筋膜が個々の筋細胞を骨につないでいると教えられる。これは正しいが、全体像をとらえてはいない。筋の筋膜付着部の約30%は、骨に直接ではなく、隣接した筋膜組織に連結することはあまり知られていない[4]。通常、1対1で対応した線形の鎖として筋の付着を説明するが、実際の筋膜は、他の筋膜に次々とつながっていき、相互に連結する複雑な3次元ネットワークを形成する（図2-4、図2-5）。この非線形で、多次元の筋膜相互関連性には、負荷分布の均等化、張力反応、全体的な感受性の増加といった利点がある。これは、ピンと張った蜘蛛の巣でもがいているハエを網のネットワークのいたる所で感知できることに似ている（図2-6）。

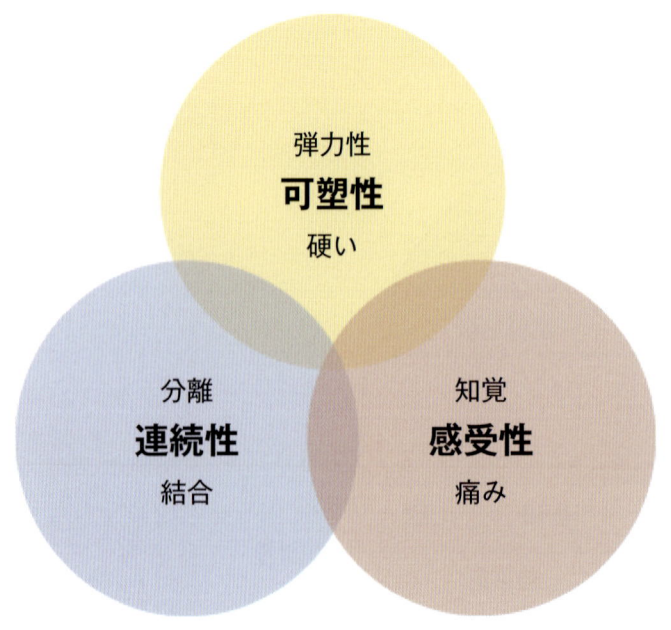

図2-3
マニュアルセラピーに関連する、筋膜が持つ3つの相互に関連する特性。それぞれの特性には利点と欠点がある。例えば、連続性の機能不全は過剰結合、拘束、制限をもたらす。可塑性に問題があると、過剰な疎性、あるいは密性組織となる。筋膜の感受性のマイナス面の一つは、痛みへの感受性があまりにも高くなってしまうことである。

筋膜の変化を理解する 2

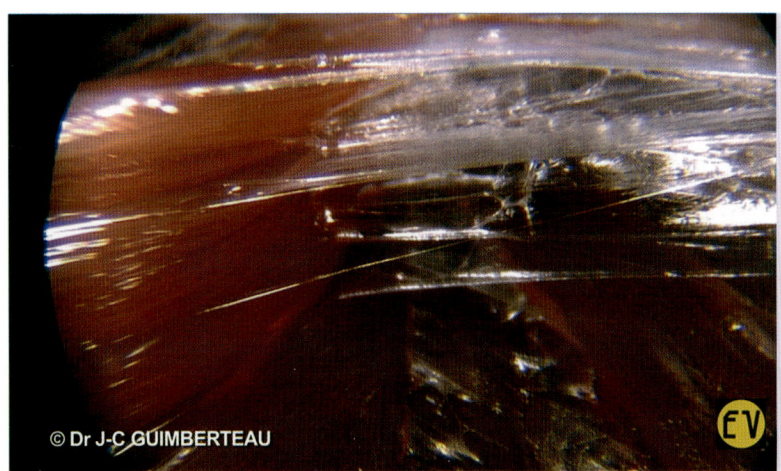

図2-4
生体の広背筋筋膜の相互接続。筋の筋膜結合の約30%は、骨ではなく他の筋膜に接続する。この筋膜の連続性は（力分布において）利点でもあるし、（不必要な結合が拘束・制限する場合は）欠点でもある。

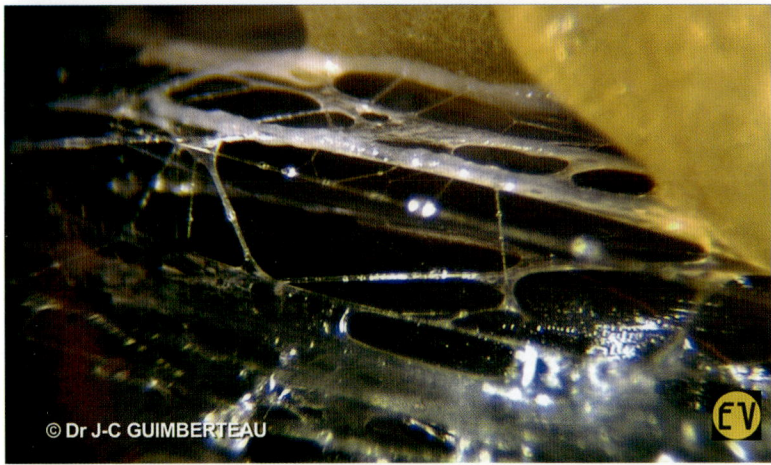

図2-5
形成・手外科医、Jean Claude Guimberteauの顕微鏡写真。上肢の疎性筋膜の複雑で動的な相互接続を示す。

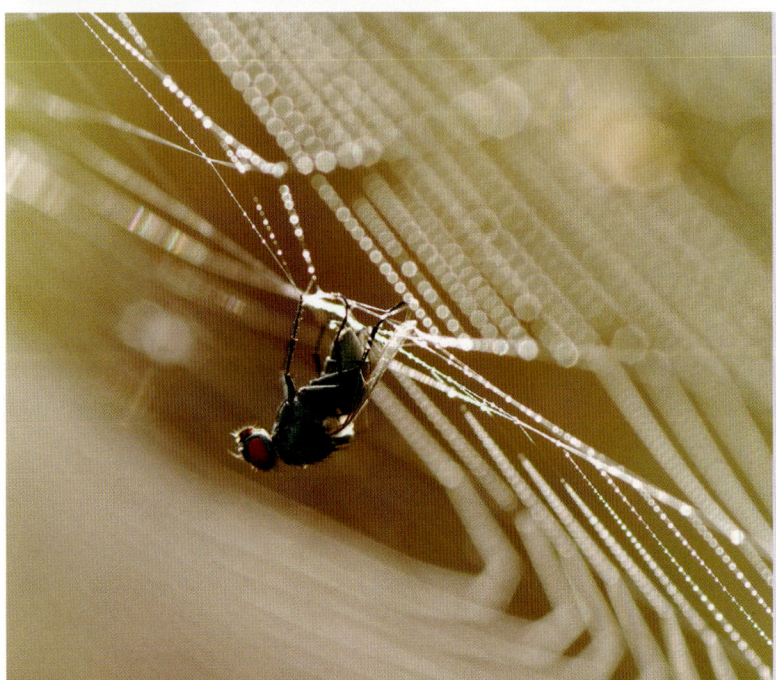

図2-6
身体の筋膜の連続性は筋によって調節され、蜘蛛の巣とよく似ている。筋膜は筋により絶えず調整され、感覚器としての感度を維持していると考えられる。蜘蛛の巣にハエがかかったような過剰結合では、ネットワークの適合性と知覚能力が失われる。

健常な筋膜は、優れた連結装置でありながら、運動を促通することにも非常に優れている。筋膜は、スポンジのような伸縮性を持つこと（「第9章　ハムストリングス損傷」を参照）と、プロテオグリカンのジェルのような滑りやすいタンパク質層とともに、強靭なコラーゲン線維を散在させることで運動を促通している。プロテオグリカンは筋膜が覆う組織間を連結し、運動を円滑にしている。

　しかし、歪み、損傷、疾患、運動不足があると、筋膜はさらにきつく連結し、制限、瘢痕、癒着を形成する。このような状況では、筋膜は周囲の組織としっかりと接続してしまうため、きつすぎる衣服やウェットスーツと同じように、拘束し、制限し、引っ張り合うようになる。患者が気づいているか否かにかかわらず、トレーニングを受けた施術者は、筋膜の結合を可動性の制限として感知したり、肥厚し、密集し、硬くなった筋膜部分を触診したりすることができる。

　筋膜が過剰に連結した場合、治療目的は分離を回復させることである。つまり、筋膜組織を切り離し、独立して動く能力を再確立させる。そのためには、患者の自動運動を用い、隣接組織を互いに滑走させて筋膜組織間の自由度を増加する。一方、施術者は圧迫や摩擦を注意深く用い、筋、腱、他の組織の筋膜の境界で、この運動を徐々に解放する。

　筋膜分離を回復するためのテクニックの例を以下に示す。

- 「第5章　タイプ2の足関節制限と距腿関節」の「前脛骨筋テクニック」
- 「第9章　ハムストリングス損傷」の「ハムストリングス・テクニック」

　第3章では、筋膜の連続性と分離のバランスを回復させる付加的な筋膜リリーステクニックを記述する。

筋膜の特性②可塑性

　施術者は辛抱強い適切な圧迫で、筋膜の変化を感じる。例えば、組織は軟化し、延び、分離する。硬く、密度の高い部位は消失し、柔軟になる。患者もこれらの変化を感じ、具体的な治療効果を報告する。例えば、痛みが軽減し、柔軟性が高まり、動きが容易になる。

　「筋膜の可塑性」という表現は、これらの感じられる変化の説明にしばしば使われる。しかし、何を感じているのかについての科学的説明はまだ議論されている。機械的、あるいは神経学的なものだろうか？　あるいは空想にすぎないのだろうか？　どの説明にも支持者が存在する。

筋膜の変化を理解する 2

チキソトロピー

　生化学の博士号を持つIda Rolfは、彼女の深部施術がもたらす変化を筋膜の細胞外基質のゲルからゾルへの溶解によるものと教えていた。言い換えれば、施術者の圧迫による機械的な結果ということになる。この説明モデルでは、筋膜組織の細胞外基質の低粘度化（チキソトロピー）は、組織だけでなく、身体全体のリモデリングおよび組織化をもたらすものとされる[5]。構造的身体統合法の施術者（筆者を含む）は何世代も、生じる組織変化をこの機械的説明によって学び、教えられてきた。

　現在、多くの筋膜研究者（全員ではない）は、少なくとも、永続的な組織変化の説明に関しては、このチキソトロピー・モデルに疑問を抱いている。Rolf（1920年に生化学博士号を取得）の時代以降、組織の研究が進み、何人かの研究者ら[6]は、組織を変化させるのに必要な圧迫と時間はマニュアルセラピーで可能なレベルをはるかに超えていると結論している。筋膜研究者でロルフィング®療法士でもあるRobert Schleipは、この考えをひょうきんな観察力とともに、次のように要約している。あなたが本章を読んでいる時間、お尻はセラピストが患者に用いるよりも強い圧迫を長時間受けることになる。しかし、毎日数時間座って、立ち上がってもお尻の大部分は平らに変形しない（図2-1参照）。筋膜変化と可塑性は、機械的圧迫以外のものも明らかに関与している。

　生涯を通じて教え続けてはいたものの、Rolf自身は、チキソトロピー・モデルは彼女の推測であると認めていた（あるとき、彼女はゲル・ゾル的例えを「ナンセンス」、「ばかげている」と言っていた）。また、Rolfは、筋膜がどう変化しているのかは将来の研究で明らかになると正確に予測していた[7]。

　組織変化を説明するのにチキソトロピーをそのまま使うことには異議が唱えられているが、影響力のある講師や著者らは概念モデルとしてそれを使い続けている。イタリアの理学療法士であるLuigi Steccoは、圧迫と摩擦で生み出す熱で「コラーゲン線維の束を独立して滑らせることで、深筋膜の基質が滑走するのを維持する」としている[8]。

　他の研究者は、マニュアルセラピストが感じる効果は、基質の水和変化によるものであると推測している。MRIを用いて、伸張中の生体の腱表面に液体の小滴が発生しているのが確認された[9]。タンパク線維の弾性相互作用を介して、水は筋膜の硬さに重要な役割を果たすため、組織の細胞外基質によるスポンジ様の絞りと補充は、ゲル・ゾル・チキソトロピーに代わる最新仮説の一つである。

筋膜は収縮する？

　従来の見解では、筋は自動的に収縮するが、筋膜は他動的に抵抗するとされてきた。しかし、筋膜の施術者が感じる緊張の「リリース」や変化は、筋膜が

持つ、未知の自動的収縮特性による弛緩かもしれない。もう一度、この謎に答える Robert Schleip の研究を参照しよう。彼は筋膜にある平滑筋様の細胞を発見し、筋膜が自動的に収縮することを示した。しかし、この小さな平滑筋細胞への作用は徒手で触る範囲にあるかもしれないが、マニュアルセラピーでよく観察される組織変化を完全に説明するには弱すぎ、かつ遅すぎることがわかった[10]。

　それでは、手の下で筋膜変化を認めるときに、何を感じているのだろうか？ マニュアルセラピーの明らかな筋膜変化に関して Schleip が気に入っている説明は、前述の水和変化と骨格筋の弛緩が筋膜ネットワークで伝達されるというものだ。さらに、施術者の潜在的期待により、思い込みや観念運動効果が付加されているという[11]。他の研究者らは不可知論者の立場である。筋膜とマニュアルセラピーに関する権威ある参考書である『Fascia: Tensional Network of the Body』（翻訳書は『人体の張力ネットワーク 膜・筋膜：最新知見と治療アプローチ』、医歯薬出版）の筋膜触診に関する章では、筋膜の教師 Leon Chaitow と Thomas Myers（加えて Patrick Coughlin 教授と Thomas Findley 教授）が、チキソトロピーについては単に「現時点で、マニュアルセラピストが報告する触診経験は解明されていない」と記述している[12]。

弾性

　伸張、損傷、瘢痕、疾患、運動不足で生じる筋膜の可塑性により硬くなり、弾性がなくなる。その場合、治療目的は弾性を回復させることである。この原理を使用するテクニックの一つは「第18章　凍結肩（回旋筋腱板）」で記載されている「後方回旋筋腱板テクニック」である。

　正確なメカニズムに関しては意見の相違がみられるが、マニュアルセラピーが筋膜の柔軟性と適合性を改善し、可動性を増加し、痛みを軽減するといった患者への有益性を示す十分な経験と研究ベースのエビデンスがある。そもそも、Ida Rolf は、科学者 Alfred Korzybski の格言である「地図は実際の土地ではない」を引用して、学生に現実に関する考えと現実自体を取り違えないように注意していた。いずれのモデルや地図を使って施術の筋膜組織への作用を説明しても、そして、モデルを科学的事実、あるいはインスピレーションを与える比喩と考えても、施術者は手の下で筋膜組織が溶けているように感じ続けるだろう。そして、最も重要なことに、患者は痛みの軽減、動きやすさ、柔軟性の改善を経験し続けている。

筋膜の特性③感受性

　あなたの身体を外側から見るのではなく、内側から感じるように描く場合、どのように見えるだろうか？ これを想像するのには目を閉じる必要があるか

筋膜の変化を理解する 2

もしれない。裏返しにした身体感覚の全体的「イメージ」はどのようなものだろうか？　今これをやってみてほしい。

　これを知覚できれば、次の疑問は「身体を知覚しているものは何か？」となる。鏡で自分を見るとき、私たちは眼を使っている。内側から自分を見るとき、どの感覚器を使っているのだろうか？　私たちは筋膜の多くの機械受容器と神経終末を使って身体を感じているという、十分なエビデンスが複数の文献で存在する[13]。筋膜には多くの感覚受容器がある。その総数は、数え方にもよるが、ヒトの最も多い感覚器官とされる眼の網膜の受容器の数を上回る[14]。

　もちろん、他の組織も、私たちが感じる身体感覚に関与している。関節包（一種の筋膜とする分類体系もある）にも骨にも感覚がある（多くは筋膜、あるいは骨膜による）。臓器にも感覚はあるが、他の組織と比較して感受性は高くない。一方で、臓器を覆う臓側筋膜には自由神経終末が豊富に分布する。筋組織自体も感受性は高いが、繰り返す通り、すべての筋、筋細胞、線維を覆っている筋膜ネットワークは筋組織の約6倍の感覚神経受容体を持つ[15]。

　皮膚、特に外受容器は感受性が高い。触覚を通して外部世界を知覚するためである。一方、身体内部の感覚の認識は皮膚の真皮の下で始まる。この部分の組織、浅部・深部の筋膜とその隣接する空間には、自由神経終末と機械受容器がかなり密集している（図2-5、図2-7）[16]。これらは圧迫、伸張、せん断力、振動などを感知し、運動の知覚、制御、協調性を支援し、身体的自己感覚も形成させる。

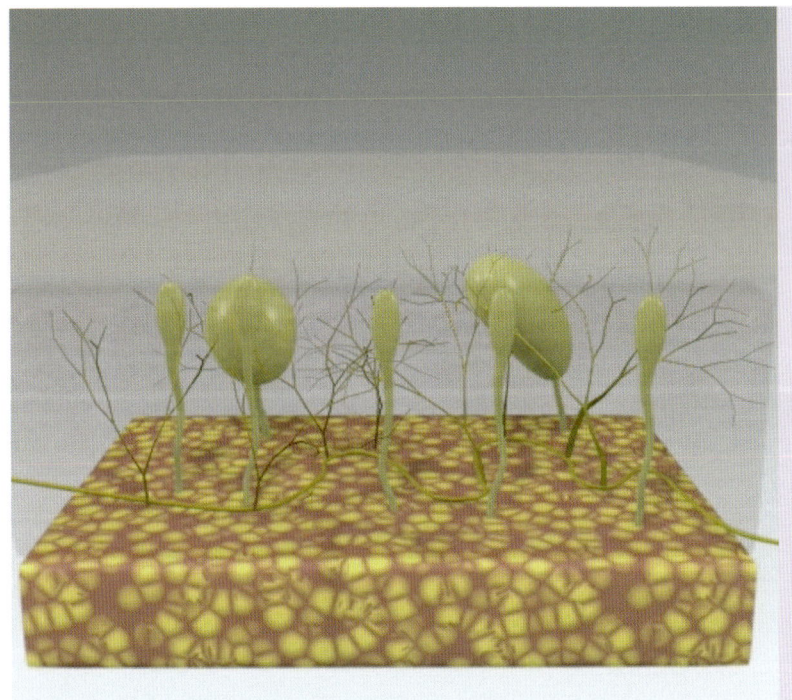

図2-7
筋膜層にはしばしば多くの自由神経終末と、パチーニ小体（図では表層の筋膜と皮下組織を示す）やルフィニ小体（より深層の筋膜に存在する）のような機械受容器が存在する。

筋膜に感受性があるということは、痛みを感知できることを意味する。痛みは、それ以上の損傷を回避するのに役立つが、筋膜の感受性は、生物学的に有用である以上に、持続する慢性痛に関与している可能性がある。覆っている組織より筋膜のほうが感受性が高いため、しばしば筋膜痛は直接的外傷と関連する。多くの場合、裂傷や伸張に起因する痛みは筋膜で最も激しく感じられる。これは、ある種の腰部痛と胸腰筋膜の関連でもみられる[17]。他にも、トリガーポイントや筋筋膜性疼痛症候群（myofascial pain syndrome: MPS）のように、筋膜は痛みの発生や持続にも関与する。MPSは複雑で完全には理解されてはいないものの、マニュアルセラピーが役立つことは認められている[18]。数人の研究者[19]は、筋膜の硬さが侵害受容器を刺激することによりMPSや他の慢性痛に関与していると推測している。筋膜の解剖学者Antonio Steccoは、このような仮説を支持するエビデンスとして、頚部痛が筋膜の肥厚と比例し、筋膜マニピュレーションに反応することを示した超音波研究を引用している[20]。

　筋膜の感受性には、痛みと固有感覚を超えた意味がある。Schleipは、全身麻酔下の患者は、多くの関節で覚醒時より可動性が大きいことを観察し[21]、（神経系を介した）機械的あるいは構造的こわばりとして説明される運動制限において、感受性が重要な役割を果たすことを示唆している。

　マニュアルセラピーのアプローチでは、筋膜の感受性を以下のように、さまざまな方法で利用する。

- 施術者は筋膜の固有受容器を用いて、筋の安静時緊張と関連する結合組織の緊張を変化させる。テクニックの多くは、筋腱付着部や骨膜付着部に静的圧迫を用いる。患者の自動運動とこの圧迫を組み合わせて、ゴルジ腱器官と他の機械受容器を刺激し、関連する筋の運動性緊張を修正する[22]。この原理を使うテクニックの一つは「押しぼうきテクニックA」である（「第10章　股関節の可動性」を参照）。

- 皮膚から皮膚へのタッチは、自律神経系（autonomic nervous system: ANS）の交感神経が持つ「闘争あるいは逃避」の反応を鎮め、精神的健康に大きく影響する[23]。強い痛みを伴う深部施術は交感神経に反対の、ストレスに類似した影響を及ぼす。しかし、深筋膜受容器（深部へのゆっくりとしたタッチに反応するルフィニ小体など）への熟練した施術は「闘争あるいは逃避」反応を鎮めることができる[24]。頚部トラストレーションテクニック（第2巻で紹介）は深部筋膜の感覚を用い、さまざまな目的の中でもとりわけ、交感神経系の活性化を鎮める。

- どんなテクニックを用いたとしても、施術の主な目的の一つは、患者が感

筋膜の変化を理解する 2

じる身体感覚（固有感覚、内受容、外受容など）の知覚を磨くのを支援することである。身体意識を増やす利点は、姿勢と快適さに関する持続可能な瞬間的選択から優れた協調性までの広範囲に及び[25]、さらには、全体的な健康増進をもたらす[26]。患者に施術自体の感覚に注意を払わせ、感覚の体験を報告してもらうことで、患者の知覚を磨く。このような施術方法はどのテクニックにも通じるが、呼吸運動テクニック（第2巻で紹介）は主に患者の固有感覚に焦点を当てたテクニックの例である。

共通する部分

　この章では、筋膜リリーステクニックのアプローチに役立つ筋膜の理解に関するいくつかの方法を紹介した。急速に拡大している筋膜に関する知識のわずかな情報しか列挙せず、この果てしなく興味深い筋膜に対する他の体系のアプローチ方法についても記述していない。無数の膜、筋膜、結合組織のアプローチにはそれぞれ独自のパラダイム、優先順位、目的、利点があるが、ここで記述した考えは他の組織ともたいてい互換性があり、相補性がある。

　可塑性、連続性、感受性を独立したものとして記述したが、実際にはこれら3つの筋膜の特性にはかなり共通する部分がある。例えば、筋膜の可塑性は感受性に深く関連している可能性がある。さらに、感覚器としての筋膜の感受性は、蜘蛛の巣のような連続性によって増加（または低下）する。最後に、筋膜の連続性の度合い（どれくらい連結しているか、または分散しているか）は組織構造の可塑性と弾力性に直接関連している。3つを独立して記述したことで、筋膜の優れた特性のすべてを理解・認識しやすくなったが、実際のマニュアルセラピーではこれら3つの特性に同時に働きかける。これは筋膜自体が分割されない全体的なものであるのと、まさしく同じことである。

参考文献

1) Schleip, R. et al. (2012) Fascia, The Tensional Network of the Human Body. Elsevier, p. xvi.
2) Langevin, H.M. and Huijing, P.A. (2009) Communicating About Fascia: History, Pitfalls, and Recommendations. Int J Ther Massage Bodywork. 2(4). p. 3–8.
3) 1. Schleip, R. et al. (2012) Fascia, The Tensional Network of the Human Body. Elsevier.
4) Huijing, P.A. (1999) Muscular force transmission: a unified, dual or multi¬ple system? A review and some explorative experimental results. Arch Physiol Biochem. 107. p. 292–311.
5) Rolf, I. (1977) Rolfing – the integration of the human studies. New York: Harper and Row.
6) Currier, D. and Nelson, R. (1992) Dynamics of human biologic tissues. FA Davis Company, Philadelphia. And, Chaudhry, H., Findley, T., Huang, C., et al. (2011) Three dimensional mathematical models for deformation of human fascia. J. Amer. Ost. Assoc. 108. p. 379–390.
7) Transcript of Ida Rolf's lectures, Tape A5 (1970), Side 1, available to mem¬bers on www.rolfguild.org, as cited by Paul Ingraham, http://saveyourself.ca/ articles/does-fascia-matter.php#ref10 [accessed Feb 2014]
8) Stecco, L. (2004) Fascial manipulation for musculoskeletal pain. Piccin Nuova Libreria.

19.

9) Helmer, K.G., Nair, G. and Cannella, M. (2006) Water movement in tendon in response to a repeated static tensile load using one-dimensional magnetic resonance imaging. Biomech. Eng. 128(5). p. 733–741.

10) Schleip, R., Kingler, W. and Lehmann- Horn, F. (2007) Fascia is able to contract in a smooth muscle-like manner and thereby influence musculoskeletal mechanics. In: Findley, T.W., Schleip, R. (Eds.), Fascia Research Basic Science and Implications for Conventional and Complementary Health Care. Munich: Urban and Fischer, p. 76–77.

11) Schleip, R. (2012). Fascial Research Group FAQ. http://www.fasciaresearch.de/faq#Q5. [Accessed Feb. 2014]

12) Chaitow, L., Coughlin, P., Findley, T.W. and Myers, T. (2012) "Fascial palpation." Schleip, R. et al. Fascia, The Tensional Network of the Human Body. Elsevier, p. 271.

13) Schleip, R. (2003) Fascial plasticity – a new neurobiological explanation. Part 1. J Bodyw Mov Ther. 7(1). p. 11–19.

14) Mitchell, J.H. and Schmidt, R.F. (1977) Cardiovascular reflex control by afferent fibers from skeletal muscle receptors. In: Shepherd, J.T. et al., (Eds.), Handbook of physiology, Section 2, Vol. III, Part 2. p. 623–658.

15) Van der Wal, J. (2009) The architecture of the connective tissue in the musculoskeletal system: An often over-looked functional parameter as to proprioception in the locomotor apparatus. In: Huijing, P.A. et al., (Eds.), Fascia research II: Basic science and implications for conventional and complementary health care. Elsevier GmbH, Munich, Germany.

16) Stecco C., Porzionato, A., Lancerotto L. et al. (2008) Histological study of the deep fasciae of the limbs. J Bodyw Mov Ther. 12(3). p. 225–230.

17) Barker, P.J. and Briggs, C.A. (2007) Anatomy and biomechanics of the lumbar fasciae: implications for lumbopelvic control and clinical practice. In: Vleeming, A., et al. Movement, stability and lumbopelvic pain. Edinburgh: Elsevier, p. 64–73.

18) Lee, N.G. and You, J.H. (2007) Effects of trigger point pressure release on pain modulation and associated movement impairments in a patient with severe acute myofascial pain syndrome: A case report. The Pain Clinic 19(2) p. 83–87.

19) LeMoon, K. (2008) Clinical Reasoning in Massage Therapy. International Journal of Therapeutic Bodywork and Massage 1 (1). (http://www.ijtmb.org/ index.php/ijtmb/article/view/2/20).

20) Stecco, A., Meneghini, A., Stern, R., Stecco, C. and Imamura, M. (2013) Ultrasonography in myofascial neck pain: randomized clinical trial for diagnosis and follow-up. Surg Radiol Anat. Aug 23.

21) Schleip, R. et al. (2012) Fascia, The Tensional Network of the Human Body. Elsevier, p. 78.

22) Cottingham, J.T. (1985) Healing through touch – A history and review of the physiological evidence. Boulder, Colorado: Rolf Institute Publications.

23) Montague, A. (1971) Touch: the human significance of the skin. New York: Harper & Row.

24) Schleip, R. (2003) Fascial plasticity – a new neurobiological explanation. Part 1. J Bodyw Mov Ther. 7(1). p. 11–19.

25) Langevin, H.M. (2006) Connective tissue: a body-wide signaling network? Med. Hypotheses. 66. p. 1074–1077.

26) Seppälä, E. (2012) Decoding the Body Watcher. Scientific American. Apr 3.

推奨文献

Schleip, R., Findley, T., Chaitow, L. and Huijing, P. (2012) Fascia, the Tensional Network of the Human Body. Elsevier.

筋膜の変化を理解する 2

画像クレジット

図2-1　Lisa Nilssonより提供（www.lisanilssonart.com）、許諾を得て掲載。撮影者：John Polak
図2-2　Robert Schleip（www.fascialnet.com）より提供。許諾を得て掲載
図2-3　Advanced-Trainings.comより提供。許諾を得て掲載
図2-4、図2-5　Jean Claude Guimberteauより提供。許諾を得て掲載
図2-6　Michal Boubin（Thinkstock）より提供。許諾を得て掲載
図2-7　Hank Grebe（www.mediaspin.com）より提供。許諾を得て掲載

スタディ・ガイド

第2章の復習　※回答は211ページ参照

Q1 筋膜が隣接組織に過剰に結合している場合、施術者の目的はどれか。
　a. 痛みの軽減
　b. 分離の回復
　c. 柔軟性の増加
　d. 組織の伸張

Q2 私たちの身体は何を通して感じているか。
　a. 骨
　b. 皮膚
　c. 筋膜
　d. 筋

Q3 超音波検査のエビデンスによれば、頸部痛の重症度はどれに関連するか。
　a. 頸部の機械受容器の数
　b. 頸部筋の緊張
　c. 頸部筋膜の厚み
　d. 存在する筋膜の種類

Q4 ゴルジ腱器官を介して筋緊張を変えるには、筋腱付着部への静的圧迫と、次のどれを組み合わせたアプローチが効果的か。
　a. 患者の他動運動
　b. 患者の自動運動
　c. 他動的ストレッチング
　d. わずかな振動や脈動

Q5 マニュアルセラピーによる明白な筋膜変化に関して、筋膜研究者 Robert Schleip の説明はどれか。
　a. パチーニ小体が引き起こす神経学的変化
　b. 圧迫下の基質のチキソトロピー的溶解
　c. 水和変化と骨格筋の弛緩
　d. 筋膜ではなく、筋膜の種類が変化している

第3章　筋膜に対するツールとテクニック

筋膜の特性

　前章では、筋膜とその特性を詳しく解説した。要約すると、筋膜は密度の高いものから低いもの、非常に規則的な線維組織から不規則的なものまでさまざまである（例えば、図3-1 の浅筋膜や瘢痕組織）。これらの多くの種類の筋膜は、組織の健常性に応じて変化する、いくつかの共通する特性を持つ。筋膜が損傷や疾患などで弱っていると、硬くなったり、拘束されたり、痛みを伴ったり、運動不足によって無視されたり、あるいは、活動、姿勢、習慣によって酷使されたりする。

　熟練したマニュアルセラピーは、身体の筋膜を分離し、弾力性を回復させ、知覚を改善させることで、これらの問題を含んだ特性を変えられる。本章では、筋膜を改善させる2つのテクニックを解説する。

前腕屈筋テクニック

　筋膜施術の原理を示す多くのテクニックがあるが、前腕屈筋テクニックは筋膜パズルの多くのピースをまとめてくれる。マニュアルセラピストのような手を使って働く人にとって、前腕は、健常な筋膜の3つの基本的特性である分離、弾力性、固有感覚を失いやすい部位である。

前腕屈筋テクニック
https://advanced-trainings.com/v/aa07.html

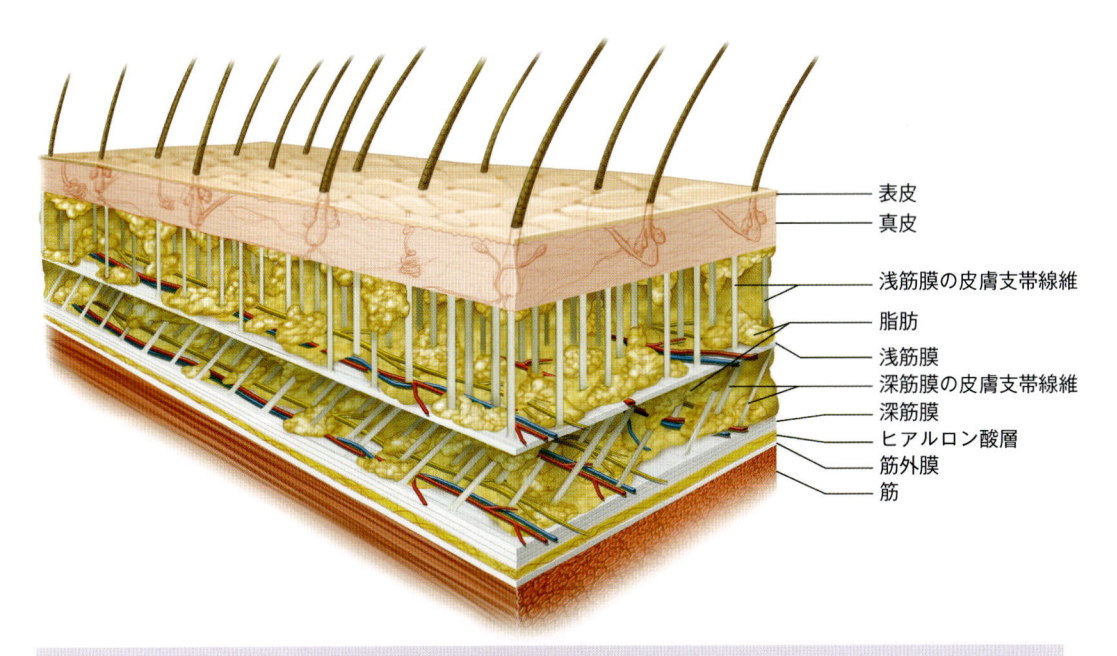

表皮
真皮
浅筋膜の皮膚支帯線維
脂肪
浅筋膜
深筋膜の皮膚支帯線維
深筋膜
ヒアルロン酸層
筋外膜
筋

図3-1
皮膚から筋組織に向かう層の横断面。筋膜に点在する細胞、液体、神経、血管を示す。深筋膜の下にあるヒアルロン酸の薄い層に注目してほしい。ヒアルロン酸層は外層の下で筋組織を制限しない。

準備

このテクニックの準備として、前腕の前面（掌側）の周囲にある筋膜層を触診する。指先や母指球を使い、患者の手関節と手指屈筋の筋膜組織の最外層を感じる。癒着や制限を知覚し、可動性を持たせるために、層と層の間の摩擦を用いる必要があるので、オイルや潤滑油は使わないようにする。

最初は、前腕の表層だけを動かし、筋の上にある皮膚がスライドするのを感じる。速度を落とし、さらに詳しく触診すれば、包んでいる複数の層を認識することができる。いくつかの層ははっきり識別できるはずだ。隣接した層と混合している層もある。これらの層をそっと伸ばして動かすと、各層が異なる程度と方向にスライドしたり伸びたりするのがわかる。

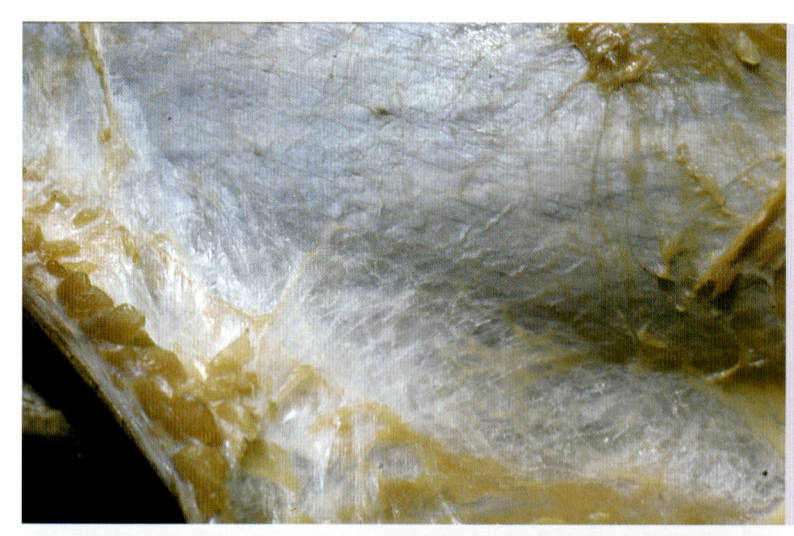

図3-2
深筋膜のさまざまな線維の方向。

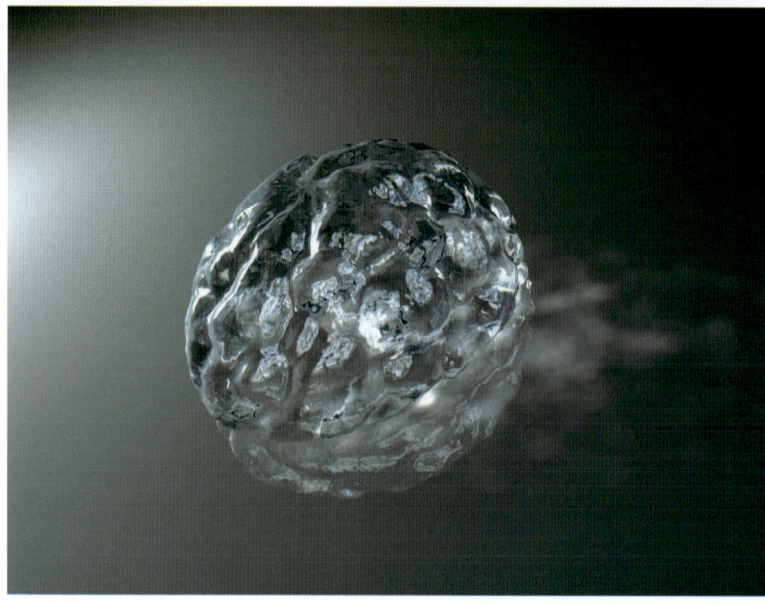

図3-3
ヒアルロン酸は筋膜層に潤滑剤をさし、栄養分を与え、外層の下で筋組織を自由に動かす液体の一つである。

筋膜に対するツールとテクニック 3

　浅筋膜（または皮下層）は、皮膚のすぐ下に位置する。一部の文献では、「浅筋膜」の用語は真皮と筋を囲む深筋膜の間にある線維性の膜のみを指す。他の文献では、浅筋膜はこの線維性の膜に隣接する密度の低い組織層のすべてを含むように定義されている。どちらの定義を使用するにせよ、皮膚支帯線維（多数の微小な皮膚靭帯）は線維性の膜の上下に位置している（図3-1）。上の真皮と下の深筋膜の間で、これらの小さい柱状の皮膚靭帯が浅筋膜を吊り下げている。皮膚支帯は、浅層の触診可能な「粒」の役割を果たし、皮膚支帯のさまざまな角度により、これらの層が一定方向にスライドしやすくなっている。皮膚支帯線維の間にある空間は脂肪組織、神経、神経終末、血管、間質性組織液で満たされ、これらの外層の密度を低くし、柔らかな感触にしている。

　これらの浅層のすぐ下で深部の前腕筋膜を感じることができる（図3-4、図3-9 参照）[2]。この手袋のような層は、深筋膜の一部で、浅筋膜の下、筋の筋膜上に位置し、全身を包む丈夫な膜である。深筋膜は一部の部位で「腱膜」と呼ばれる。また、筋の間にもぐっていく深筋膜は「被覆筋膜」や「筋間中隔」と呼ばれる。これらの隣接する組織は、スペースが空いた浅層よりも高密度で、弾力的である。通常、これらの組織はコラーゲン線維のいくつかの層から構成される。これらの線維の一部は下の筋線維と平行になるよう配置され、他の線維はベニヤ板の層のように異なる力線に抵抗できるよう斜めの角度で構成されている（図3-2）。深筋膜とその下にある個々の筋の筋膜の覆い（筋外膜）の間には滑りやすいヒアルロン酸の薄い層（図3-3）があり、自由な筋の動きに必要となる大きな滑走を可能にする。

レイヤー・エクササイズ

　触診の実験として、3つの異なるレベルを区別できるか指先で試してみよう。

①皮膚
　まず、オイルや潤滑油を用いたマニュアルセラピーを行うように（ただし、実際にオイルなどを用いるわけではない）、単純に皮膚表面を滑らせる。

②浅筋膜
　次に、皮膚表面のわずか下で、一番外側の組織のみを動かすと、浅層内の海綿質、低い密度、そして「粒」をわずかに触診することができる。浅層自体は複数の副層から構成されている。

③深筋膜
　筋腹までは進まないが、少しだけ深く進むと、下にある筋上で容易に滑走する丈夫な膜を感じることができる。これが、ヒアルロン酸の層（図3-1参照）をスライドする深筋膜である。

　次の例えは役立つかもしれない。ベット上にあるシートを想像する。最初に行うレベルはシート表面の手触りを感じることである。2番目に、シートの生

地を伸ばしたり、手を行ったり来たりさせる。3番目に、ベッド上でシートをスライドさせる。

筋膜層を分離する

　これらの層をはっきり見分けることができるようになったら、施術者は指先ではなく、前腕を使うようにする（図3-4、図3-5）。尺骨の幅広い、肘より遠位で平坦な表面を使い、肘の先（肘頭）を使わないようにする。前腕は強力なツールなので、マニピュレーションよりも知覚することに集中する。

　時間を使ってじっくりと、もう一度外層を調べる。前腕の掌側を前腕の背側（手の甲側）の厚い層と比較する。前腕掌側の皮膚は薄く、各層をはっきり触診できる。前腕の覆いのみを感じるようにし、筋にはまだ達していないようにする。特に、筋膜を分離するより、筋をマッサージするのに慣れている場合、これは難題になるかもしれない。

　外層がより厚く、お互いにスライドしない場所を触診する。さまざまな深さ

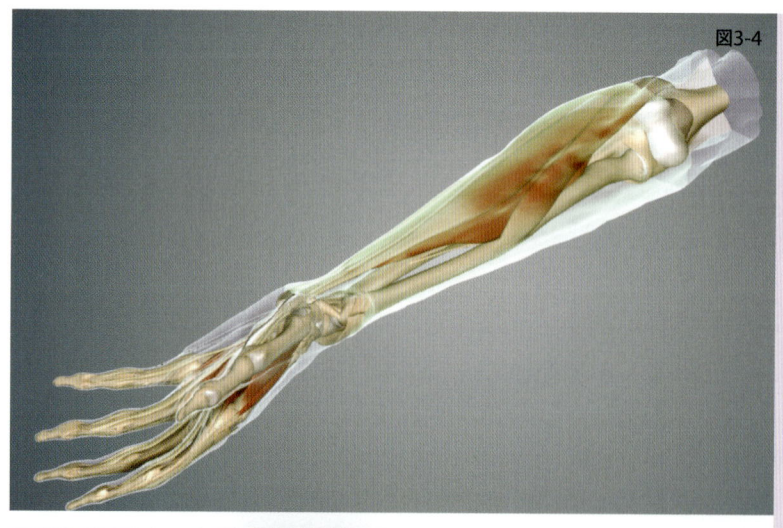

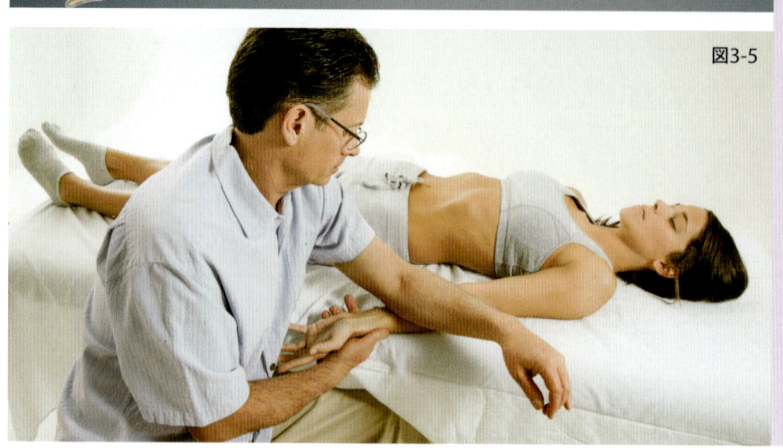

図3-4

図3-5

図3-4、図3-5
前腕屈筋テクニックは、前腕の大部分にある筋膜の最外層から始める。前腕をツールとして用い、筋膜層を触診してから、前腕の筋膜コンパートメントの間に深く沈め、優しく触診するようにする。

筋膜に対するツールとテクニック

の線維の異なる方向を感じるために、近位、遠位、内側、外側の方向へ動かす。動きが低下している部位が見つかった場合は、動かすのが難しい方向にそっと動かし、変化するのを待つ。つまり、動きやすい方向に動かして間接リリースを行うのではなく、直接リリースを行うということである。

　特定の組織層を触診する技術を鍛えることに加えて、前腕の外側の覆いを特異的にゆっくり可動化させることで治療効果が生まれる。時間をかけて施術を行えば、これらの層は自由に滑りやすくなるので、層の上にある別の層を動かすことは筋膜を分離する目的を達成するのに役立つ。ゆっくり動かすほど、筋膜組織は流動的になるのに気づくだろう。ゆっくり行うと、筋膜組織の拘束は消滅していき、大きな弾力をもたらすように感じるはずだ。これが2番目の目的である。また、3番目の目的として、筋膜の外層には自由神経終末と他の機械受容器が非常に多いので、筋膜の感受性と知覚も刺激できる。

コンパートメントを分離する

　前腕を包む筋膜の外層を完全に調べたなら、もう少し深く潜ってみよう。筋膜層の識別と線維方向の感受性は同じように保つこと。柔らかくなるまで筋を「つぶす」のではなく、前腕の先端を使い、筋の間をそっと感じ、さまざまな筋のコンパートメントと筋束を探す（図3-6）。

　筋膜の覆い、中隔、筋内の筋膜の整合性と密度は異なる。しかし、つかんだり、タイプしたりするなどの反復動作で腕や手を使う人では、多くの場合、厚く、硬く、一つの塊として癒着する。筋膜の外層と同様、施術者の目的は、高

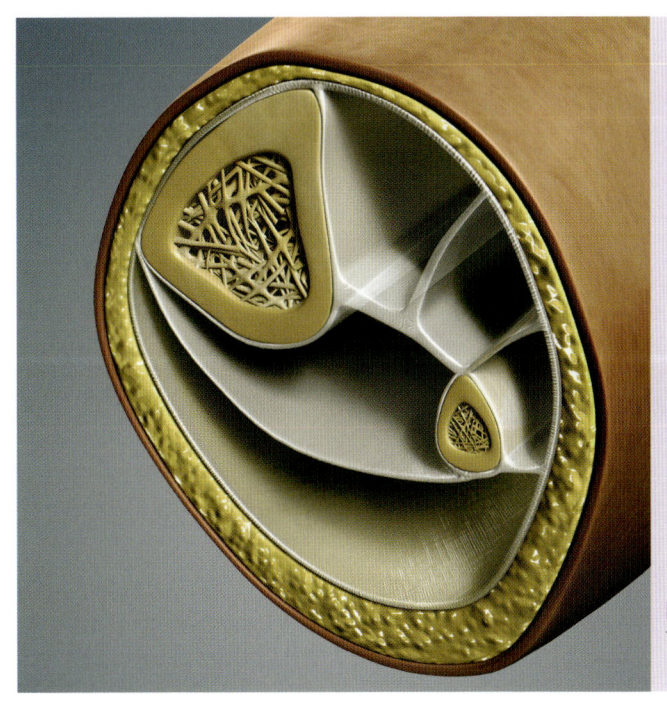

図3-6
下腿の筋膜コンパートメント構造は前腕と類似している。

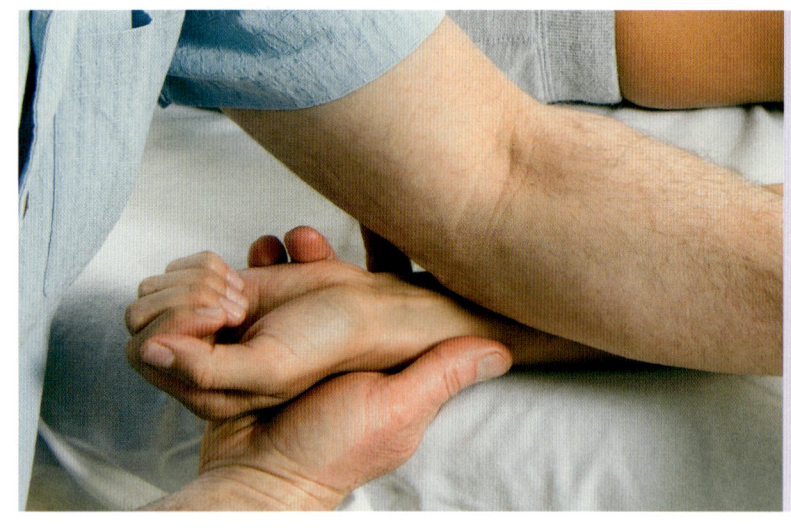

図3-7
前腕屈筋テクニックで、自動的に手を閉じたり開いたりしてもらうことで、筋膜層とコンパートメントをさらに分離する。

い弾力性と分離を促すことである。そのため、筋膜組織の硬い部位と、筋束や筋膜層が互いにスライドしない部位を触診するようにする。

　圧迫は強く、限定的にするが、患者が緊張したり中止させたりするほど強くしないようにする。運動が制限された部位を見つけたら、筋膜組織が柔らかくゆるむ反応を感じるまで、静圧しながら根気よく待つか、非常にゆっくりとわずかに滑らせるようにする。

　腕の屈筋をさらにうまく分離できるよう、患者に頼んで、手関節をゆっくり屈曲、伸展してもらうか、または手を開いたり閉じたりしてもらう（図3-7）。自分の前腕を使い、筋束の間にある溝と分離部分を探し続ける。高い感度で、

前腕屈筋テクニックの重要ポイント

適応
- 前腕、手関節、手の運動制限、痛みや知覚異常（神経血管圧迫の症状など）。

目的
- 筋膜層とコンパートメントを分離し、弾力性を増加させる。

方法
- 患者の自動運動と組み合わせて、指先、軽く握った拳、前腕を使う。
①前腕の外層を触診して、可動性を持たせる。
②前腕の屈筋を分離する。

運動
- 指の屈曲と伸展。まずはを一斉に行ってもらってから、個々の指で行ってもらう。指示としては「握り拳を作ってください」など。
- 手関節の屈曲と伸展。

筋膜に対するツールとテクニック 3

　ゆっくりと、肘の先端を少し使い、前腕の筋膜コンパートメントの間を感じるようにする。患者に、ピアノを弾いたりやタイピングをしたりするように、各指を個別に動かしてもらう。こうすることで、施術者は正確に個々の屈筋を感じ、患者が動かすときに屈筋の間に肘を沈めることができる。

　もちろん、手関節には非常に優しい圧迫を使うようにする。痛みが生じるような強い圧迫や速度は用いないようにする。また、重く速く行うのではなく、気長に集中するようにすることで、解説した治療効果を得ることができる。この施術を前腕の屈側面全体に行う。

前腕伸筋テクニック

　前腕前面（掌）側の筋膜組織の層と筋束を分離したら、前腕後面側でも同じプロセスを繰り返す。この部位の筋の大部分は指と手関節伸展に関連するが、母指と肘の筋もここで見つかる。

　前腕の後面側は前面側より肉付きが少なく、感受性が高いことを考慮し、異なるツールを使うようにする。そのツールは軽く握った拳である。指を開き、手関節をまっすぐにすることで、最小限の力により、高い感度で深い施術を行うことができる（図3-8）。前腕筋膜の施術で、層と層を滑走させているとき、指関節の皮膚は優れた制御を可能にするよう硬く、滑らかにする。浅層で施術を行ったら、施術者の指関節の形は、前腕の伸筋コンパートメント（図3-6で描かれている構造と類似している）の間にそっと沈めることができるので、

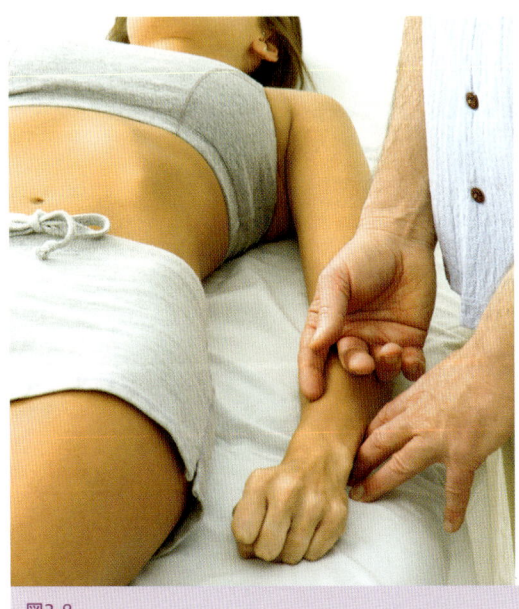

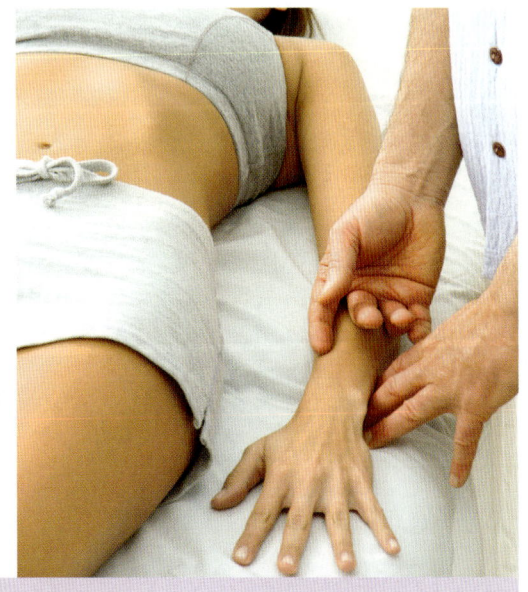

図3-8
前腕伸筋テクニックでは、軽く握った拳の指関節を使い、腕の筋膜外層を分離する。
前腕の筋間にある深筋膜コンパートメントを分離させるよう、指と手関節を自動的に動かしてもらう。

組織と機能を切り離して分離する。

　ここでも、患者に頼んで、手関節および指を全方向にゆっくりと規則的に動かしてもらう。前述したように、これらの自動運動を用いて伸筋側の筋膜組織をさらに分離するよう患者に促す。次のように指示してもよい。

「ピアノを弾いているように指を一本ずつ曲げたり、伸ばしたりしてください」

「タイプするように指を動かしてください。タイプでかなり難しい指の動きを考えて、やってみてください」

　さらなる分離と弾力性によるバイオメカニクス的効果に加え、ゆっくりとした自動運動と圧迫を組み合わせることにより、患者の脳を固有感覚と運動制御に関連した新しい感覚であふれさせる。患者が固有感覚の調整に使う信号のボリュームを上げていると想像してほしい。運動制限（例えば、一側の指の伸展制限）を見つければ、集中した圧と固有感覚の改善の組み合わせを使い、運動の新しい可能性を呼び起こす。運動範囲の変化と制御の改善は、しばしば劇的となる。これらの変化は、神経筋の学習と筋膜組織の変化にかかわるので、長く続く傾向がある。

前腕伸筋テクニックの重要ポイント

適応
- 前腕、手関節、手の運動制限や痛み。

目的
- 筋膜層とコンパートメントを分離し、弾力性を増加させる。

方法
- 患者の自動運動と組み合わせて、指先、軽く握った拳、前腕を使う。
①前腕の外層を触診し、可動性を持たせる。
②前腕伸筋群の間を分離する。

運動
- 指の屈曲と伸展。まずは一斉に行ってもらってから、個々の指で行ってもらう。指示としては「手をベット上に平らにしましょう」、「1本ずつ指を上げましょう」など。
- 手関節の屈曲と伸展。

前腕筋膜テクニック

　ここまでの筋膜施術用ツールとテクニックの説明は、癒着・結合した部位の筋膜層を見分け、分離させることが大部分であった。これまでのテクニックは特異的な制限を感じて、リリースすることに向けられてきた。この局所特異性

筋膜に対するツールとテクニック 3

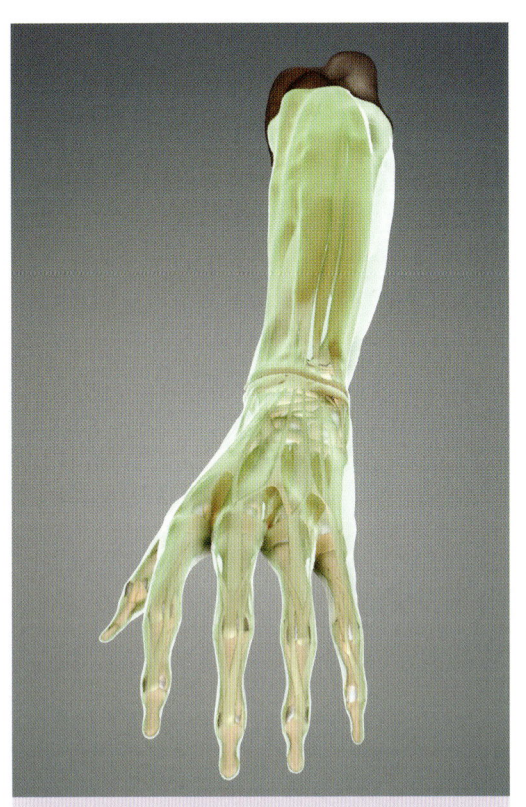

図3-9
前腕の伸筋コンパートメント。

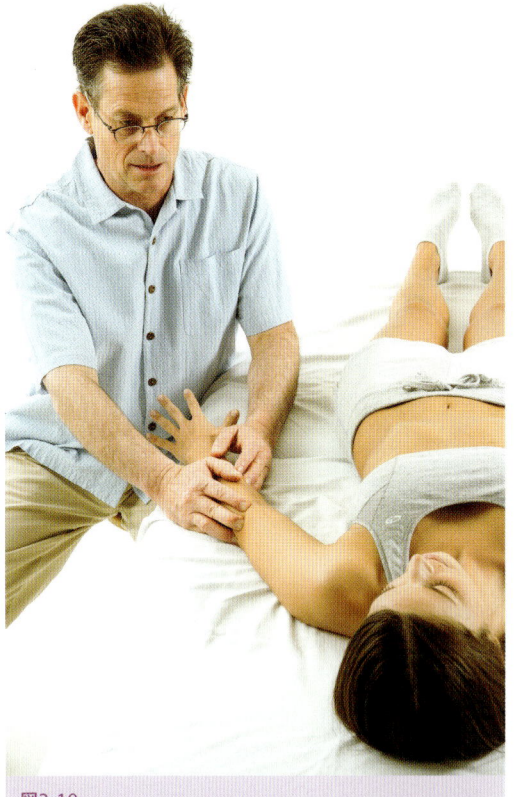

図3-10
前腕筋膜テクニックでは、指先を使い、先述の前腕屈筋・伸筋テクニックで始めた筋膜層の分離を続けていき、連続性と連結性の全体的な感覚を与える。袖を伸ばすように、患者の腕をゆっくり伸ばすよう指示する。

とは対照的に、最後の例はより全体的なアプローチとなる。焦点を広げることは施術を締めくくり、統合する段階に適切である。これは、身体がつながり、全体を相互に関連づけた患者の感覚を増やすことができるためである。

　前述したように、前腕筋膜は、長手袋やオペラ・グローブに似ていて、深筋膜が前腕すべてを囲んでいる（図3-4 参照、図3-9）。この密度の高い、線維性膜組織の鞘は、全身を囲む深筋膜層と連続的につながっている。手関節の肥厚は伸筋支帯と屈筋支帯として知られ、手と手根の機能に重要な役割を果たしている（「第15章　手関節と手根骨」を参照）。前腕筋膜の底側には、前回のテクニックで分離する施術を行った組織である筋間中隔が多く存在する。

　ここで、新しい筋膜ツールを紹介する。それは指先である。指をわずかに屈曲させて、前面・後面の前腕筋膜の硬い層をつかむ（図3-10）。腕の周囲にある層の連続性を3次元感覚で触診する。皮膚の表面をスライドすることなく、滑らかなヒアルロン酸の層で深筋膜を動かし、その下にある筋の筋膜から分離させる（図3-1 参照）。レイヤー・エクササイズと同じく、可動性が制限された癒着部位を触診する。前腕筋膜が尺骨の後縁と肘頭に付着する部位では、可

動性が少ないのが正常である。しかし、焦点は広く、全体的に行うので、局所の制限だけに集中せず、すべての層の連続性を意識するようにする。この層を近位へ少し牽引する。握りを固定するために、指の爪を少し使う。同時に、手袋に手を入れるか袖を伸ばすような感じで、患者の肩を弛緩させるようにする。肩ではなく、手で運動するよう患者に指示する。多くの場合、小さい運動は大きな運動より効果的である。この微細で、遠位から始まる運動は、肩で全身運動を開始することで生じる筋運動を必要とせずに、上肢全体の伸展と緩和を感じることができる。

あなたと患者が互いに与える反対圧と抵抗は、前腕筋膜を周囲の層から分離させるが、別の目的として、固有感覚を改善させるためでもある。この場合、不必要な上肢帯を関与させることなく、上肢の運動を開始する方法を患者に教育している。

前腕筋膜テクニックの重要ポイント

適応
- ぎくしゃくとした上肢運動を開始する場合。
- 上肢のセッションの締めくくりと統合。

目的
- 深部にある筋外膜層から前腕筋膜を分離する。
- 肩の運動開始パターンでの神経筋の再教育。

方法
① 腕の前面・後面の前腕筋膜に指先を固定する。滑らせずに近位へ軽度の圧迫を加える。
② 患者が腕を自動的に伸ばすとき、この筋膜層が下の筋膜層上を滑るのを触診する。

指示
- 「腕を伸ばしましょう」
- 「手から運動が始まるようにしてください。そうすれば肩が収縮する前に手が動きます」
- 「ベット上で肩をリラックスさせましょう」

まとめ

筋膜に施術を行うための多くのツールがあるが、この章では3つの例を解説した。それらは前腕、軽く握った拳、指先である。これら3つのツールの組み合わせは身体のほぼどこでも、筋膜をさらに分離し、弾力性を導くのに有効な方法である。前腕は、脊柱起立筋や腸脛靱帯の筋膜といった広い部位に非常に適している。次に、軽く握った拳は、頚部の浅筋膜、足底筋膜などの細か

い施術で役に立つ。最後に、指先は一つの筋膜層を別の層の上で、最も効果的に動かすことができ、身体中の深筋膜、特に手関節や足関節の支帯で施術を行うときに役立つ。

　筋膜に施術を行うのに使う他の重要な「ツール」は、患者の自動運動である。患者に施術を感じてもらい、分離と弾力性を促進させるよう動いてもらうことで、筋膜の知覚特性に継続して変化するよう作用させることができる。

参考文献

1) Schleip, R. et al. (2012) Fascia, The Tensional Network of the Human Body. Elsevier. p. xvi.
2) Stecco, C. et al. (2009) The Palmaris longus muscle and its relations with the antebrachial fascia and the palmar aponeurosis. Clin Anat. Mar 22 (2). p. 221–229.

画像クレジット

図3-1　Joe Muscolinoより提供。元は"Massage Therapy Journal, Body Mechanics column, Spring 2012"にて掲載。許諾を得て掲載
図3-2　Ron Thompsonより提供。許諾を得て掲載
図3-3　Thinkstock
図3-4、図3-9　Primal Picturesより提供。許諾を得て掲載
図3-5、図3-7、図3-8、図3-10　Advanced-Trainings.comより提供
図3-6　Robert Schleipより提供。©www.fascialnet.comより許諾を得て掲載

スタディ・ガイド

第3章の復習　　※回答は211ページ参照

Q1 この章のテクニックで潤滑油を使わないのはなぜか。
a. 筋膜アプローチとマッサージセラピーの区別をしやすくするため。
b. 神経系をリラックスするのではなく、刺激するため。
c. 筋膜制限や癒着を認め、可動性を持たせやすくするため。
d. 潤滑油を使わない理由は書かれていない。

Q2 「粒」を生み出し、筋膜の浅層をある方向にスライドしやすくするのは何か。
a. チキソトロピー効果
b. 神経系
c. ヒアルロン酸の層
d. 皮膚支帯線維

Q3 浅層と深部の皮膚支帯の層の間で吊り下げられている層はどれか。
a. 浅筋膜
b. 前腕筋膜
c. 筋外膜
d. ヒアルロン酸の層

Q4 筋膜コンパートメントを分離している施術者が、運動制限された部位を見つけたとき、推奨されるのはどれか。
a. 静圧しながら根気よく待つ。
b. さらに強い圧迫をかける。
c. 圧迫を減らす。
d. より深部の施術を行う。

Q5 前腕屈筋テクニックにおいて、患者の自動運動はどれか。
a. 肘の屈曲・伸展
b. 前腕の回内・回外
c. 手関節の外転・内転
d. 手関節の屈曲・伸展

Part2
下肢

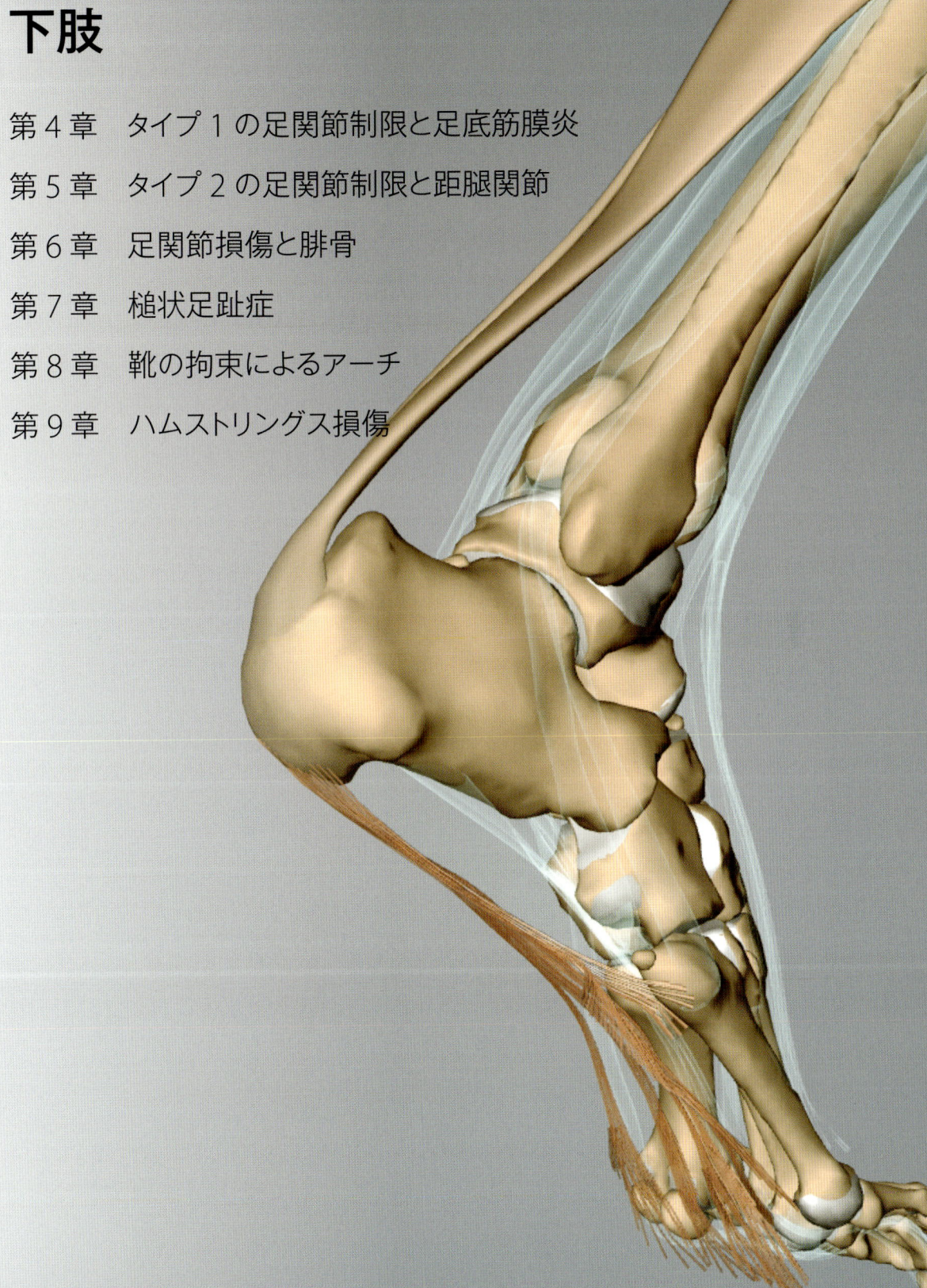

第4章　タイプ1の足関節制限と足底筋膜炎

第5章　タイプ2の足関節制限と距腿関節

第6章　足関節損傷と腓骨

第7章　槌状足趾症

第8章　靴の拘束によるアーチ

第9章　ハムストリングス損傷

第 4 章　タイプ 1 の足関節制限と足底筋膜炎

足関節の役割

　足関節は曲がる。足関節はまっすぐになる。なぜ、これが重要なのか？　足関節を曲げずに歩いてみてほしい。スキー靴を履いて歩いたことがあるなら、足関節の関節運動が失われたときのぎこちなさと硬さが想像できるだろう。

　足関節は矢状面上で 2 方向に動く。つまり、底屈（plantarflexion、ラテン語では「足底への屈曲」を意味する plantaris flectere）と背屈（dorsiflexion、足の背面または上側への屈曲）である。底屈は一歩ごとに強力な蹴り出しを行い、ジャンプにバネを与える。その一方で、背屈運動の補完的役割も重要である。「しゃがむ」「ひざまずく」「踏み出した脚に体重を移動する」「走る」「ジャンプして着地する」など、これらすべてで背屈を必要とする。また、歩き回ったり、円滑に機能させたりする能力に関連する多くの重要な機能にも背屈は欠かせない。背屈を失うと、足関節運動以上のもの、つまり、身体全体の可動性と適合性を制限することになる（図 4-1）。

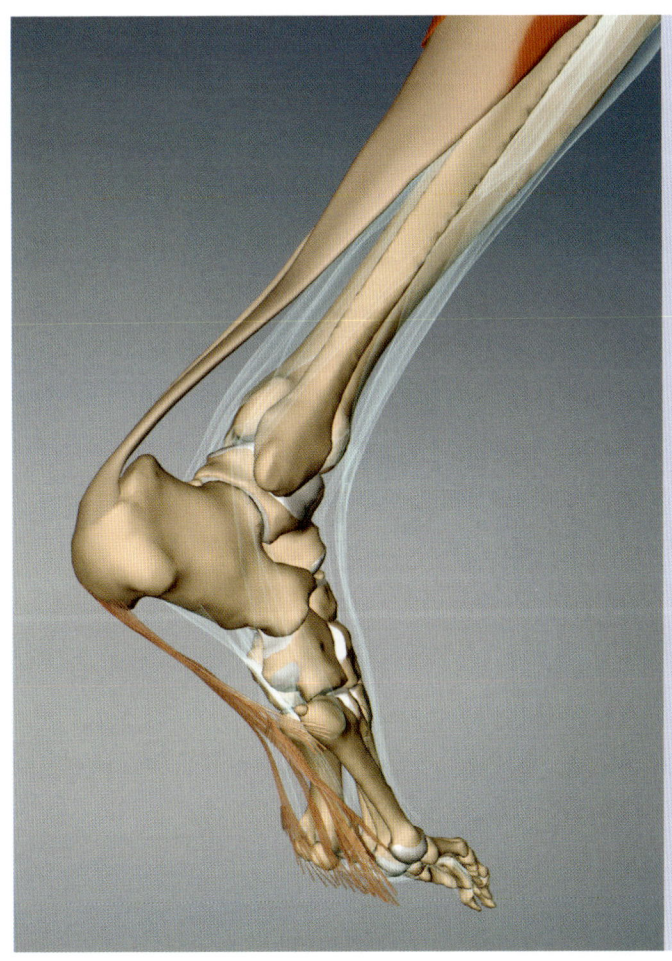

図4-1
腓腹筋・ヒラメ筋と足底筋膜は連続している（この図では線維性腱膜を赤色で示す）。このネットワークのいずれかで弾性が欠如すると、足関節の背屈を制限し、アキレス腱の炎症や足底筋膜炎の一因となる。

---

*1　両方のタイプの制限を起こしている原因は、酷使による軟部組織の短縮・硬化・瘢痕化、姿勢の癖、手術、損傷、脳性麻痺のような神経障害などがある。これらの条件による拘縮は本書で示す施術によく反応する。関節異常や骨棘により起こりうる制限でも、本書で説明している施術は有効かもしれない。他の専門家による補足的手技や治療が必要となる。

立位の背屈を制限する生体構造の制限は主に 2 種類ある[*1]。これらをタイプ 1 とタイプ 2 と呼ぶことにする。

タイプ 1

下腿後面と足部の軟部組織の伸張性が制限されると、背屈が制限される。これらの軟部組織には、腓腹筋、ヒラメ筋、浅筋膜や深筋膜、長趾屈筋、足底筋膜が含まれる。

タイプ 2

脛骨と腓骨をつなぐ結合組織（例えば伸筋支帯、骨間靱帯、脛腓靱帯）の弾性が低下すると、距骨周辺での脛骨と腓骨の広がりを制限する（詳細に関しては「第 5 章　タイプ 2 の足関節制限と距腿関節」を参照）。

これら 2 つのタイプの制限は一緒に起こることがあるが、多くの場合は主な、または最も明白な制限を起こすのは 1 つのタイプのみである。通常、さまざまな種類があるものの、非常に制限された背屈ではタイプ 2 が一般的である。図 4-3 の右側の人物は、典型的なタイプ 2 の例である。

この章では、タイプ 1 の制限に対する施術を検討することから始める。これらの施術は下腿後面の軟部組織を伸張し、可能な限り応答性を高めるのに役立つ。タイプ 2 の制限である、脛骨と腓骨の関係については次章で述べる。

背屈テスト

患者に両足を平行にした状態で膝を深く曲げてもらうことで、背屈可動域を評価し、制限している主なタイプを確認することができる。足と下腿の角度を見てみよう（図 4-2、図 4-3）。踵が地面から離れる前に、どのくらい深く膝を曲げることができるだろうか？

前額面の足関節に不安定性がみられる人でも、一般には、背屈の角度は広ければ広いほどよい。例えば回内や回外が顕著で、足関節が捻挫するほど傾く人でも、矢状面で大きな適合性を獲得すれば、足関節の捻挫または過回内を引き起こす「側方力」を減らすことができる。

背屈の角度を評価したら、どの部位で施術を行うかを決める。通常、患者は主要な制限を伝えることができる。背屈の最終域で次のように尋ねる。

「それ以上、曲げるのを妨げているのは何ですか？　どこでそれを感じるかはっきりわかりますか？」

最もよくある答えは、腓腹部の伸張感や硬さで、時に足底にも同様の訴えがみられる（タイプ 1 の制限）。足関節前方の詰まり感、噛み砕き音、締めつけ感はタイプ 2 の制限を示す[*2]。これからタイプ 1 の制限である、下腿後面・足部の短縮に対する 2 つのテクニックを見ていこう。

[*2]　時に、患者は、脛骨後面の伸張や前面の締めつけ感の代わりに、前面の緊張や痙攣を訴えることがある。患者が脛骨前面を指しているように思われる場合、通常関連するのはタイプ 2 の制限である。タイプ 2 の制限については第 5 章で述べる。より外側の腓側部が感覚の源に思われる場合、足関節の自動的な背屈と底屈を組み合わせて、不快を感じる部位へ直接施術を行うと、その部位が反応する。これは腓骨筋群自体が背屈制限に寄与しているためである（図4-5参照）。

タイプ1の足関節制限と足底筋膜炎　4

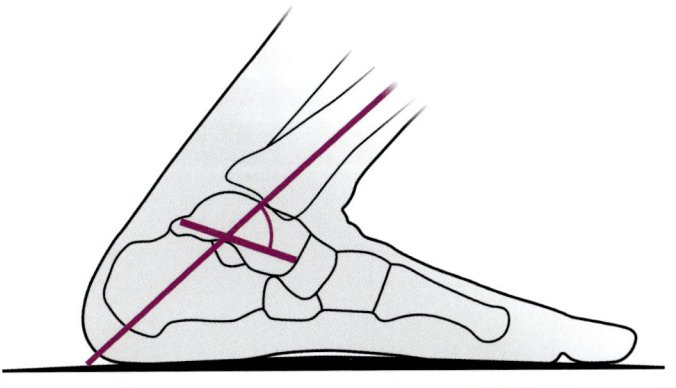

図4-2
背屈は、脛骨と距骨の間の角度を指す。

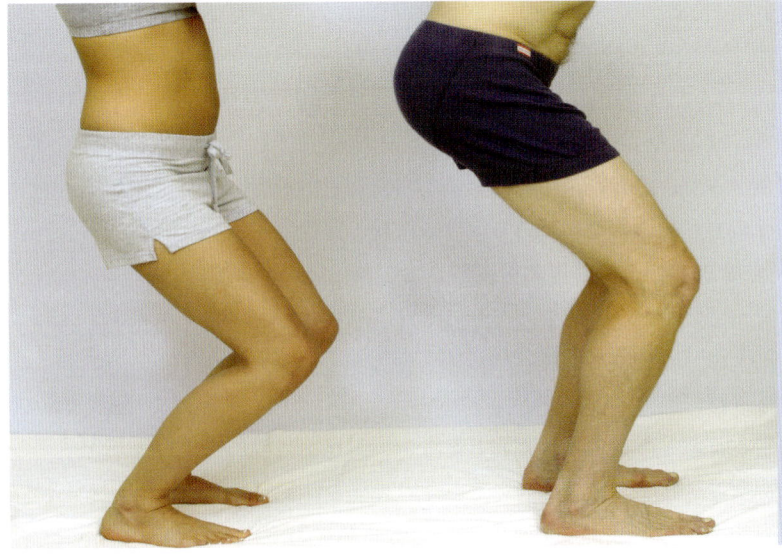

図4-3
背屈テストでは、踵が床を離れるまでに足関節が背屈する角度を調べる。足と脛骨の間の角度に加えて、足部の回外（左側の人にみられる）、回内、バランスをとるために腕を前に出す、股関節を前に傾ける（右側の人が行っている）などの代償動作は、背屈制限で起こりうる徴候である。

足関節の可動性テクニック

軽く握った拳

　この章のテクニックでは施術者の「軽く握った拳」をツールとして使用する。これには、軟部組織マニュアルセラピーで昔から用いられている掌や指などに比べて、以下のような利点がある。

- 軽く握った拳に慣れれば、特定の組織と筋膜組織層をより限定的に、少ない労力でアプローチできることに気づくだろう。手関節と中手骨を一直線にすることで、筋をほとんど作用させずに圧を伝えることができる。
- 手関節の中間位は手根管を広げ、頻繁な、または常習的な手関節伸展により起こる神経血管圧迫や酷使による損傷を防ぐ。軽く握った拳に高い感度を持たせ、楽に行うための鍵は手関節をまっすぐに保ち、手を開き、拳の中指で施術を行うことである。

腓腹筋・ヒラメ筋テクニック

　背屈が制限される場合、下腿の後面で最も強く、大きな筋群である下腿三頭筋（腓腹筋・ヒラメ筋）が施術を行う部位となる。腓腹筋・ヒラメ筋の損傷や緊張はよくみられ、特にラケット・スポーツ、バスケットボール、スキー、ランニングなどの活動で多い。損傷、または単に日常的使用で生じる筋膜組織の短縮は、足関節の背屈能力を低下させる。

　患者に腹臥位になってもらい、足をベットの端より外に出す。軽く握った拳を、ストッキング様の筋膜の外層（下腿の浅筋膜）に固定する。一度に1枚の筋膜層に施術を行い、1枚ごとにリリースしていく。患者にゆっくり、慎重に足関節を動かしてもらう（底屈と背屈）。背屈の伸張効果を用い、短縮、または硬くなった組織をリリースする（図4-4）。触れている筋膜組織に、頭側方向への抵抗を少し加える。

　タッチは少しスライドさせるが、患者に足関節の自動的な背屈を行わせ、戻させる。外層が伸びたように感じれば、深層にあるアキレス腱、腓腹筋とヒラメ筋の重なり合った筋頭を触診する。自動運動を続けさせ、ゆっくり1枚ごとにさらに深層に施術を行っていく。この運動のペースと深さに関して患者によく確認するようにする。下腿三頭筋は立位時に常に使う姿勢筋として機能しているため、深部レベルでは特に過敏となる。

　長趾屈筋は背屈を制限することもあるため、背屈とともに、足趾を自動的に伸展してもらう。これは、長母趾屈筋と長趾屈筋をそれぞれ伸張し、隣接する組織から分離させる。これらの筋は腓腹部で最も深部にある組織であるため、このテクニックは効果的である。

　患者が施術を心地よく感じ、リラックスできるなら、施術者の大腿を使った

腓腹筋・ヒラメ筋テクニックの重要ポイント

適応
- タイプ1の背屈制限。
- アキレス腱や腓腹部の痛み。
- 足底筋膜炎。

目的
- 層を分離し、筋膜組織の適合性を高める。
- 深部施術のために下腿外層を準備する。

方法
- 軽い摩擦と圧迫を用いて、下腿外層の制限を触診してリリースする。

運動
- 足関節の自動的な背屈。

タイプ1の足関節制限と足底筋膜炎 4

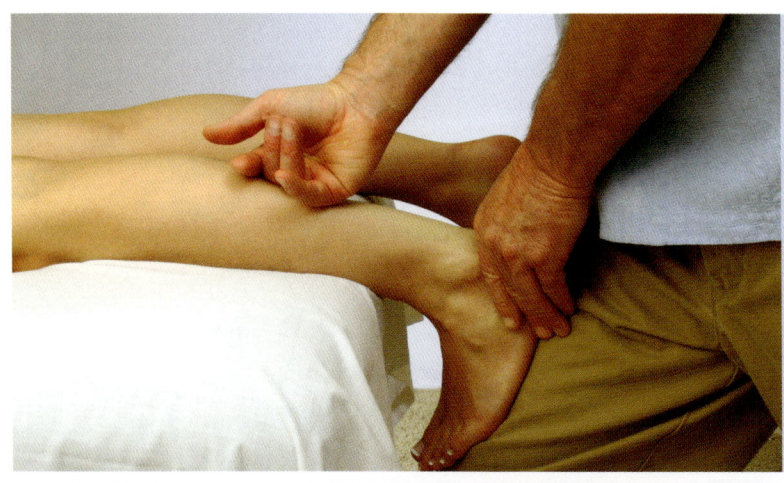

図4-4
腓腹筋・ヒラメ筋テクニックでは、施術者の大腿で補助する背屈と組み合わせて、軽く握った拳を使う。

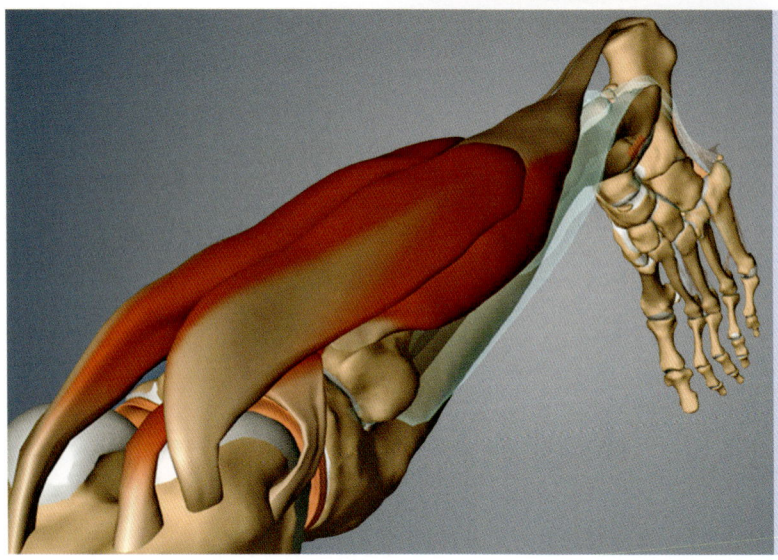

図4-5
大腿骨遠位後面の腓腹筋の起始から腓腹筋テクニックを使っていく（画像の左端）。長腓骨筋と短腓骨筋も（透明）、腓腹筋・ヒラメ筋のように、背屈を制限することがある。

他動的な腓腹筋の伸張を付加できる。軽く握った拳または弱めの指圧を用いて、大腿骨後面の腓腹筋内側頭・外側頭の起始まで施術を行っていく（図4-5）。膝窩部の神経周辺は慎重に行う。

足底筋膜テクニック

足底には、広い結合組織の層、強固な短い筋、長い索状の腱と靱帯が合流する層がある。図4-1でわかるように、これらの層のいずれかが短縮すると、下腿三頭筋への接続を介して背屈を制限してしまう可能性がある。

足底筋膜は強い線維性の層で、足底全体を覆っている（図4-7）。表面の短小趾屈筋から、深くは踵の皮下脂肪にまで存在する。足底筋膜炎は、この層に好発する炎症である。踵と中足部の痛みを特徴とし、多くの場合、踵骨の遠位部下方で足底筋膜が付着する部位の圧痛を伴う。要因として、足部・下腿の不

足底筋膜テクニック
http://advanced-trainings.com/v/la05.html

適切なバイオメカニクス、過使用、下腿三頭筋・ハムストリングスの筋膜の短縮がある。患者が背屈テストで足底の伸張や痛みを訴えた場合、足底筋膜を含む足底面への直接的な施術が適応となる。足底筋膜炎と同じく、局所の足底の痛み、痙攣、硬さもこのテクニックの適応となる。

足底筋膜炎は筋膜組織に炎症がみられるため、最も痛みのある部位（通常は踵骨上の近位付着部）に直接施術を行うのは避けるのが常識となっている。もっとも一部の施術者は最も痛みのある部位に直接施術を慎重に行うことで、良好な結果を報告している。しかし、最も慎重なアプローチは、最大の圧痛ポイントではなく、その周辺の足底面全体を伸張し、リリースし、ゆるめることである。もし、間接的アプローチで望ましい結果が得られなければ、直接的アプローチを使うことを患者と話し合ってもよいかもしれない。その場合は、炎症を起こした筋膜組織に施術を直接行うことで生じうる炎症増加のリスクがあることを理解してもらうようにする。セッション後数日して、患者の苦痛が和らげば、軽減が一時的であっても、軌道に乗っていると考えてよい。症状が悪化した場合や変化が明らかではない場合は、局所的施術から全体的施術に戻す。

炎症を起こした付着部の緊張を軽減する目的で、手に負えないような頑固な足底筋膜炎は外科的に「リリース」（部分的に切断）して治療する。方法はそれぞれ異なるものの、意図は類似している。筋膜を切断する代わりに、ここで述べるテクニックで伸張してリリースする。

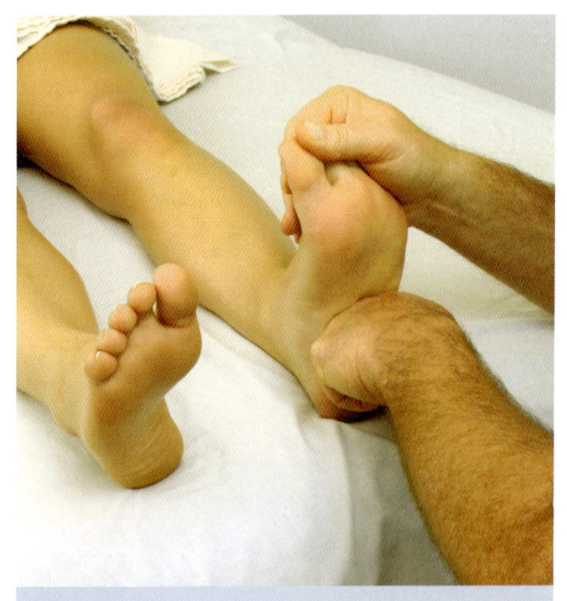

図4-6
足底筋膜テクニックは、軽く握った拳を足趾の自動的または他動時な伸展と組み合わせる。足底筋膜炎では、炎症を悪化させないように最も圧痛がある部位への直接的な圧迫を避ける。その代わりに、炎症を起こしたポイントより遠位の筋膜組織への伸張とリリースを行う。

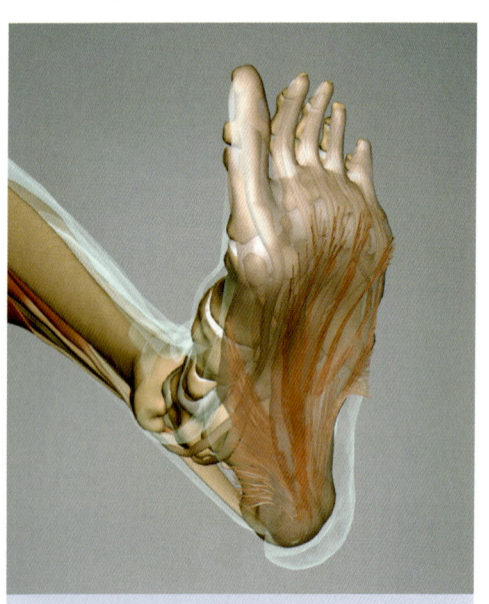

図4-7
足底筋膜は丈夫な結合組織の幅広い層で、足裏を覆っている。その筋膜の大部分は縦方向の線維でできた帯である（足底腱膜〈オレンジ色〉）。足底腱膜の近位端の深部には厚い踵脂肪体（透明）が存在する。

タイプ1の足関節制限と足底筋膜炎　4

　ハムストリングスや腓骨筋群への施術と組み合わることで多くの場合、患者は数セッションで足底の圧痛が明らかに改善する。慢性的に苦しむ患者には長い一連のセッションが必要になる。構造的身体統合法、矯正器具、動作指示、履物の改良などによる定期的なストレッチ、使用パターンの変化、バイオメカニクスの改善も加える。

　足底筋膜に施術を行うには、軽く握った拳の中指を使う（図4-6）。腓腹筋テクニックと同様に、浅層から始め、最初に皮膚を、続いて皮下層、足底筋膜をリリースしていく。触っている筋膜組織層を動かすために、自動的または他動的に足趾を伸展する。慎重に、入念に、ゆっくり行う。患者の神経系と結合組織をリリースする。患者が呼吸し、リリースし、施術に身をまかせられるよう時間をとるようにする。

　このセクションで説明したテクニックは、次章で説明する、深部で行う施術の準備として理想的である。次章ではタイプ2の背屈制限、距骨周辺の脛骨と腓骨の固定に焦点をあてる。

足底筋膜テクニックの重要ポイント

適応
- 背屈制限や足趾伸展の制限。
- タイプ1の背屈制限。
- 足底筋膜炎、足底の痛み、こわばり、痙攣。

目的
- 足底の筋膜層を分離させ、適合性を増加させる。

方法
- 足部の浅筋膜の層から始めて、自動的運動または他動的運動を組み合わせながら、軽く握った拳でゆっくり滑らせる。
- 遠心相（背屈や足趾伸展）に筋膜組織の伸長を触診する。
- 炎症が起こっている可能性のある部位を慎重に施術する。セッション間の反応に注意し、直接の施術の妥当性を測定する。

運動
- 自動的・他動的な背屈。足趾の伸展。

画像クレジット
図4-1、図4-5、図4-7　Primal Picturesより提供
図4-2、図4-3、図4-4、図4-6　Advanced-Trainings.comより提供

スタディ・ガイド

第4章の復習   ※回答は211ページ参照

Q1 背屈テストにおいて、タイプ1の足関節制限は通常どの部位で感じられるか。
   a. 下腿前面
   b. 距骨
   c. 骨間膜
   d. 下腿後面

Q2 タイプ1の足関節制限で施術を行うのに適した部位はどれか。
   a. 下腿三頭筋
   b. 足関節の骨
   c. 前脛骨筋と長趾屈筋
   d. 骨間膜と脛腓靱帯

Q3 背屈テストで、タイプ2の足関節制限が通常感じられる部位はどれか。
   a. 下腿後面
   b. 足関節前方
   c. 足底腱膜
   d. 膝窩部

Q4 腓腹筋・ヒラメ筋テクニックを実行するとき、どの部位で神経を圧迫しないように注意しなければならないか。
   a. 腓腹筋の筋頭の間のくぼみ
   b. ヒラメ筋の内側縁
   c. 膝窩部
   d. アキレス腱付着部

Q5 足底筋膜炎では、最も痛みのある部位に直接施術を行うのを避けるよう本書は推奨している。痛みが一番起こりやすい部位はどれか。
   a. 足底筋膜の遠位付着部
   b. 足底筋膜の中足部
   c. 足底筋膜の近位付着部
   d. 踵の脂肪体

第5章 タイプ2の足関節制限と距腿関節

距骨の構造

　二足動物である私たちは、直立動作を行うのに、関節の可動性と安定性の微妙なバランスを必要とする。その両方を提供してくれるのが、足関節である。足関節の可動性は、歩いて、走って、跳ねることを可能にしてくれる。その一方で、足関節の安定性は、体重を支えてバランスをとる役割を担っている。

　足関節の骨は、可動性と安定性の特性を内蔵している。堅固に造られた脛骨は、足の一番上の骨である距骨に身体の体重を伝える（図5-1）。小さい腓骨は脛骨とともに、フォークに似た継ぎ手の関節で距骨の周りを包むことで、付加的な安定性を提供する。それ以外にも、家具職人が硬材で作った継ぎ手とは異なり、この生きている関節は歩き、走り、踊り、スケートボードに乗り、足趾で立ち、テニスをするなどの動作ができる。距骨のユニークな形状が、足関節の固定性と可動性を共存させている。

　距骨を調べると、その関節上部の表面（平滑面、または脛骨天蓋）は、くさび形であることがわかる（図5-2）。このくさびは、脛骨と腓骨の遠位端で形

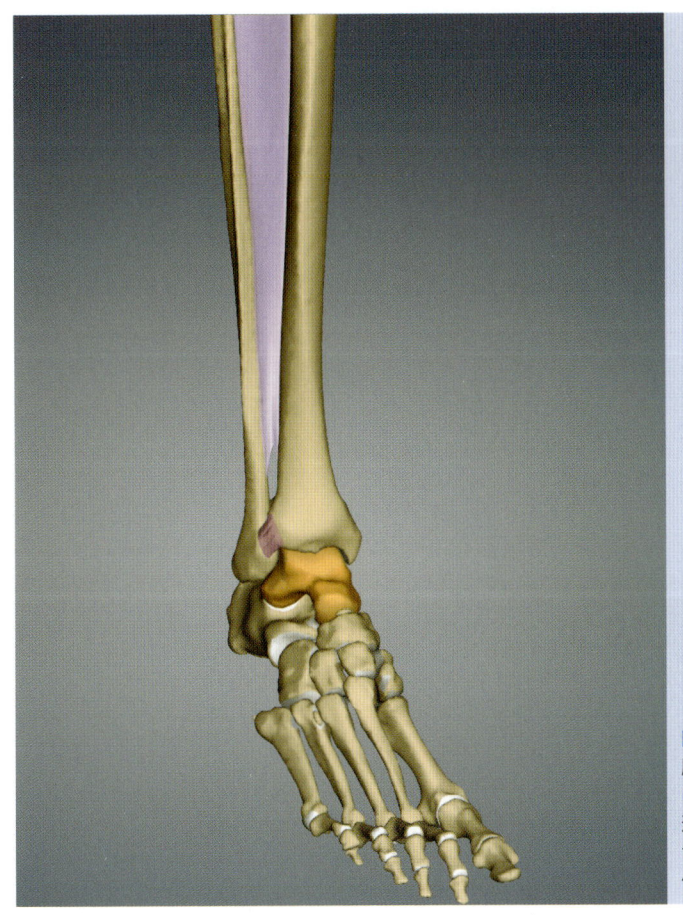

図5-1
脛骨と腓骨は距骨（柿色）の周囲でフォークに似た継ぎ手を形成し、足関節に安定性と適合性を与える。下腿骨間膜と脛腓靱帯（紫色）が、距腿関節の正常な反発や弾力性を低下させ、背屈が制限される。

成される継ぎ手にはまる突起である。くさびで最も狭い部分は天蓋後面[*1]、つまり、底屈の際に脛骨と腓骨の間に位置する部分である。この狭さは、底屈時

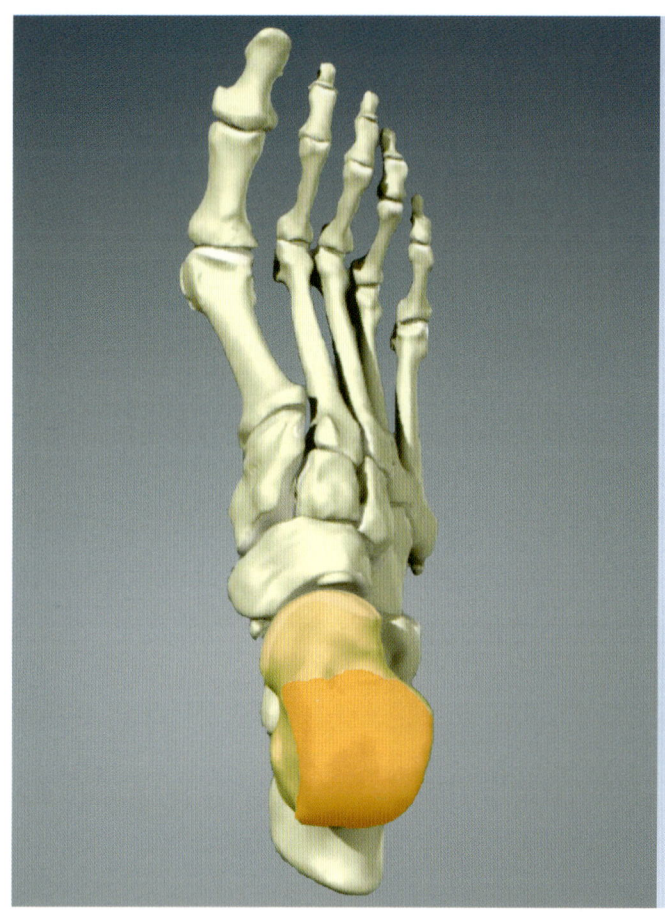

図5-2
距骨（オレンジ色）の上関節面（柿色）は前方が5〜6mm広い、くさび形の形状となっている。くさびで最も広い部分は、背屈の際、脛骨と腓骨の間に入り込む。

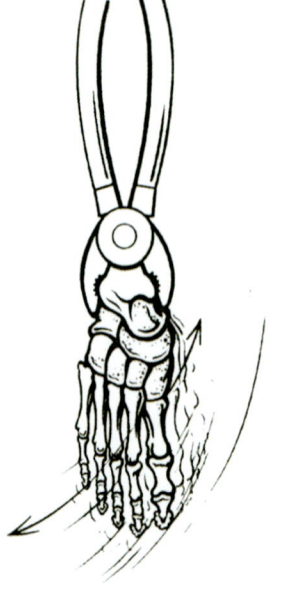

図5-3
脛骨と腓骨間の適合性が失われると、距骨で最も広い部分は背屈時に圧迫される。

[*1] 単語マニア向けに解説すると、「天蓋（plafond）」は装飾的に飾る天井のことである。フランス語の「plat=平らな皿」と「fond=底」に由来する。したがって、脛骨天蓋は、距骨の装飾的なくさび形の天井と、その上にある脛骨の基底とみなせる。

タイプ 2 の足関節制限と距腿関節　5

に関節のゆとりと可動性を与え、中足部で着地するときに平坦でない表面に足を適応させてくれる[*2]。反対に、背屈においては、くさび形の距骨で最も広い部分が脛骨と腓骨間の隙間を完全に埋める。これは安定性が最も必要な蹴り出すときに、足関節を安定させ、骨に固定性を与える。完全背屈時でも、少なくとも観念的には、この閉じた形状の関節は固定されない。

　通常の機能では、脛骨と腓骨を接合している結合組織は、実のところ、これら 2 本の骨の間で若干の弾力性を与え、弾力性のある固さで距骨を保持することを可能にしている。損傷、過使用、非効率的なバイオメカニクスなどによって結合組織の弾力性が失われると、脛骨と腓骨はバネではなく、留め具となってしまう（図 5-3）。特にこれらが固定されると、弾力性が低下するため、距骨が完全な背屈を制限してしまう。多くの患者は背屈の間、この制限を足関節の前方の「詰まった」、または「つままれた」という感覚として経験する。

　「タイプ 1」の背屈制限の原因は、下腿後面と足底面の組織の短縮にあると述べたが、「タイプ 2」の背屈制限の原因は、距骨周辺での締めつけにある。第 4 章では、制限に関するこれら 2 つのタイプを評価し、タイプ 1 の制限に施術を行う方法を述べた。

　本章では、距骨のくさび周辺で脛骨と腓骨を適応させることで、失われた背屈を回復させる方法を見ていく。

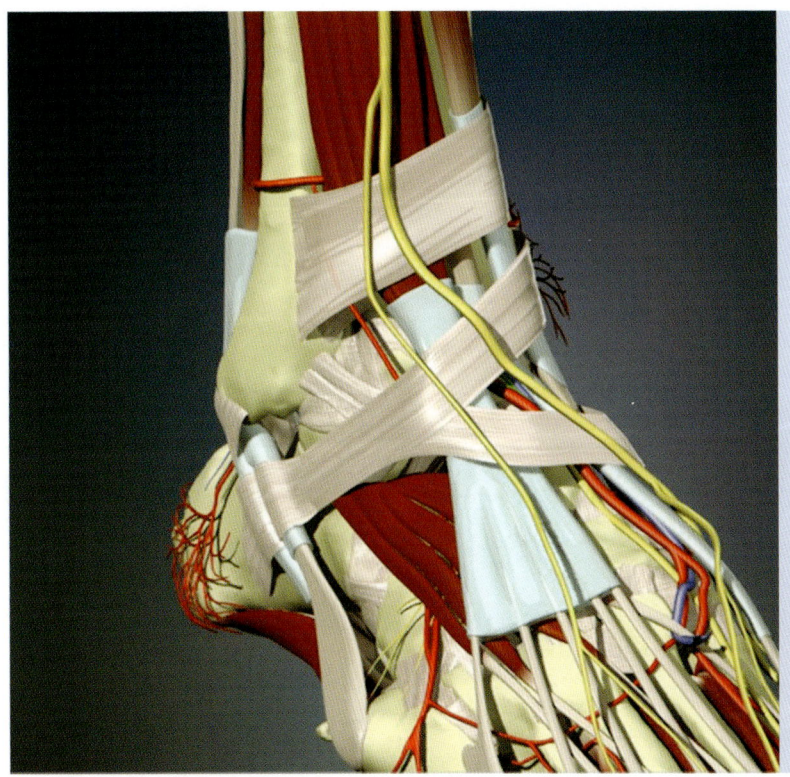

図5-4
支帯は、下腿筋膜内にある線維性の帯である。支帯が制限されると、滑液包（水色）を刺激したり、足関節を最大範囲で動かすのに必要とされる適合性を制限したりする。

[*2] 中足部での着地の適合性とは対照的に、踵接地で踏むのは固く、非適合的である。これは、距骨の広い部分の一部は脛骨と腓骨の果に挟まれているためである。歩行周期における膝関節伸展のタイミングは、足部のどの部分が最初に接地するか決定するのに大きな役割を担う。

支帯テクニック

　下腿筋膜は、下腿を包んでいる厚い膜である。内部を強化したホースのように、下腿筋膜は「覆い」、「支え」、「強化する」という役割を果たし、下肢を強力な組織にしている。この層をリリースすることは、距腿関節への深部施術を行う準備になる。

　下腿筋膜の内部には、特定の緊張が生じる線維性の帯である支帯がある。支帯の深部には、足関節周辺に索状の腱があり、下腿にある腱の起始から足にある付着部へ向かう（図 5-4）。足関節は忙しい部位である。膝関節を通るいくつかの大腿の筋を除いて、すべての下腿の筋は足関節を越え足部へと向かう。足関節を越えて伝わる立位と運動時のすべての力に対応するため、ここにある抑制組織は厚く、弾力性があり、密度が高い。これは悪いことではない。ただし抑制が過剰すぎる場合は別である。硬すぎる支帯は、その下にある滑液包を刺激する。支帯は下に位置する腱を結合させたり、距骨周辺の脛骨と腓骨の必要な広がりを制限したりすることで、足関節の適合性を制限することもある。

　下腿筋膜と支帯の適合性を確保するために、曲げた手指の端を使い、外層の制限を触診し、リリースする。爪の先端を使用して、遠位に引かず、近位に押すようにする。皮膚のすぐ下にある筋膜の線維性の層を触診する（図 5-5、図 5-6）。患者のきつく下がった靴下を押し上げることを想像してほしい。圧迫は強くし、ゆっくりとしたペースで辛抱強く行う。皮膚の上で滑らせるのではなく、真皮の深部の硬い層を触診するのに時間をかける。線維性の帯と下の層の癒着部分を触診する。患者に自動的にゆっくり、背屈と底屈を行ってもらう。慎重に、近位への強い圧迫を加え、リリースを待つ。下腿筋膜全体、ならびに足関節の支帯と足の甲の足背筋膜に施術を行う（図 5-6）。

支帯テクニック
http://advanced-trainings.com/v/ld03.html

支帯テクニックの重要ポイント

適応
- タイプ2の背屈制限。
- 足関節の滑液包の炎症や神経痛。

目的
- 層を分離し、筋膜組織の適合性を増加させる。
- 深部施術を行う前に、下腿の外層を準備する。

方法
- 弱めの摩擦と伸張を行い、下腿外層にある制限に対して、触診とリリースを行う。

運動
- 足関節の自動的な背屈。

タイプ 2 の足関節制限と距腿関節　5

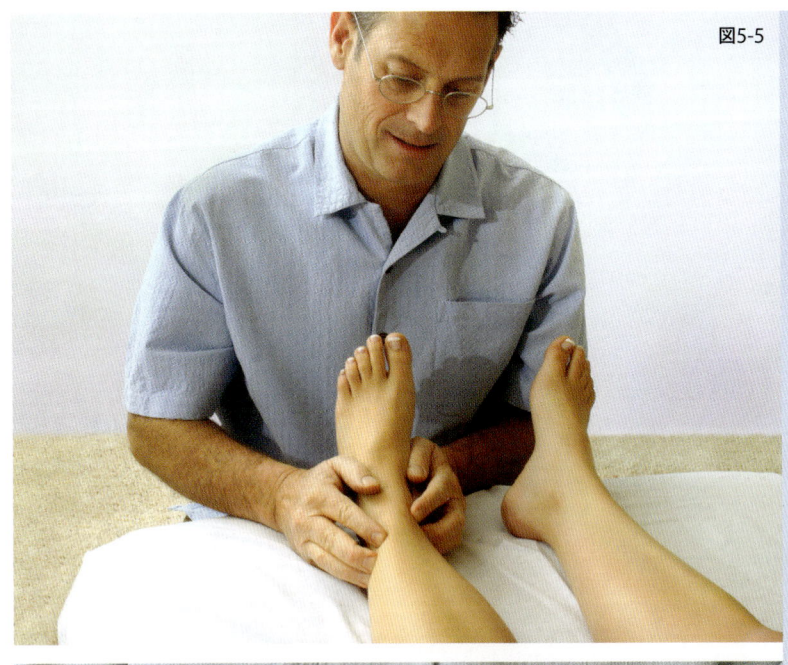

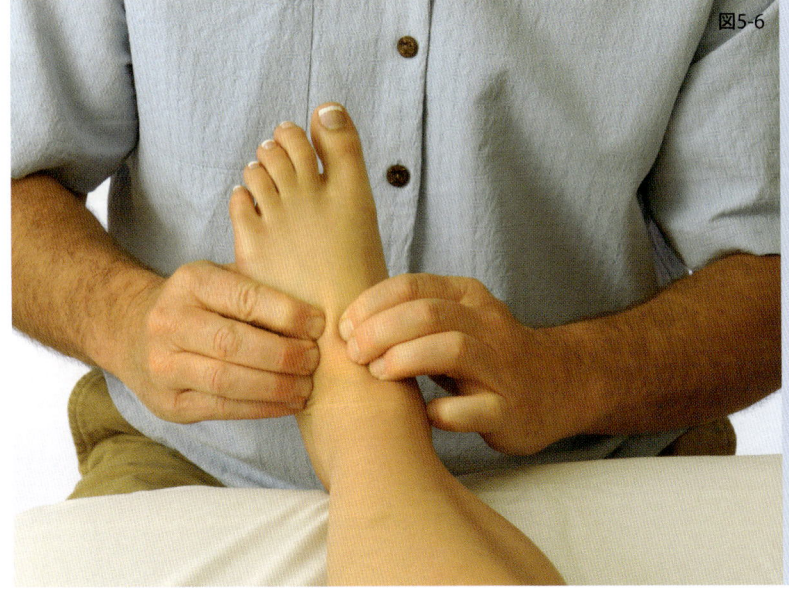

図5-5

図5-6

図5-5、図5-6
支帯テクニックでは、曲げた手指の先端と爪を少し使い、下腿筋膜での触診とリリースを行う。

前脛骨筋テクニック

　通常、前脛骨筋は足関節の背屈を直接制限しないが、下腿骨間膜テクニックの準備として、この前脛骨筋テクニックを手順に含める。深部に位置する前脛骨筋と長趾伸筋は、下腿骨間膜への施術の前にリリースを行う。その後、最も深部にある下腿骨間膜にアプローチして、患者が心地よくなるようにする。加えて、一部の患者は背屈テスト（第4章参照）で脛骨前面に不快や痙攣を感じることもある。これにはタイプ2の背屈制限が付随を伴う。足関節底屈筋

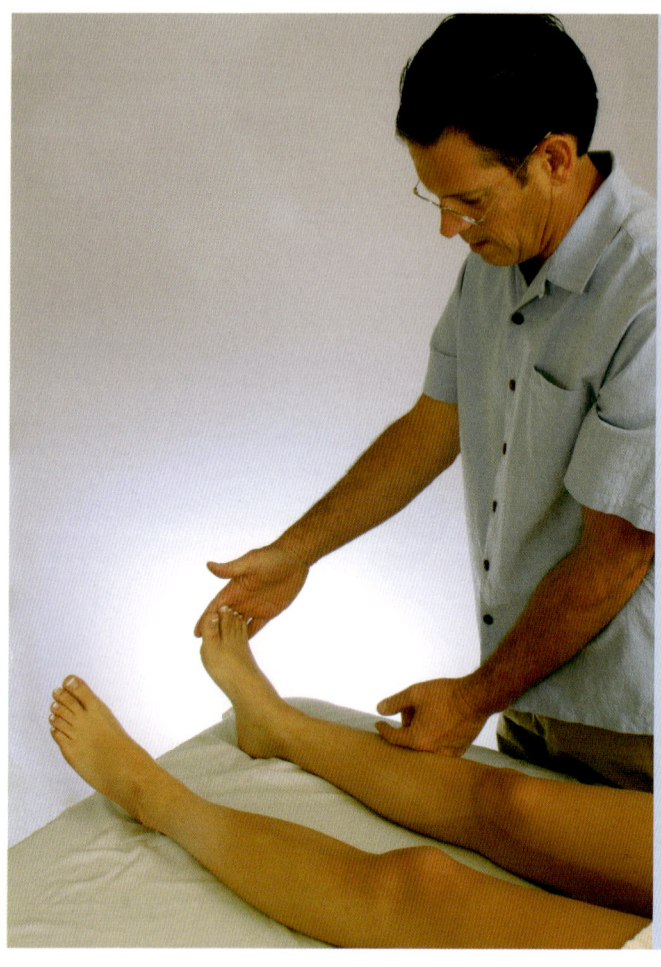

図5-7
前脛骨筋テクニックでは、自動的な背屈と組み合わせて、軽く握った拳を使う。

前脛骨筋テクニックの重要ポイント

適応
- 底屈や足趾屈曲の制限。
- 脛骨過労性骨膜炎。
- タイプ2の背屈制限（の準備）。

目的
- 下腿前面の筋膜を分離し、適合性を増やす。
- 下腿骨間膜テクニックの前に筋膜組織を準備する。

方法
- 下腿前面の筋膜に対して、軽く握った拳や前腕を使って、ゆっくり滑らせていく。同時に遠心性（底屈や足趾の屈曲）に伸張された筋膜組織を触診する。

運動
- 足関節の自動的な底屈と背屈。足趾の自動的な屈曲と伸展。

タイプ 2 の足関節制限と距腿関節　5

の短縮ではなく、脛骨・腓骨にある継ぎ手の制限に関連する。

　患者に自動的に足関節の背屈と底屈を行ってもらいながら、軽く握った拳や前腕の平らな面を使い、前脛骨筋に沿って滑らせ、伸張と筋膜組織の弾力性を高める。特に遠心性（底屈）のリリースを触診する。外層の施術を行ったら、同じテクニックを足趾の自動的な屈曲・伸展を加えて繰り返し、深部の長趾伸筋と長母趾伸筋に接触し、リリースする（図 5-7）。

　通常、施術の方向（近位から遠位、またはその逆）はアプローチにおいて重要な要因ではない。しかし、一つの方向が、施術者と患者にとってより効果的に感じることがよくある。試験的に両方の方向を試し、違いを聞く。

下腿骨間膜テクニック

　脛骨と腓骨が、距骨のくさびの最も広い部分で少しも広がらない場合、背屈を制限するのはこれら 2 本の骨であることを覚えておきたい。この広がりを制限している、最も深部にあり、最も強固な組織は骨間膜と、それに関連する脛腓靱帯である。

　前述した 2 つのテクニックで下腿の外層を準備した後でさえも、深部の下腿骨間膜に直接触れることはできない。少なくとも心地よく行うことはできない。下腿骨間膜に施術を行うために、腓骨を便利な取っ手として使い、脛骨に結合させている丈夫な膜と靱帯を横に伸ばす。ちなみに、腓骨はラテン語で「ブローチ」を意味する。これは、腓骨がピンで（脛骨が）留め金に似ていることからきている。第 6 章で腓骨への施術に関するさらに多くの知識を記載する。下腿骨間膜テクニックでは、留め金を開き、距骨が動く空間を作る。

　軽く握った両手の拳を使い、腓骨の内側部を引っ張る。筋力でなく体重を使うようにする（図 5-8、図 5-9）。患者に最終域まで背屈してもらい、その位置でとめてもらう。こうすることで、距骨のくさびの最も広い部分が脛骨・腓骨間のスペースを広げてくれる。強く圧迫するが、患者には心地よいものにする。強固な骨間構造がゆっくり反応していくので、微細なリリースと、腓骨と脛骨の離開を感じるために十分な時間待つようにする。2 本の巻物のように、下腿の 2 本の骨が広がっていくのを想像する。実際は、背屈とともにわずかな腓骨外旋[1]がみられるので、下腿の施術にこの外旋を加えることは効果的である。

　特に脛腓靱帯が位置する遠位端で、腓骨の反応を感じたら、施術者の指関節を新しい場所へ移し、腓骨全体に沿ってこのテクニックを繰り返す。

　一方の下肢に施術を行った後、患者に立って、数歩歩いてもらい、施術前後の感覚を比較してもらう。多くの場合、可動性と安定性の差が著明なものとなる。反対の下肢にも施術を行った後に、患者に再度比較してもらう。

図5-8

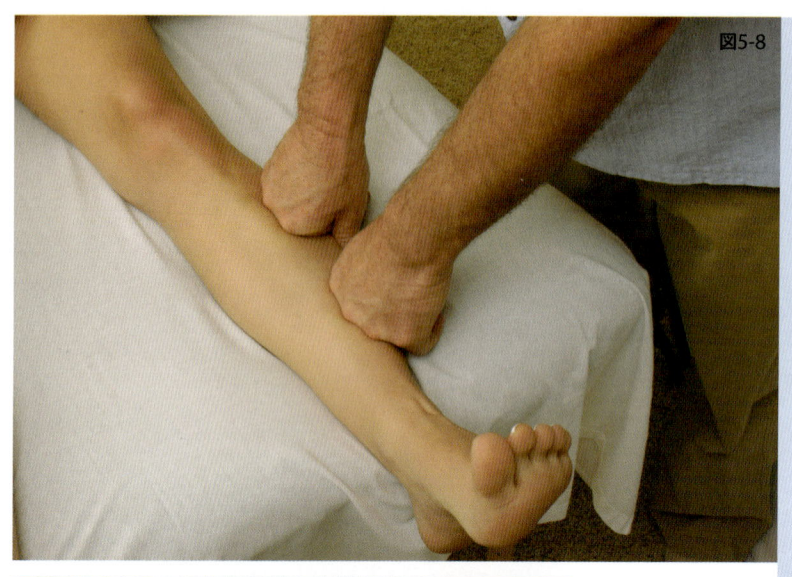

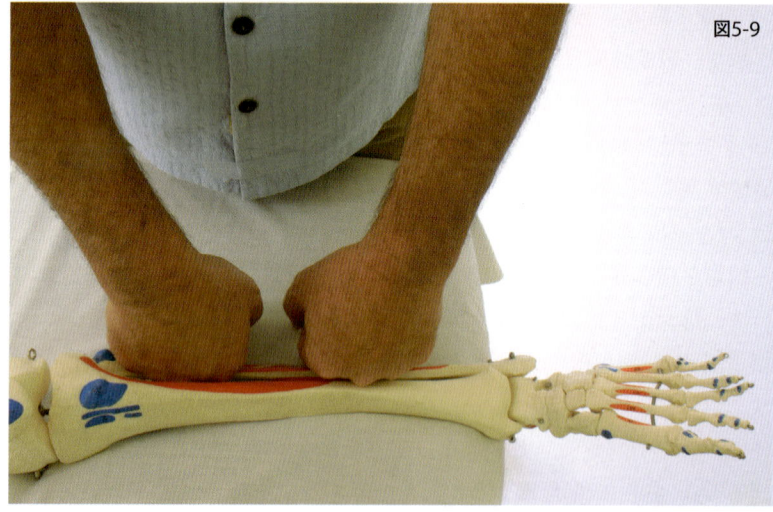

図5-9

図5-8、図5-9
下腿骨間膜テクニック。下腿の外層を準備した後に、軽く握った拳の指関節を使い、腓骨を外側にリリースさせ、距骨に空間を与える。患者に自動的な背屈を行ってもらい、脛骨と腓骨の間に距骨の最も広い部分を入れるようにし、さらにリリースする。

下腿骨間膜テクニックの重要ポイント

適応
- タイプ2の背屈制限。

目的
- 腓骨と脛骨間の弾力的適合性を増加させる。

方法
- 軽く握った拳の指関節を使い、腓骨上で外側への圧迫を加える。自動的な背屈を組み合わせる。
- 腓骨が外側に少したわむのを待つ。

運動
- 自動的な背屈。

タイプ2の足関節制限と距腿関節 5

過回内と過剰運動性

　これらのテクニックによる全体的な意図は、距骨のくさび周辺で、腓骨と脛骨に弾力が生じ、少し広がるようにすることで背屈制限、特に最大背屈での制限を軽減することである。しかし、すでに可動性が過剰である足関節、たとえば過回内や捻挫しやすい不安定な足関節はどうなのだろうか。

　理論的に、過回内と足関節捻挫は、足関節で弛緩性を生じる可能性がある。しかし、実際には、これらの問題を抱える患者の多くは、距腿関節での背屈制限も抱えている。背屈テストで足関節の背屈制限がある人には、足の回内・回外と脛骨外旋がみられることが多い。同様に、背屈が与える前方・後方の適合性を失うと、足関節への側方圧が増加し、足関節の回内・回外に大きな脆弱性が生じる。

　足関節の過剰運動性が存在しないと言っているのでない。先天的な状態、治癒されていない傷、重篤な損傷により、脛骨と腓骨の間に、明らかに過剰な不安定性が存在する症例がある。このような患者は、整形外科医やリハビリテーション専門家への紹介で恩恵を得るはずだ。これらの明らかな側方不安定性がみられる症例でさえも、背屈制限がリリースされれば、大多数の患者はバランスと安定性の改善、過剰回内の減少を経験する。

参考文献

1) Forst, J. et al. (1993) "Effect of upper tibial osteotomy on fibula movement and ankle joint motion." Archives of Orthopaedic and Trauma Surgery. 112, no. 5. p. 239–242.

画像クレジット

図5-1、図5-4　Primal Picturesより提供
図5-2　Primal Picturesより提供
図5-3　Eric Franklin（フランクリン・メソッドの創始者〈www.franklin-method.com〉）より提供
図5-5 〜図5-9　Advanced-Trainings.comより提供

スタディ・ガイド

第5章の復習　　※回答は211ページ参照

Q1 背屈は、足根骨の天蓋をどの方向に広げることで影響を受けるか。
 a. 前方
 b. 後方
 c. 外側
 d. 内側

Q2 足関節をより適合させるのはどれか。
 a. 背屈
 b. 底屈
 c. 回内
 d. 回外

Q3 タイプ2の制限において、背屈が最も直接制限されるのはどれか。
 a. 下腿後面組織の短縮や硬さ
 b. 下腿前面組織の短縮や硬さ
 c. 脛骨と距骨間の弾性の欠如
 d. 脛骨と腓骨間の弾性の欠如

Q4 脛骨・腓骨の広がりを制限する最も強固な組織はどれか。
 a. 前脛骨筋
 b. 下腿骨間膜
 c. ヒラメ筋
 d. 下腿筋膜

Q5 背屈制限に伴いやすいのはどれか。
 a. 過回内
 b. 回外
 c. 上記のどちらか
 d. 上記のいずれでもない

第6章　足関節損傷と腓骨

軽視されがちな腓骨

　腓骨は不当に扱われることが多い。たいていは、単なる「アウトリガー（ボート舷外の横木）」や脛骨のお供の骨として見落され、過小評価されてしまっている。しかし、腓骨は、安定性と適合性の相反する性質のバランスを支援する多くの身体組織の一つである。腓骨の可動性は、正常な運動と足関節損傷からの回復という両面において重要な役割を果たしている。アメリカだけで、1日約2万5000件にも及ぶ足関節損傷が起きていることを考えれば[1]、腓骨の重要性は疑う余地もないだろう。それでも、多くの施術者は、腓骨にほとんど注意を払っていない。

　現代のロマンス語では腓骨を "peroneal bone"（ギリシャ語の「ピン」に由来）と呼び、英語ではラテン語の "fibula"（これも「ブローチ」「バックル」「留め金のピン」を意味する）を約300年間使ってきた。留め金または安全ピンの2本の針金に近い脛骨と腓骨の関係（図6-1、図6-2）は、距腿関節（図6-3）

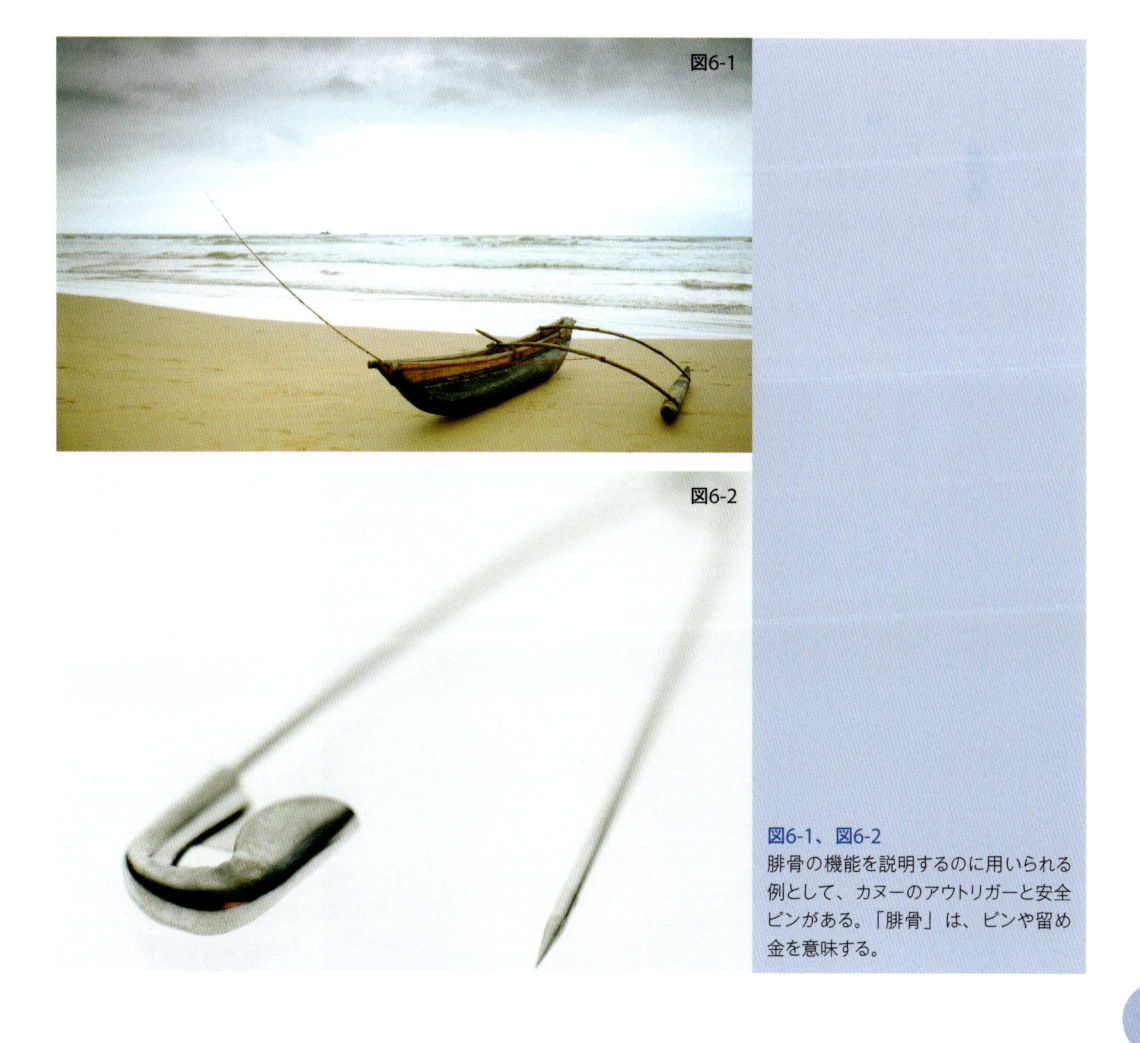

図6-1

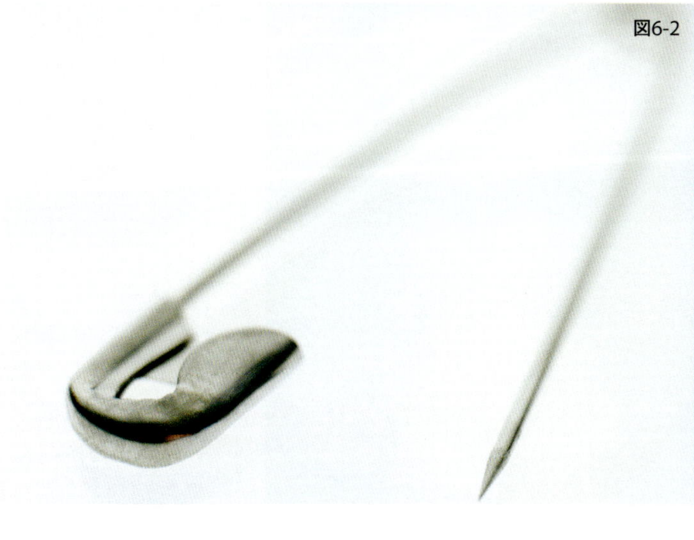

図6-2

図6-1、図6-2
腓骨の機能を説明するのに用いられる例として、カヌーのアウトリガーと安全ピンがある。「腓骨」は、ピンや留め金を意味する。

に遠位の脛腓関節で足の距骨を柔らかく、しかも強く保持させている。遠位脛腓関節の弾性と硬さが、底屈や背屈を自由に行ってもなお、足関節を安定させ、体重を支えることを可能にしている。

足関節損傷に関する異なった見方

　足関節の強固な靱帯が、ストレスが加わったときに跳ね返す適合性を与えている。しかし、その力が大きすぎると、わずかに、あるいは、部分的に、もしくは完全に靱帯は断裂してしまう。捻挫は重症度に応じてⅠ～Ⅲ度に分類される。より重傷の怪我では脛骨、腓骨、距骨の骨折が生じることがある。あらゆる足関節損傷では、下腿における関節包、腱、支帯、筋膜層が損傷され、損傷による腫脹、痛み、変色の原因となる。これらの結合組織の損傷は、重篤な靱帯・骨の損傷よりも一般的である。

　大部分の文献は、足関節の結合組織の一部が軽度から中等度の損傷の場合は比較的すぐに回復するとし、靱帯自体が損なわれる場合、中等度から重度の捻挫から回復するのに6週～1年間かかるとしている。この時間表はAmerican Academy of Orthopaedic Surgeonsが示したもので、同学会は「損傷に対処する忍耐と学習が回復に必須である」とも助言している[2]。他の文献では長期化する可能性に言及し、ある研究では、足関節を痛めた30％もの人が1年後でも痛みを抱えていると報告している[3]。

　しかし、回復までの期間については、どの組織が損傷しているかにより見解が大きく異なる。スポーツリハビリテーション専門家のなかには、真の靱帯損傷は考えられているよりずっと少ないと主張する人も存在する。この見解は、

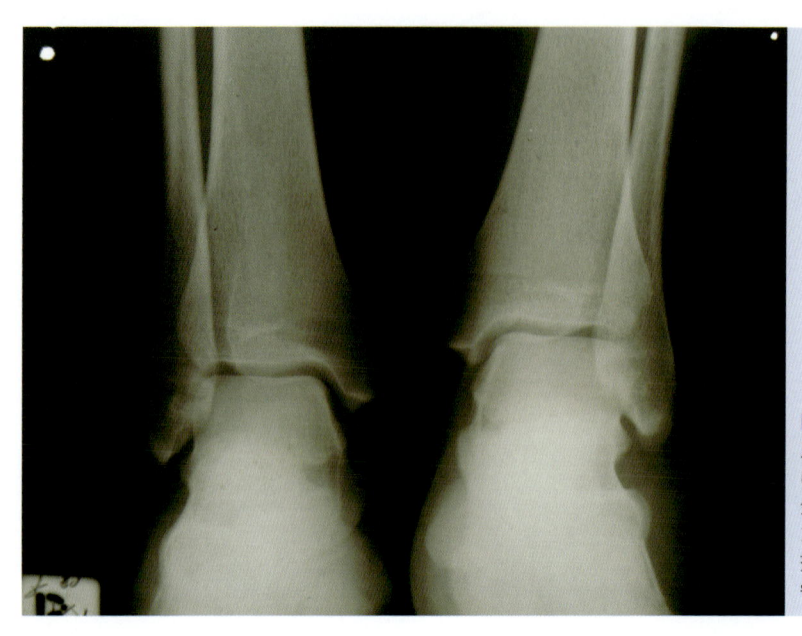

図6-3
足関節のX線写真。足の距骨は、腓骨と脛骨にとって留め金のような役割を持つ。バランスのとれた骨の可動性は、薄い関節面を圧力と変性から守るのに重要である。

足関節損傷と腓骨　6

中等度の損傷のすぐ後に、マニピュレーション、牽引ならびに他動的・自動的運動を介して、優しい運動を促すことで、血流を増やし、足関節の回復時間を従来の治療より有意に短縮できることを示している[4]。とはいえ、この見解の支持者は、臨床研究ではなく、劇的な逸話と経験的エビデンスに頼っていると批判されるかもしれない。従来のプロトコルである、安静（Rest）、冷却（Ice）、圧迫（Compression）、挙上（Elevation）のRICEは広く使われ、詳細に研究されているものの、ほとんどの比較臨床試験で有効性を証明できていない[5]。加えて、同じ学派のほとんどは、長期間の安静や足の固定を患者に助言するより、怪我の後にできるだけ早く優しい運動を行うことを支持している。もちろん、慎重を期すために、重篤な足関節損傷では靱帯の損傷の有無を判断する前に、有資格のリハビリテーション専門家によって腫脹、変色、変形、圧痛、可動域などを評価してもらうべきである。

回復が急速に起こるのか、より多くの時間を必要とするのか、どちらの見解がとられようとも、治癒していない損傷には、足関節への長引く不快感、慢性障害、早期関節炎、特に傷害再発といったリスクが伴う。実際、ある大規模研究によれば、活発に運動する人とあまりしない人の両群で、足関節損傷の唯一確実なリスク因子は捻挫の経験であった[6]。

足関節損傷とその治療へのさまざまなアプローチに関する網羅的な議論は本書の範囲を超えるが、本書の関連したセクションと本章の最後に載せた足関節損傷に関する文献を参考にしてほしい。

腓骨の可動性を回復させる

足関節損傷の予防と回復において最も効果的な方法の一つは、腓骨の可動性のバランスを回復させることである。腓骨の運動を理解するために、足の一番上の骨である距骨の形状を見直す必要がある。距骨の上関節面は、脛骨と腓骨で形成されるフォークに似た継ぎ手の中に位置し、後方より前方が広くなっている。くさび形の距骨にあるこの広い部分は、背屈時に脛骨と腓骨の間に入り込むため、脛骨と腓骨は少し広がる（図6-4）。通常、腓骨の外側移動は3〜5mmであるが、骨間・脛腓靱帯の伸張によって制限される。骨間靱帯と脛腓靱帯はこの関節に弾力を与えている。このメカニズムは、屍体の外側・内側の果を一緒に圧迫すると底屈が生じる理由を説明してくれる。一般的に、身体では下腿の安静時の筋緊張によって阻止されるため、これは起こらない[7]。

腓骨の外側移動と後方滑走に加えて、足関節運動に伴って腓骨の回旋が起こる（図6-4）。足関節運動に伴って腓骨がどのように回旋するかについては意見の著しい相違があり、FranklinとKapandji[8]は正反対に説明している（図6-5）。本章で調べたほとんどの文献は、足関節の背屈時に腓骨が外旋することを示している。信頼できる、異なる文献の間でこのような矛盾が生じている

のは、腓骨運動の個人差に起因しているのかもしれない。屍体の腓骨運動（n=20）を評価した2008年の研究は、背屈に連結した「回旋の一貫したパターンはない」ことを示した。一部の標本は外旋したのに対し、別の標本は内旋した[9]。標準とされる腓骨回旋の範囲についてもあまり合意されていない。文献によって、果の回旋は2°[10]から30°[11]の範囲である。

しかし、内旋・外旋にせよ、大きい・小さいにせよ、腓骨回旋は通常の足関節機能の不可欠な部分であることに関しては意見が一致している。背屈・底屈の可動域において、腓骨の可動性は適合性をこの重要な足関節に加えるだけでなく、距骨が足関節の継ぎ手に密接に接触する。この密接な、しかし、柔軟な接触は、荷重分布におよび[12]、立位と歩行で安定性と適合性のバランスにおいて重要となっている。言い換えれば、腓骨の正常な並進運動・回旋は機能的弾性を与え、足関節の関節軟骨の薄い層を過度の圧力、損傷、変性から保護する[13]。支帯と下腿骨間膜に施術を行うことで距骨を解放するテクニックについては、第5章で説明した。本章では2つのテクニックを説明する。これら

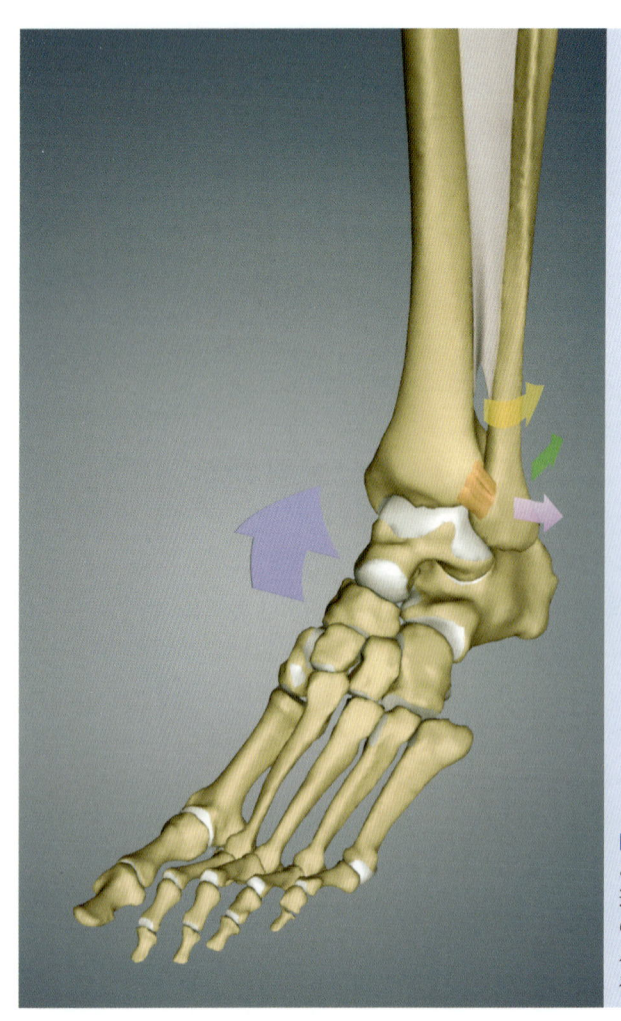

図6-4
このモデルでは足関節背屈（青色の矢印）、腓骨の通常の回旋（黄色の矢印）、後方への滑走（緑色の矢印）、脛骨離開（ピンクの矢印）。どちらのモデルを使っても、これらの小さな腓骨運動が制限されると、足関節の運動性と適合性は損なわれる。

足関節損傷と腓骨　6

のテクニックは、腓骨の可動性を保ち、腓骨の失われた適合性を（損傷、習慣性の運動パターン、または活動が原因かどうかに関係なく）回復させるのに非常に有効である。

遠位脛腓関節テクニック

　腓骨と脛骨の下端で脛骨と腓骨は遠位脛腓関節で連結されている（別名は脛腓靱帯結合）。この硬い連結は、前方では丈夫な靱帯である前脛腓靱帯（図6-6）、後方では後脛腓靱帯、2本の骨の間の下腿骨間膜により連結される。上記のように、脛腓関節が持つ、若干の弾力性を伴う適合性は、特に最大背屈において、足関節のバランスのよい機能に重要である。そのため、足関節背屈の制限がある場合に、このテクニックは役立つ。

　まず、母指か別のツールを使い、脛骨と腓骨間の遠位端の隙間を触診する（図6-7、図6-8）。骨の間にあるこの溝を見つけたら（たいていあなたが思うより外側にある）、患者の足関節を他動的に背屈する。腓骨の遠位端に可動性がみられる場合、他動的な背屈でこの溝は広がったり、少し深くなったりする。これは、くさび形の距骨前方の広い部分が腓骨を横に押し出すためである。脛骨と腓骨間の、小さな溝や軟化を感じなければ、他動的な背屈と組み合わせて、

遠位脛腓関節テクニック
http://advanced-trainings.com/v/ld08.html

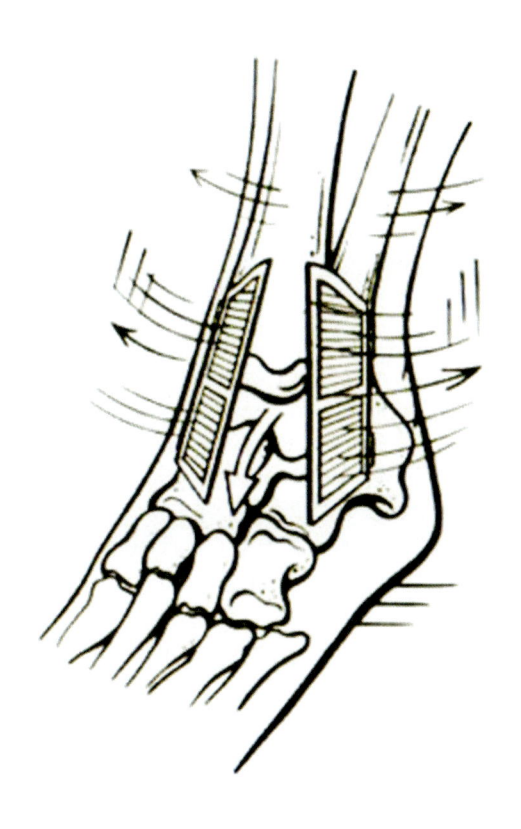

図6-5
足関節運動による腓骨の回旋には個人差があり、バイオメカニクスモデルの矛盾につながる。Franklinが想像したスウィングドアの例えは、腓骨外旋運動と背屈の関係に当てはまる。しかし、他のほとんどの文献は図6-4のように正反対の動きを挙げる。ここでは、前脛腓靱帯と下腿骨間膜も示している。

しっかりとした優しい圧迫をこの部位に加え続ける。このとき、痛みや不快感がないようにする。正確に行うようにするが、タッチは鋭くしない。関節が反応し、腓骨のわずかな軟化や外側移動が示されるまで待つ。反応するまで30〜90秒かかる。

待っている間、類似した手の肢位を用いて、前方・後方の腓骨滑走を評価する。施術者の内側の手で脛骨の内果を安定させることによって、遠位端で腓骨可動性の均衡を触診する。母指球や他の広いツールを使い、腓骨後方の外果を押し、滑走運動の質と範囲を触診する。前方へ踝を引くことと、これを比較する。外果の下側を優しく上方へ押すことで、母指球や掌も使って腓骨の上方の滑走を調べる。関節内反損傷後に、わずかな後方滑走を組み合わせて、この方向に圧迫を加えると、多くの場合緩和をもたらす。これらの損傷は腓骨を脛骨に対して前方に移動させるためである[14]。

施術で滑走運動を行う場合、把握を固くしながらも、できるだけ楽にするように意識する。軟部組織ではなく、骨を感じるようにし、後方への動きと前方への動きを比較しながら、各方向のたわみを感知する（大部分の人々で約1〜3mm）。痛みがない限り、制限された方向にさらに傾け、リリースを待つ。

これらのテクニックを使い、腓骨を他動的に大きく動かして他側の足関節よりも痛みがある場合、靱帯損傷を示唆する。この場合、関節周辺の広い部位に、痛みを生じないよう優しく施術を行うことが有効である。靱帯の損傷で意図するのは、深部圧を用いて大きい可動性制限をリリースすることではない。そういったリリースは瘢痕化した筋膜組織や制限された関節では適切だが、この場合は、微細な可動性と血行を促すことが目的となる。必要に応じて、リハビリテーション専門家に紹介することも念頭に置いておこう。

遠位脛腓関節テクニックの重要ポイント

適応
- タイプ2の背屈制限。

目的
- 腓骨と脛骨間の失われた弾性と適合性を回復させる。

方法
- 脛骨と腓骨間の溝に指を沈める。優しいながらもしっかりとした圧迫を加え、背屈と組み合わせ、溝を少し広げるようにする。

運動
- 足関節の自動的あるいは他動的な背屈。

足関節損傷と腓骨 6

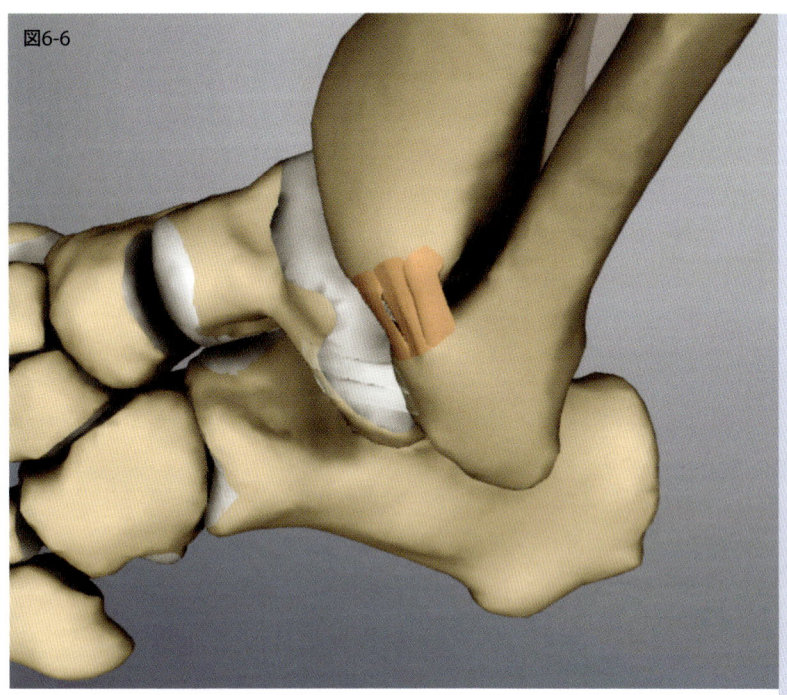

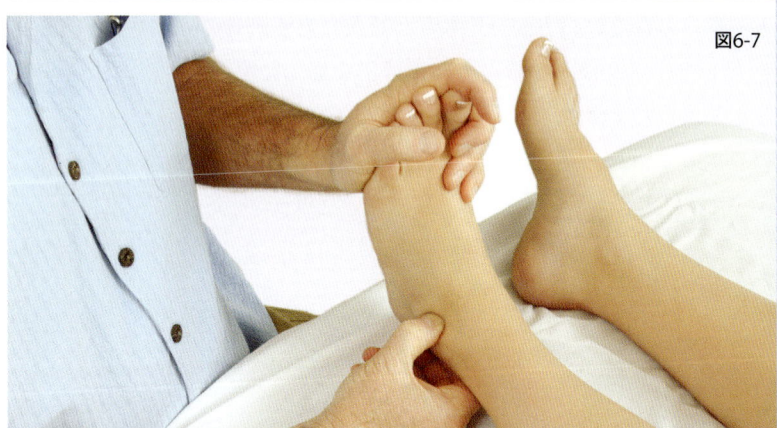

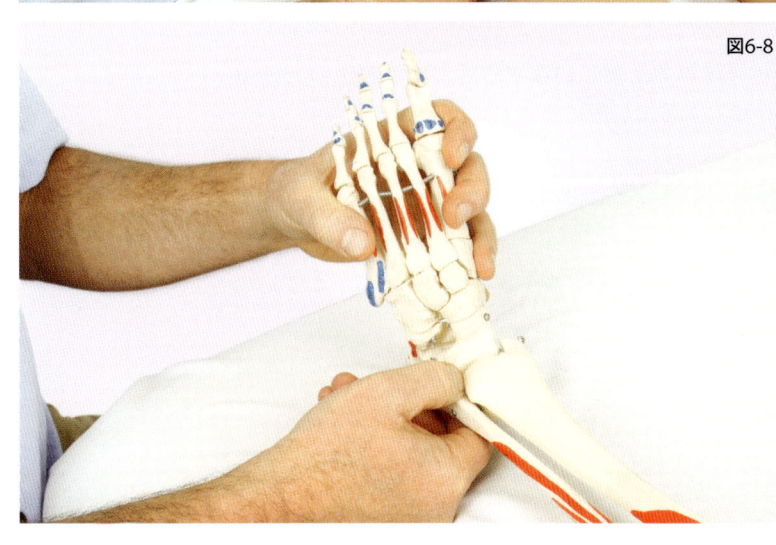

図6-6

図6-7

図6-8

図6-6、図6-7、図6-8
腓骨と脛骨の下端で脛骨と腓骨は遠位脛腓関節で連結されている。遠位脛腓関節テクニックは、他動的な背屈を組み合わせ、脛骨と腓骨の間の溝に圧迫を加え、腓骨の外側運動を回復させる。

腓骨頭テクニック

　腓骨にはもう一端がある。腓骨の遠位関節は多くの活動にかかわるが、足関節の問題を対象にするとき腓骨の近位端を含めれば、施術者の施術はさらに包括的になるだろう。腓骨の近位端は滑膜関節を介して脛骨と連結し、わずかな滑走と回旋がみられる。遠位の硬い靱帯結合とは異なる種類の関節であることに加え、この近位の関節は遠位の硬い関節より滑らかな関節面を持っているため、滑走と並進運動により適している。近位の関節が、バイオメカニクス検査ではより可動性のある関節であっても、通常、よりしっかりした遠位の関節より動かない。これはさらに大きな力が遠位端にかかっていることを意味する。

　患者の膝を立ててもらい、腓骨頭をきちんと把握することから始める（図6-9）。膝を立ててもらうのは、腓骨を固定している大腿二頭筋をゆるめるためである。そして、患者に、腓骨頭のすぐ後ろを通る総腓骨神経を圧迫していないか確認する（図6-10）。硬い、遠位端の微細な運動とは対照的に、近位にある腓骨頭の滑膜関節はよりゆるんだ滑走を行い、その可動範囲で明らかな開始位置と停止位置があるという特徴を持つ。脛骨に対する腓骨の前方・後方への可動性を調べる。下端と同様、それぞれの方向を比較し、近位にある腓骨の可動性を他側と比較する。そして、より硬くなった方向に静圧を加えながら、微細にたわんだり、軟化したりするのを待つ。

腓骨頭テクニックの重要ポイント

適応
- タイプ2の背屈制限。

目的
- 遠位脛腓関節の適合性を回復させる。

方法
- 脛骨と腓骨の間の溝に指を沈める。優しいながらもしっかりとした圧迫を加え、背屈と組み合わせ、溝を少し広げるようにする。

運動
- 腓骨の他動的な前方・後方への脛骨上での滑走。

注意
- 腓骨頭の後方を走行する総腓骨神経への圧迫を避ける。

足関節損傷と腓骨　6

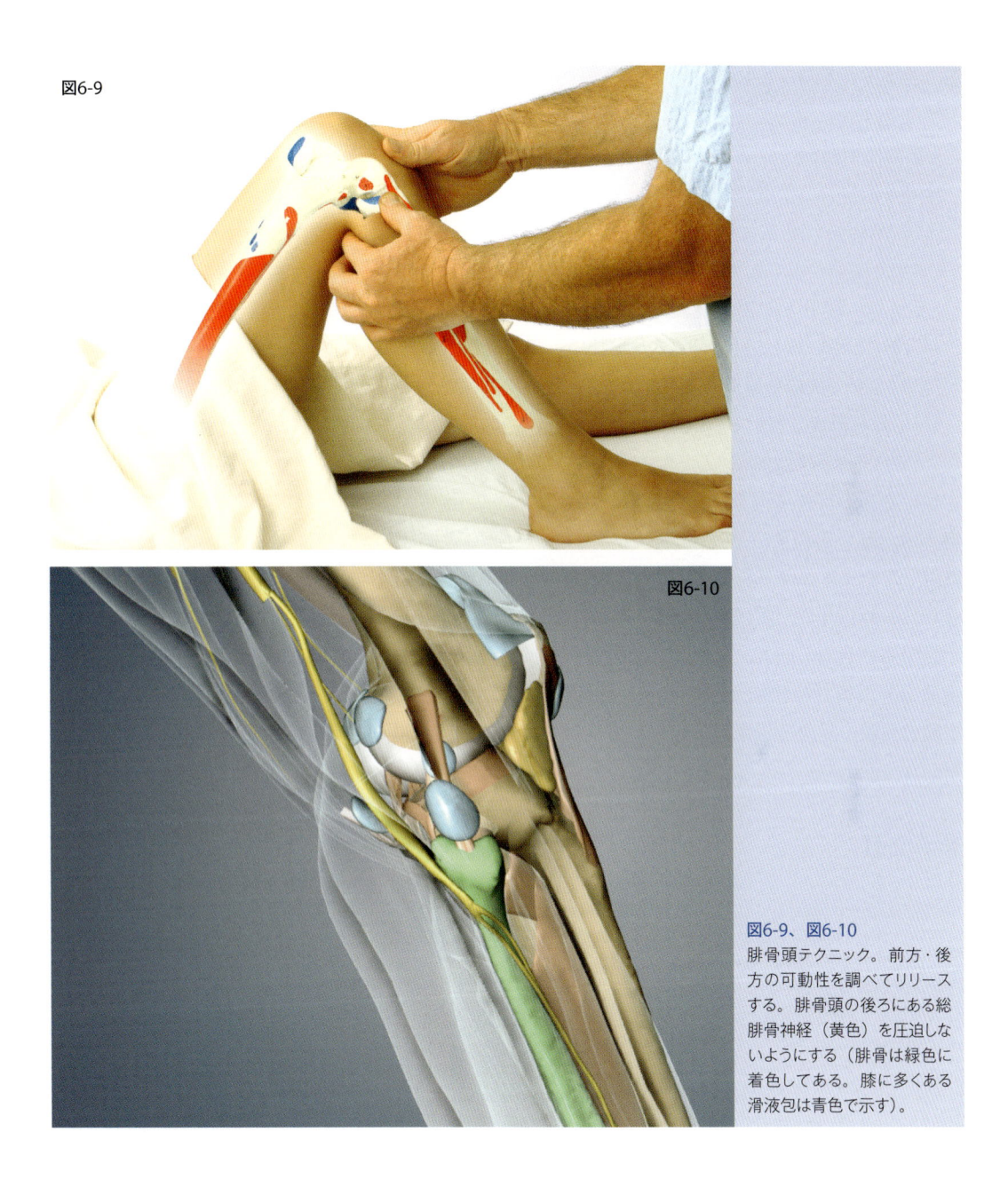

図6-9

図6-10

図6-9、図6-10
腓骨頭テクニック。前方・後方の可動性を調べてリリースする。腓骨頭の後ろにある総腓骨神経（黄色）を圧迫しないようにする（腓骨は緑色に着色してある。膝に多くある滑液包は青色で示す）。

腓骨に関するさらなる事実

　腓骨に関する興味深い些細な雑学がある。

　腓骨を下方に、つまり遠位に引っ張る7つの筋が存在する。それは、長母趾伸筋、長趾伸筋、長腓骨筋、短腓骨筋、第三腓骨筋、後脛骨筋、ヒラメ筋である。しかし、大腿二頭筋という、上方、近位に引く筋が一つだけあるため、一部の解剖学者は腓骨が頻繁に下方へずれると推測している。しかし、下腿骨間膜は、その斜めに曲がった線維によりバランスを欠いた腓骨の下方への牽引に強く抵抗する（図6-4参照）。その線維は多数の下肢の筋による下方への引っ

張りに対し、腓骨を安定させるための調整を行う。

- 腓骨の中間部は、下顎骨再建の骨移植に時々使われる。この目的のために「刈り取られる」と、腓骨の両端とも適切な位置に慎重に残される。遠位端には足関節の継ぎ手を形成する特別な役割があり、近位端には腓骨神経と密接な関連があるためである。
- 腓骨は大腿骨と関節でつながっていないため、膝関節より足関節と機能的に関連している。一部の動物の腓骨は、足の骨や大腿骨と関節でつながっておらず、両端で腓骨を自由にしている。馬では脛骨と腓骨は結合した単一の骨を形成している。

他の身体の部位と同様、全体像の一つとして、腓骨への施術を行っていく。例えば、硬い腓腹筋やヒラメ筋（第4章）に関連した制限に対して、本章で概説したテクニックを検討するのは得策だろう。その理由は本章を読んだ読者なら、おわかりいただけるはずだ。

足関節の回内・回外、股関節・膝関節・足関節のアライメント、ならびに股関節と大腿骨の回旋（「第10章　股関節の可動性」を参照）は、足関節と下腿の問題に対する施術の一部として検討し、対処すべき視点とするべきである。

参考文献

1) American Academy of Orthopaedic Surgeons. AOSSM Sports Tips: Ankle Sprains: How To Speed Your Recovery. http://www.sportsmed.org/uploadedFiles/Content/Patient/Sports_Tips/ST%20Ankle%20Sprains%2008. pdf [Accessed 11/2013]
2) American Academy of Orthopaedic Surgeons. Sprains and Strains: What's the Difference? http://orthoinfo.aaos.org/topic.cfm?topic=A00111 [Accessed 11/2013]
3) Margo, K.L. (2008) Review: many adults still have pain and subjective instability at 1 year after acute lateral ankle sprain. Evid Based Med. 13(6). p. 187.
4) Hartzell, D. and Shimmel, M. (2006) Don't Ice that Ankle Sprain! Jump Stretch, Inc.
5) Kaminski, W.T. et al. (2013) National Athletic Trainers'Association Position Statement: Conservative Management and Prevention of Ankle Sprains in Ath¬letes. Journal of Athletic Training. 48(4) p. 528–545.
6) Kaminski (2013) (ibid)
7) Kapandji, I.A. (1987) Physiology of the Joints. Vol. II, 5th ed. Philadelphia: Elsevier, p. 164.
8) Kapandji (1987) (ibid)
9) Bozkurt, M. et al. (2008) Axial rotation and mediolateral translation of the fibula during passive plantar flexion. Foot Ankle Int. 29(5) p. 502–7 PMID 18510904
10) Beumer, A. et al. (2003) Kinematics of the distal tibiofibular syndesmosis: radiostereometry in 11 normal ankles. Acta Orthop Scand. 74 (3). p. 337–343
11) Kapandji (1987) (ibid)
12) Calhoun, J.H., Li, F., Ledbetter, B.R. et al. (1994) A comprehensive study of pressure distribution in the ankle joint with inversion and eversion. Foot Ankle Int. 15(3) p. 125–133.
13) Rüedi, T.P. et al. (2007) AO Principles of Fracture Management. AO Foundation Publishing.

足関節損傷と腓骨　6

14) Vicenzino, B. et al. (2007) Mulligan's mobilization-with-movement, positional faults and pain relief: current concepts from a critical review of literature. Man Ther. May; 12(2) p. 98–108.

画像クレジット

図6-1　Thinkstock（著作権者Ragne Kabanova〈撮影者〉）
図6-2　Thinkstock（著作権者Paul Coawan〈撮影者〉）
図6-3　Thinkstock（著作権者George Doyle〈撮影者〉）
図6-4　解剖イメージ。Primal Picturesより提供。許諾を得て掲載
図6-5　Eric Franklin（フランクリン・メソッドの創始者〈www.franklin-method.com〉）より提供
図6-7、図6-8、図6-9　Advanced-Trainings.comより提供
図6-6、図6-10　Primal Picturesより提供。許諾を得て掲載

スタディ・ガイド

第6章復習　　※回答は211ページ参照

Q1 遠位脛腓関節テクニックが推奨するのはどれか。
- a. 腓骨と脛骨間のより側方の適合性
- b. 遠位脛腓関節における、さらなる硬さ
- c. 足関節の継ぎ手の狭窄化
- d. 足関節の継ぎ手における、さらなる前方・後方への動き

Q2 足関節損傷の危険因子に関して、研究で明らかになったのはどれか。
- a. 足関節の過剰な柔軟性
- b. 柔軟性がない足関節
- c. 足関節捻挫の経験
- d. 高水準の身体活動

Q3 最も足関節損傷を起こしやすい部位はどれか。
- a. 骨
- b. 筋膜
- c. 滑液包
- d. 神経

Q4 どの方向へ腓骨に圧迫を加えれば、逆位足関節捻挫を緩和させるか。
- a. 前上方
- b. 後上方
- c. 前下方
- d. 後下方

Q5 遠位脛腓関節テクニックが主に使われるのは、次のどれが確認されたときか。
- a. 下腿三頭筋の硬さ
- b. 足関節の背屈制限
- c. 足関節の底屈制限
- d. 足関節の回外

第7章　槌状足趾症

槌状足趾症が及ぼす影響

　私の祖父は、自分が生まれ育った西オクラホマ・プレーリーの野原と茂みを歩きながら、ウズラを狩るのが大好きであった。しかし、あるときから徒歩から車の運転に変えた。ショットガンを古いセダンの窓から出し、田舎道をゆっくり走らせながら、まだウズラを探していた。祖父はこう言った。
　「槌状足趾症で、以前のように歩けなくなったんだ」
　槌状足趾症は足趾が屈曲位で固定されることで、足趾の先端や上側が靴でこすれたり、接触したりすることで痛みが出現する（図7-1）。よくみられる原因と危険因子を以下に示す。

- サイズがきつい靴を履く
- 筋力のアンバランス、緊張、柔軟性低下
- 関連組織への直接的外傷や損傷
- モートンの足趾（第2趾が母趾より長いため、靴先端で曲がってしまう）のような遺伝的影響
- 神経筋疾患（例えば、多発性硬化症、シャルコー・マリー・トゥース病、脳性麻痺）、炎症性疾患（例えば、関節リウマチ、乾癬）、時に糖尿病に合併する神経障害

　槌状足趾症はどの趾にもみられるが、第2趾に好発する。より正確に言えば、槌状足趾症では、足趾の基節骨にある関節（中足趾節関節〈metatarsal phalangeal joint：MTPJ〉）と隣の関節（近位趾節間関節〈proximal interphalangeal joint：PIPJ〉）が曲げられた肢位で固定される。他のバリエーションとして、

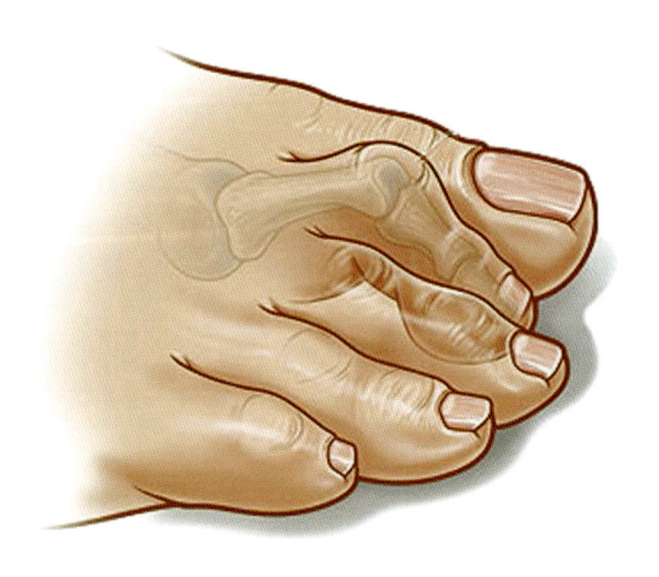

図7-1
槌状足趾症の病態は足趾、足、下腿の軟部組織の拘縮を伴う。足趾が屈曲位で固定されるため、地面との接触ができなくなり、痛みと足機能低下を生じ、身体の他の領域に広く影響を及ぼす。

槌趾（主に遠位趾節間関節〈distal phalangeal joint：DIPJ〉で拘縮が起こるとき）、鉤爪趾（3本の足趾関節の屈曲）、交差足趾、弯趾症（先天的にねじれた足趾）がある。これから述べる原理とテクニックは、槌状足趾症だけではなく、これらの病態にも適用できる。

　槌状足趾症は出生時を含むすべての年齢でみられるが、発生率は成長するにつれて増加し、60歳以上では約10人に1人にみられる。男性より女性に約5倍起こりやすいことが知られている。女性は男性よりきつい靴を履く傾向にあるからかもしれない。研究では、10人に9人の女性が小さすぎる靴を履いていることがわかっている[1]。人種差もあり、槌状足趾症は、60歳以下のアフリカ系アメリカ人で同年齢の白人の約3倍多く罹患する（ただし、60歳以上の人では人種差はずっと少なくなる）[2]。

　槌状足趾症の非外科的治療としては、「よりゆったりとした靴を使用する」、「接触する部分に詰め物をいれる」、「特別なスペーサー、装具、副木を使う」、理学療法、エクササイズなどがある。足趾だけを使って、硬い床でタオルを集めたり、戻したりするエクササイズも行われている。

　根本的原因や関与する因子が何であれ、槌状足趾症によって、足趾骨を中間位にするには軟部組織が短すぎる。外科医は、以下のような方法を用いて、この問題に対処する。

- 足趾の腱、関節包、または靱帯を切ることで短縮した結合組織を長くする。
- 短縮した組織に合わせるよう関節頭や他の部分を切除することで骨を短くする。
- 進行症例においては、上記の2つの方法と組み合わせて、ワイヤーや他の手段による曲がった関節の関節固定術（癒合）が用いられる。

　一部の外科医は槌状足趾症手術を容易な手術と考えており、新人の外科医が行う最初の手術であることも多い[3]。それでも、合併症は起こる。特に関節が切除されたり、固定した場合、足趾の動きが低下することによる痛みと不快感が最も起こりやすい。

　施術者としては、槌状足趾症やその関連症状によって短くなった軟部組織を効果的にリリースできる多くの方法を知っておきたいところだ。時には、矯正を行って足趾の曲がりを逆転させたり、ある時は痛みなどの症状を和らげる補助的な治療を行ったりする。軟部組織を伸張させることで、手術を遅らせたり、手術が不要な状態にもっていけたりする場合もある。矯正手術を受けると、可動性が低下する後遺症が出ることがあるので、患者にとっても手術を避けられるメリットは大きいといえるだろう。

　ロルフィング®を創始したIda Rolfは「バランスが良好な身体では、屈筋が収縮すると、伸筋は伸張される」と言っている（図7-2）。これが明らかなの

槌状足趾症　7

は足趾である。足趾の屈筋が、伸筋の相反性伸張をせずに収縮すると、足趾は上側と下側から急に引っ張られる。足趾は望遠鏡のように折りたためず、簡単に横に曲げることもできないので（外反母趾や腱膜瘤での母趾は曲がるが）、関係する関節の形状や引っ張る組織によって、第3趾は槌状（図7-3）、槌趾、または爪型に曲がることで短くなる。

局所的に、槌状足趾症の病態や足趾の他の屈曲の固定により、地面と接触できなくなり、体重負荷が加わる部位で痛みを引き起こす。多くの場合、靴と接触する足趾の上面（背面）で痛みは起こる。痛みに加え、足趾伸展の欠如は、足機能全体を損なわせる。

小さなことが非常に大きな影響を及ぼすことがあるが、足趾の損傷はまさにその好例である。足趾に痛みを伴ったり、槌状足趾症の病態のように適切に曲がらなかったりすると、立っていることも耐えられなくなり、歩幅が狂い、バランスに影響し、身体全体の厄介な代償を生じさせる。

機能的に、足趾は全身のバランスと運動に影響を及ぼしている。構造的に、槌状足趾症はただの足趾の問題ではない。槌状足趾症は足趾自体、（短趾屈筋・

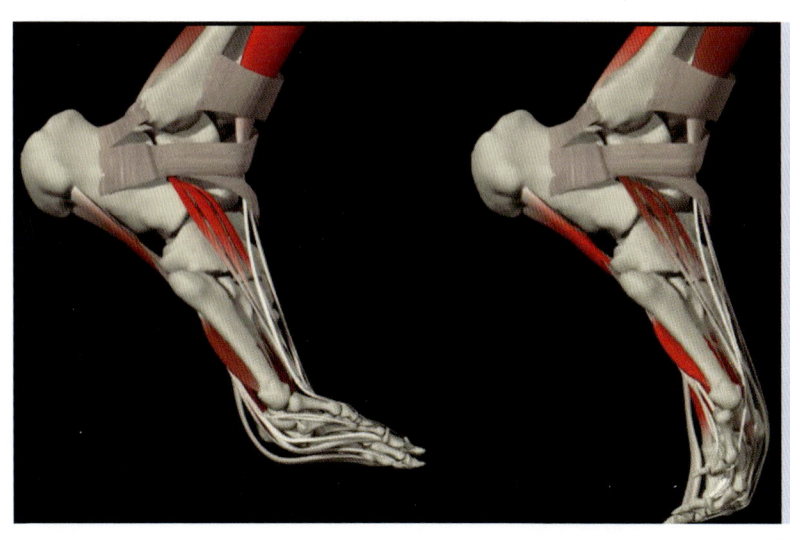

図7-2
正常な運動では、足趾の屈筋と伸筋は交互に収縮・伸張を行っている。

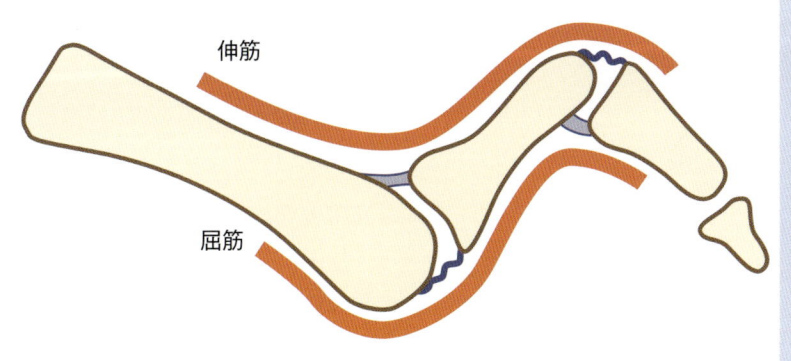

図7-3
槌状足趾症において、屈筋と伸筋は同時収縮したままで、足趾を曲げている。やがて、靱帯と関節包が短縮し、さらに関節が固定される。

短趾伸筋を介した）足部、または下腿の軟部組織の短縮と非弾力化が関与する。長趾屈筋・伸筋が足趾を屈曲位に固定する、特に強固な誘因となる。足と足趾自体を対象に施術を始め、それから下腿に移る。

短趾屈筋テクニック

足底の短趾屈筋に拘縮が生じると、近位趾節間関節（PIPJ）と遠位趾節間関節（DIPJ）が屈曲し、槌状足趾症の一因となる。屈筋は、足底の最も表面の筋層で、足底筋膜の深部に位置する（図7-4）。

この筋層への施術を行う前に、足底の浅筋膜と足底腱膜を温めることから始

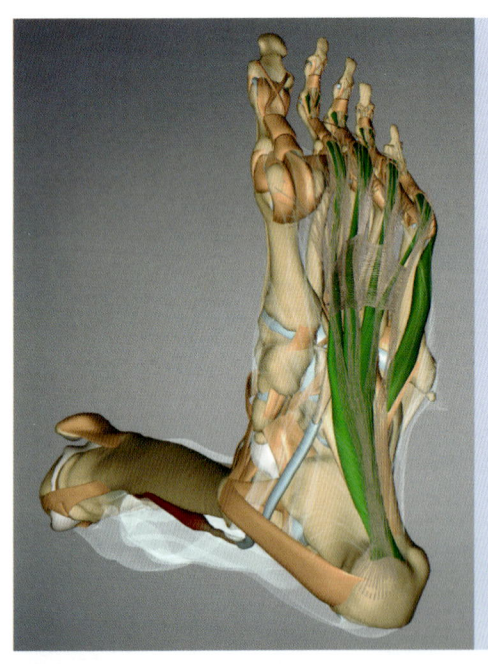

図7-4
短趾屈筋（緑色）。長趾屈筋（赤色）を示す（長趾屈筋テクニックで述べる）。

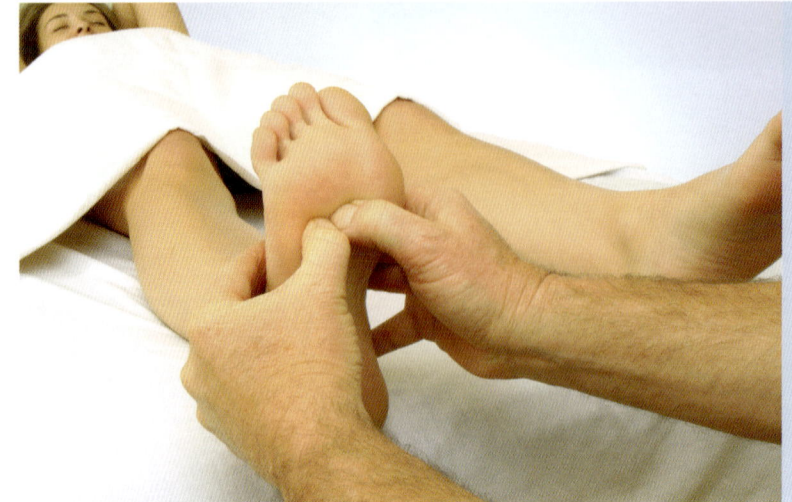

図7-5
短趾屈筋テクニックでは、自動的あるいは他動的な患者の運動を用いて、短縮した足趾の屈筋を伸張する。

槌状足趾症　7

める。これらの筋膜組織は足趾屈曲の原因となることもある。「第4章　タイプ1の足関節制限と足底筋膜炎」の足底筋膜テクニックのような幅広い表面的な施術は、この短趾屈筋テクニックの準備に適している。摩擦を減らすと、足底の異なる筋膜組織層に施術を行うのが難しくなるため、少なくともこの時点ではオイルやクリームを使わないようにする。それよりも、スピードを落として、筋膜組織を溶かすようにする。

　浅筋膜と足底腱膜の準備が終了したら、患者に自動的に足趾を伸展させ持ち上げてもらいながら、施術者の曲げた母指の先端を、短く強い屈筋上に踵方向に向けて置く（図7-5）。空いた手で優しく足趾を伸ばして伸展させてもよい。短趾屈筋への圧迫と運動を組み合わせることは、足底の拘縮もしくは短縮した組織を伸張するのに非常に効果的である。足趾から踵骨前面の屈筋の起始まで、足底全体の施術を入念に行う。

短趾屈筋テクニックの重要ポイント

適応
- 槌状足趾症、槌趾、鉤爪趾、凹足。
- 足底の痙攣。
- 足趾の伸展制限。

目的
- 短趾屈筋、腱、腱鞘、関節包の失われた弾力性と伸張性を回復させる。

方法
- 足底筋膜と足底への準備施術の後、施術者の両母指を足底の組織上に置く。患者の足趾を伸展させ、母指の下の筋膜組織を伸張する。

運動
- 足趾の自動的あるいは他動的な伸展。

短趾伸筋テクニック

　短趾伸筋（extensor digitorum brevis: EDB）は、足背にある（短母趾伸筋とともに）唯一の筋である（図7-6）。機能的に、短趾伸筋は中足趾節関節を伸展または背屈するよう引っ張ることで、短趾屈筋を補う。短趾伸筋とその筋膜が短く、非弾力的なとき、この上方に曲がった背屈は足趾関節の静止位置になる。ここで短縮した筋膜組織をリリースするのに、指先を使う（図7-7、図7-8）。次に自動的、あるいは他動的に患者の足趾の屈曲を行う。足趾を順に分離し、足趾の伸展にかかわる短趾伸筋の特定の頭部を触診する。

短趾伸筋テクニック・短趾屈筋テクニック
http://advanced-trainings.com/v/la08.html

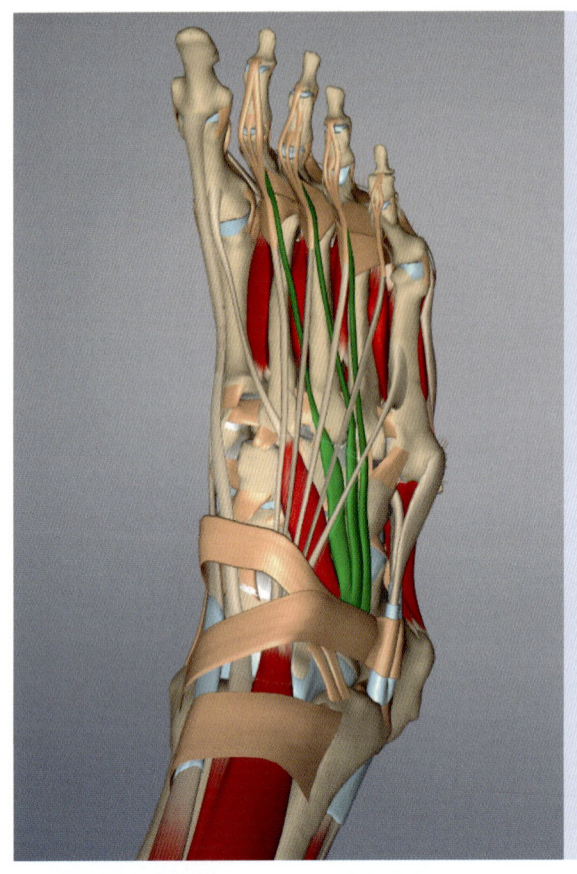

図7-6
短趾伸筋（緑色）。

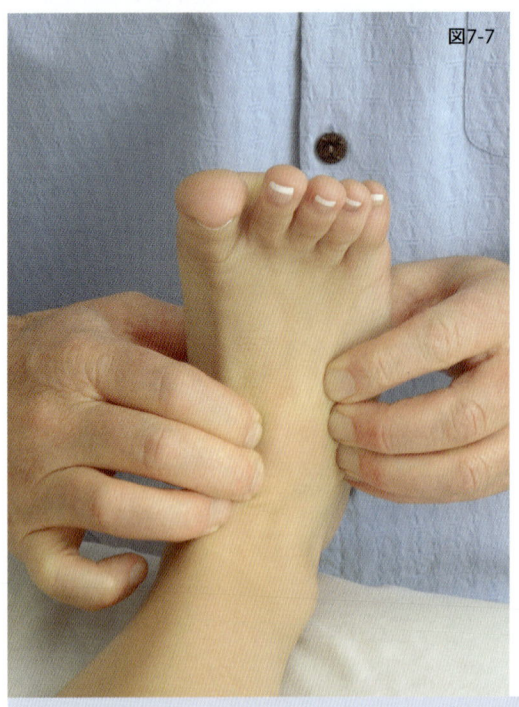

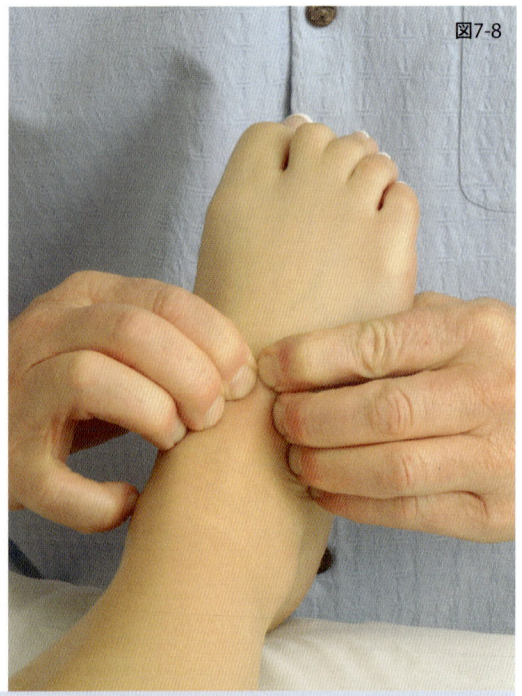

図7-7　図7-8

図7-7、図7-8
短趾伸筋テクニック。足背部の短趾伸筋に指を置き、自動的あるいは他動的に足趾を屈曲し、短趾伸筋を伸張する。

槌状足趾症　7

短趾伸筋テクニックの重要ポイント

適応
- 槌状足趾症、槌趾、鉤爪趾。
- 足趾の屈曲制限。

目的
- 短趾伸筋、腱、腱鞘、関節包の失われた弾力性と伸張性を回復させる。

方法
- 施術者の指先を足背の組織上に固定する。足趾を屈曲しながら母趾の下の組織を伸張する。

運動
- 足趾の自動的あるいは他動的な屈曲。

足趾の腱、関節包、腱鞘

　ゆっくり、そして深く、足趾の関節周辺で施術を行うことが重要である。伸筋（背面）と屈筋（足底面）はそれぞれ長趾屈筋・長趾伸筋と合流し、足趾の腱の覆いに結合する（図7-9）が、槌状足趾症では、これらの線維性の腱鞘は関節がくぼんでいる側（曲がった足趾のしわ、図7-3参照）で短縮しやすい。

　足趾の側副靱帯に加えて、関節包も曲がった関節の維持にかかわっている。関節包は、全3本の足趾関節を包み、足趾の基節骨にある中足趾関節が最も大きく、強い。長い中足骨の間にある、これらの靱帯と他の筋膜組織（例えば内転筋と虫様筋）は、通常の配置が可能になる前に優しく伸ばす必要がある。他のテクニックと同様、施術者の直接的な圧迫とともに、自動的・他動的な患者の運動を使い、これらの短縮した筋膜組織を伸ばすようにする。

　槌状足趾症手術を受けたが痛みが残存する患者には、手術から6〜8週間後以上経ったのち、足趾の靱帯と筋膜組織への施術を行うことにより、痛みが

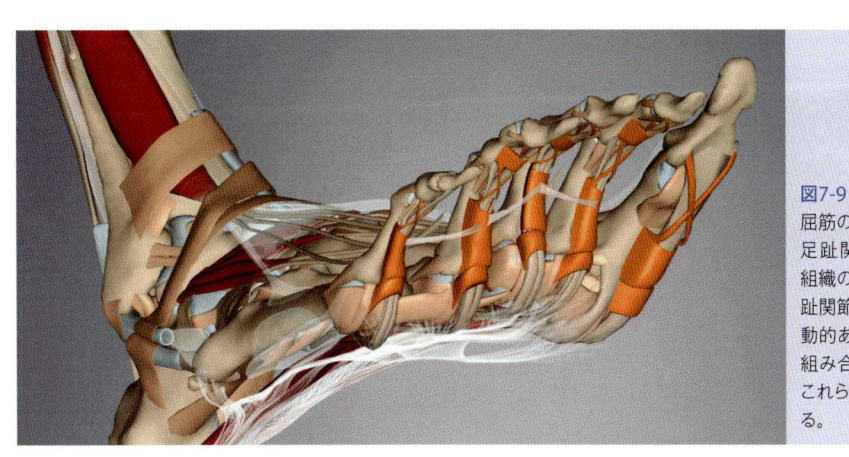

図7-9
屈筋の腱鞘（オレンジ色）は、足趾関節を囲む線維性結合組織の一部である。腱鞘は足趾関節の拘縮に関与する。自動的あるいは他動的な運動と組み合わせた圧迫を用いて、これらの組織を入念に施術する。

軽減することが多い。

　施術者が注意したいのは、足趾とそれらの靱帯が、多くの人にとって感受性が高かったり、敏感だったり、痛みを伴ったりすることである。時間をかけて患者と密なコミュニケーションをとれば、そのような感覚は許容できるものになる。過敏な部位の正常化は、それ自体が効果的な治療になりうる。施術による筋膜組織の変化と組み合わせれば、柔軟性と痛みの緩和において満足できる変化を得るだろう。

　ここまでは、短趾屈筋・短趾伸筋、ならびに足趾関節の腱鞘、関節包、靱帯に行う施術について説明した。これらは槌状足趾症の病態に関与する主な組織になるため、この時点で、患者の足趾の静止肢位における視覚的変化を確認してもよい。多くの場合、患者は足趾の柔軟性と快適さの改善にすでに気づいているだろう。

　しかし、足の組織は全体図の一部にすぎない。これからさらにいくつかのテクニックを紹介したい。

長趾屈筋テクニック

　足部の短縮した組織に施術を行うのは槌状足趾症に対処するのに不可欠であるが、長趾屈筋・長趾伸筋（図7-10）は短趾屈筋・短趾伸筋より収縮力が強い。長趾屈筋・長趾伸筋は、下腿から起始し、足関節を越え、最も遠位の足趾の骨に付着し、バランスをとる、歩行時の踵離地、ジャンプ、つま先立ちで強力なサポートをしてくれる。短趾屈筋・短趾伸筋と同じく、長趾屈筋・長趾伸筋が

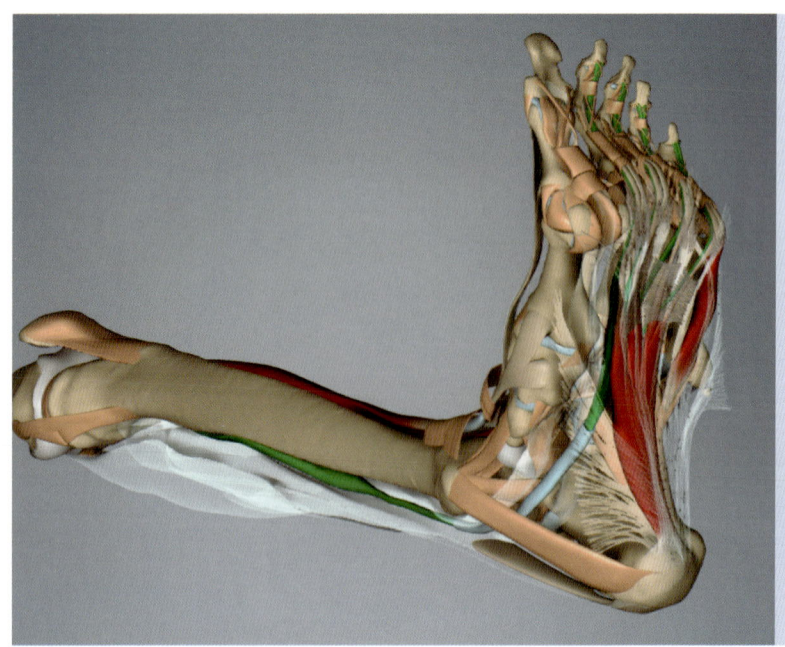

図7-10
長趾屈筋（緑色）と長趾伸筋（赤色）は下腿から起こる。短趾屈筋（赤色、足の内部）も示す。

短縮すると、遠位趾節間関節と近位趾節間関節ならびに中足趾関節を足趾の基節骨で屈曲させることになる。

　それらが足趾関節に影響を及ぼす場合でも、長趾屈筋・長趾伸筋の主要部は下腿にある。これらの要素には、ゴルジ腱器官反射を利用することで対処していく。圧迫と自動運動の組み合わせで刺激すると、ゴルジ腱器官（多くの場合、腱の骨膜付着部近くに集中している）は、脊髄のシナプスを介して運動単位のα運動ニューロンに信号を送り、筋の発火頻度を低下させる。施術者側の最少の労力で、筋の付着部に施術を行い、このゴルジ腱器官反射を刺激することで、局所の過緊張を減らし、より細密な全体的運動協調性を強化する[4]。

　施術者は脛骨後面にあたる、足関節と膝関節の中間の下腿部で、長趾屈筋の近位の付着部に触れることができる。脛骨を手でくるみ、脛骨の後面の構造を指で感じながら、ゴルジ腱器官反射を刺激していく（図7-11、図7-12、図7-13）。ここは敏感な部位であるため、ゆっくり進めていく。

　さらに、患者に足趾を屈曲してもらうことで、脛骨の後面で長趾屈筋の正確な付着部を見つけることができる。患者に足趾を自動的に屈曲し、戻す運動を続けてもらいながら、スライドや指を動かすのではなく、強いが優しい静的圧迫を用いる。患者に「足趾でシーツをつかんでください」と声をかけるとより効果的だろう。筋膜組織のリリースと軟化を触知し、患者の運動開始時の移動も触知する。ゴルジ腱器官反射が関与すれば、運動は段階的に、スムーズに、優れたコントロールとともに開始される。言い換えれば、運動のぎこちなさや、急激な収縮が少なくなる。

長趾屈筋テクニックの重要ポイント

適応
- 槌状足趾症、槌趾、鉤爪趾、凹足。
- 足趾伸展の制限。
- タイプ1の足関節の背屈制限

目的
- ゴルジ腱器官反射を介して、安静時筋緊張を減らし、長趾屈筋の失われた弾力性を回復させる。

方法
- 脛骨の後内側に付着する長趾屈筋へ慎重な静的な圧迫を加える。足趾と足関節の自動運動を用いて、施術者の指の位置を定め、ゴルジ腱器官反射を生じさせる。円滑でゆったりとした運動の開始とし、指先の下の筋膜組織の軟化を触診する。

運動
- 足趾の自動的な屈曲と伸展。足関節の自動的な背屈と底屈。

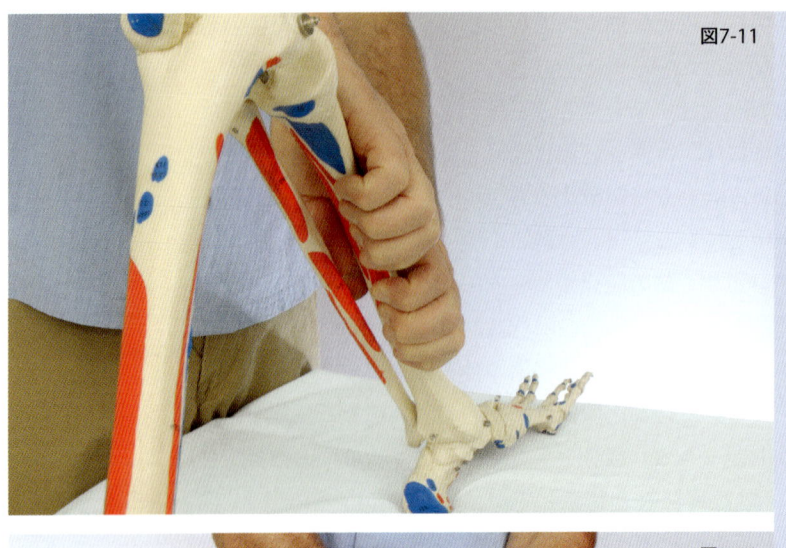

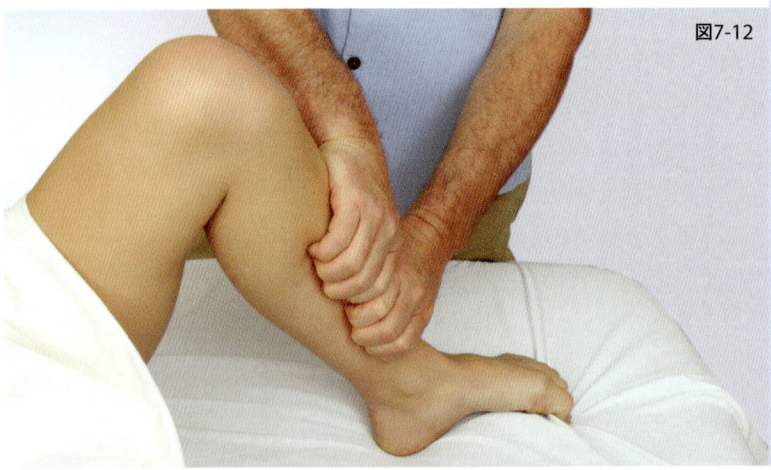

図7-11

図7-12

図7-11、図7-12
長趾屈筋テクニック。長趾屈筋は脛骨後面にある。ここは敏感な部位で、傷つきやすい。スライドや指を動かすのではなく、優しい圧迫と足趾の自動的な屈曲を用いる。

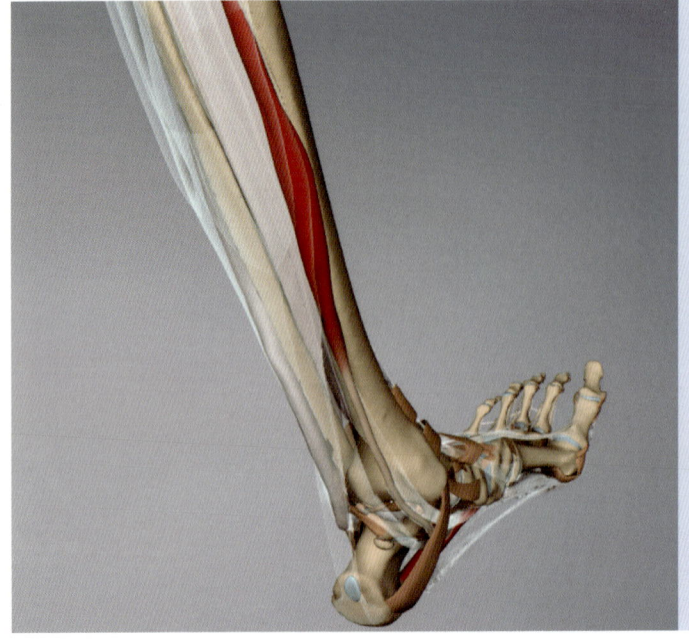

図7-13
長趾屈筋（赤色）。

槌状足趾症　7

　屈筋が付着する脛骨の中間部に沿って、骨の近くなど、患者の足趾の屈曲に伴う筋収縮を感じる部位に、このようなリリースを繰り返していく。それから、長い、または滑るようなストロークでこの敏感な部位をほぐし、ここでの施術を終える。こうして長趾屈筋に施術を行うことで、足趾の屈曲に対処できる。長趾伸筋の捕足的な施術を加え、中足趾関節の上方への屈曲（伸展）にアプローチできる。

長趾伸筋テクニック

　長趾伸筋（extensor digitorum longus: EDL）は、腓骨の内側面に付着し、腓骨の全長4分の3にわたり走行する。長趾伸筋は下肢の筋間中隔と下腿骨間膜にも付着し、腓骨と脛骨の間にあるスペースに広がっている（図7-14）。

　長趾伸筋の付着部に施術を行うために、長趾屈筋テクニックと同じように、脛骨周辺を保持する。しかし、今回は母指で施術を行う（図7-15、図7-16）。下腿の外側部で、長い、ロープのような腓骨筋前面に指を沈めることで腓骨前面を見つける。施術者は自分の母指をわずかに屈曲させて、過伸展しないようにする。伸筋付着部は見つけるのに注意を要する場合がある。この組織は密度が高く、コンパクトで、多くの人は区別がつかない。時には、伸筋付着部に触れやすくするよう、最初に広くて表面的なテクニックを用いて下肢前面を準備するとよい。第5章で説明した前脛骨筋テクニックもその一つである。

　骨の筋付着部に接触したら、腓骨の前内側領域に集中する。前述したテクニックと同様に、静的圧迫と足趾の自動運動を用いて、付着部を見つけ、リリース

長趾伸筋テクニックの重要ポイント

適応
- 槌状足趾症、槌趾、鉤爪趾。
- 足趾の屈曲制限、特に足関節の底屈でさらに緩和されるとき。

目的
- ゴルジ腱器官反射を介して、安静時筋緊張を減らし、長趾伸筋の失われた弾力性を回復させる。

方法
- 上にある筋膜組織を準備した後に、腓骨の前内側にある長趾伸筋の付着部に慎重な静的圧迫を用いる。足趾と足関節の自動運動を用いて、施術者の指の位置を定め、ゴルジ腱器官反射を生じさせる。円滑でゆったりとした運動の開始と、指先の下の筋膜組織の軟化を触診する。

運動
- 足趾の自動的な屈曲と伸展。足関節の自動的な背屈と底屈。

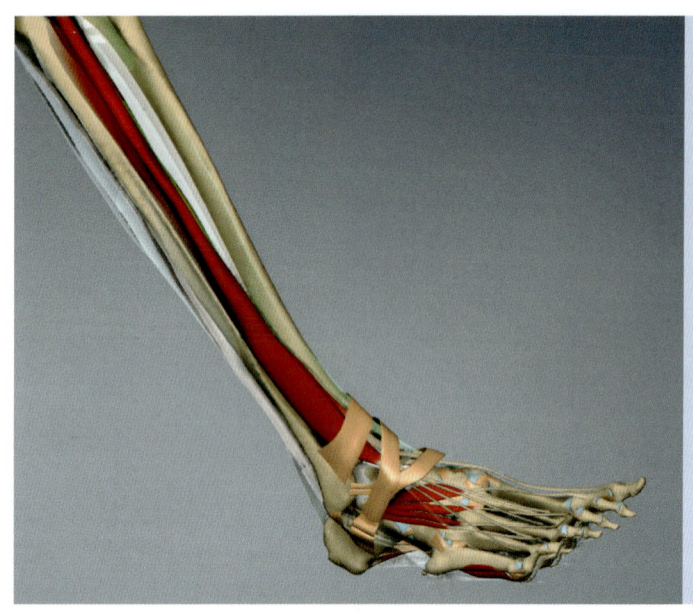

図7-14
長趾伸筋と短趾伸筋（赤色）。

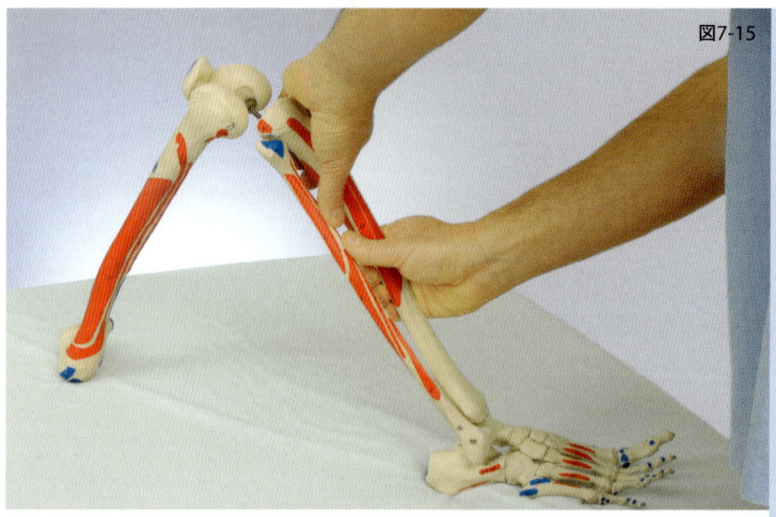

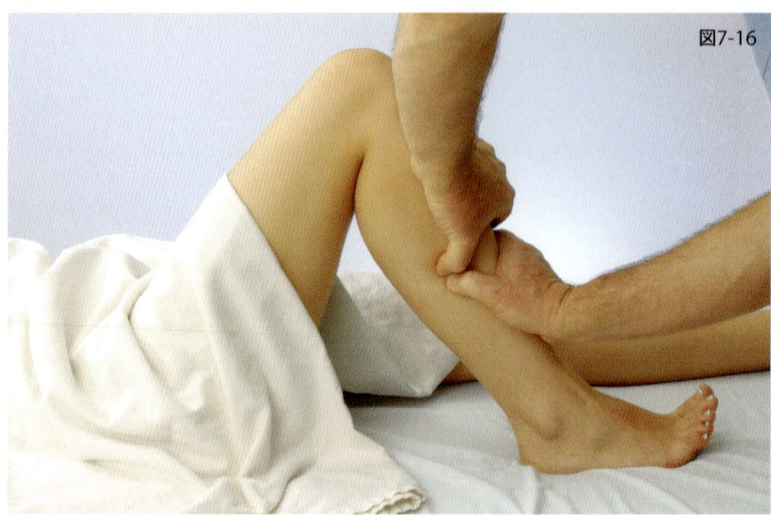

図7-15

図7-15、図7-16
長趾伸筋テクニック。長母趾伸筋は腓骨と、脛骨と腓骨の間のスペースにある下腿骨間膜に付着する。これら組織の近位付着部での静的圧迫に足趾の自動的な伸展を組み合わせる。

槌状足趾症　7

する。今回は足趾の伸展、つまり、足趾の持ち上げを行う。リリースの段階では、患者には「足趾をまっすぐにして、足の下のシーツを押し出してください」と指示するとよいだろう。言い換えれば、これは、長趾屈筋に用いるのと逆の運動となる。前述したテクニックと同様、ゴルジ腱器官反射の指標となるゆるやかで、滑らかな運動開始へのシフトとともに、筋膜組織のリリースを触診する。これらを感じれば、腓骨の別の部位や下腿骨間膜の付着部に施術を行うため、脛骨と腓骨の間のスペースに移動する。

前述の前脛骨筋テクニック（または類似した広範囲のテクニック）は、施術を行った部位を伸ばす仕上げの動きにも役立つ。また、施術者の集中した圧が、下肢前面に浮腫状の沈下を残す場合があるが、そんなときにも使えるだろう。

腱膜瘤はどうだろうか？

外反母趾や腱膜瘤（図 7-17）は多くの場合、槌状足趾症を併発する。腱膜瘤は、時に、他の趾が母趾を外側へ押し出すことで、槌状足趾症を引き起こすと考えられている。しかし、同じ軟部組織の不均衡が槌状足趾症の拘縮に関与し、外反母趾を引き起こすこともある。母趾以外の趾は隣同士で固定され、矢状面に容易に曲がるが（屈曲・伸展）、母趾は横断面に一番曲がりやすい（外転・内転）。言い換えると、屈筋と伸筋の両方ともが短いと、母趾以外の趾は槌状足趾症の位置に曲がり、母趾は腱膜瘤の位置に曲がるということだ。

外反母趾は、大腿骨外旋、きつい靴、遺伝的要因などの因子にも関連がある。原因が何であれ、ここで説明してきた母趾の屈筋と伸筋への施術方法は、腱膜瘤の不快感と硬直の原因となっている軟部組織の寄与の緩和に役立つ。

槌状足趾症と腱膜瘤は独立して存在することはない。それらの固定性と短い筋膜組織は身体の他の部位で起こるパターンを反映している。例えば、足が全体的な結合組織拘縮を高レベルで示すとき、槌状足趾症が存在することが多い。具体的には、固定した高いアーチ、または極端な例での弯足や凹足（内反足）である（図 7-18）。

槌状足趾症の収縮は足趾の筋に限らない。私の経験では、槌状足趾症は硬いハムストリングス、脊柱起立筋、頚部の筋、または脊椎曲線の異常、あるいは身体中の短い結合組織の他のパターンを併発する場合がある。同様に、制限された足趾運動は、全身へ影響を及ぼして、歩幅が短くなり、下肢の回旋と頭の上下動が大きくなり、バランスが崩れ、膝関節と股関節の力学が変わってしまう。

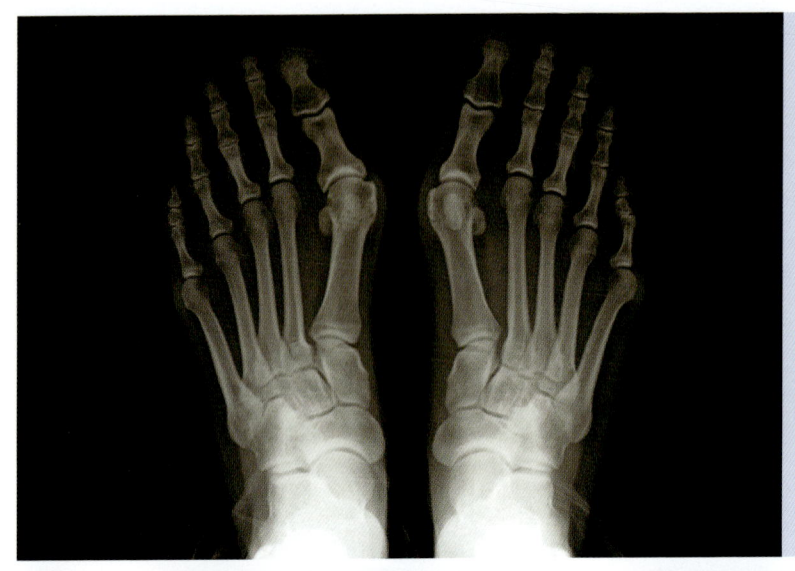

図7-17
外反母趾や腱膜瘤は、槌状足趾症を併発する。ここで説明した足趾の屈筋・伸筋に行う方法と同様に、屈筋・伸筋（長母趾・短母趾）に施術を行うことで、腱膜瘤の硬直と痛みを緩和できることがある。

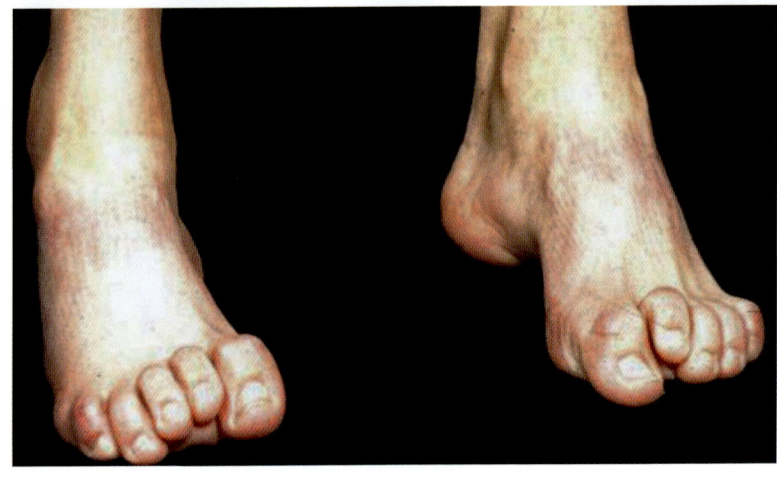

図7-18
槌状足趾症や腱膜瘤は、外反足（凹足や内反足としても知られる）などの結合組織の拘縮を起こすことが多い。

関節は変化する？

　槌状足趾症の屈曲は多かれ少なかれ可動性があり、非常に柔軟で弾性のあるものから、かなり固定して、硬いものまである。槌状足趾症は通常、軟部組織拘縮として始まる。やがて曲がった姿勢のストレスや靴の接触による圧迫が足趾の関節面に悪影響を及ぼし、関節硬直と新たな痛みを引き起こす。足趾関節が硬いほど、骨や関節が変化しやすい。

　しかし、これが施術をやめる理由にはならない。本章冒頭で私の祖父が足趾の痛みを訴えていたことは述べた。祖父が90歳になる前に、祖父の槌状足趾症への施術を始めた。高齢者の関節はとても硬く、変性がかなり起きていたが、それでも施術はとても価値ある結果を生み出した。祖父の足趾と足の可動性が大幅に改善し、足の安定性が増して、足のスタンスが楽になったのであった。

　骨関節自体も改善できる。正常な筋膜組織と運動が回復すると、関節は治癒

する。それでも、外科的処置が明らかに最高の治療となるときはある。足趾手術を受けた患者に関して、組織が治癒すれば、これらのテクニックは、正常な可動域と機能を回復させるのに非常に効果的である。

　槌状足趾症が疾患、神経病理学的機序などの問題から生じることがあるため、槌状足趾症のすべての症例を完全に治すのは不可能である。しかし、これらの場合でも、施術者の熟練した綿密な軟部組織への施術が患者の痛みを緩和し、それ以上の運動低下を防ぎ、結果的に関節変性を抑えるのに役立つであろう。

　原因にかかわらず、関節硬直がある場合、施術者と患者はすぐに治癒できるという期待はあまり持たないほうがよい。忍耐強く、持続的に、患者に自動運動を行ってもらいつつ、小さいながらも、確実に改善しつつあることに気づくようにしよう。

参考文献

1) Hammertoes/Claw Toes. (20 Sep 2011) http://www.healthcommunities.com/hammertoesclaw-toes/hammertoe-remedies.shtml. [Accessed Jan 2014]
2) Watson, A. (2009) Hammertoe Deformity. eMedicine. Ed. Stephens, H.M. 10 Mar. Medscape. 23 Jun.
3) Fishco, W. (2009) Emerging Concepts in Hammertoe Surgery. Podiatry Today. 22(9). p. 34.
4) Schleip, R. (2003) Fascial Plasticity – A New Neurobiological Explanation, Part I. Journal of Bodywork and Movement Therapies 7, no. 1. p. 14.

画像クレジット

図7-1　　Healthwiseより提供。許諾を得て掲載
図7-3　　Advanced-Trainings.comより提供（Caillietの描き方を用いた）。許諾を得て掲載
図7-2、図7-4、図7-6、図7-9、図7-10、図7-13、図7-14、図7-18　Primal Picturesより提供。許諾を得て掲載
図7-5、図7-7、図7-8、図7-11、図7-12、図7-15、図7-16　Advanced-Trainings.comより提供。許諾を得て掲載
図7-17　　著作権者Michael Nebel（CC BY-SA licenseの下に使用）

スタディ・ガイド

第 7 章の復習　　※回答は 211 ページ参照

Q1 短趾屈筋はどこにあるか。
- a. 足の最上部
- b. 下腿の後外側
- c. 足底
- d. 脛骨内側

Q2 Ida Rolf によれば、バランスのよい身体では、屈筋が収縮すると、伸筋はどうなるか。
- a. 短縮する
- b. 伸張される
- c. 分離する
- d. 痛む

Q3 短趾屈筋テクニックでは、患者のどんな運動が用いられるか。
- a. 足関節の内かえし
- b. 足趾の屈曲
- c. 足関節の底屈
- d. 足趾の伸展

Q4 ゴルジ腱器官が集中するのはどこか。
- a. 筋腹
- b. 筋付着部の近く
- c. 関節包の内部
- d. 靱帯

Q5 長趾屈筋テクニックにおける施術者の手の操作はどれか。
- a. 脛骨に沿ったスライド
- b. 腓骨後外側への静的圧迫を保持
- c. 脛骨後内側への静的圧迫を保持
- d. 腓骨の後外側に沿ったスライド

第8章　靴の拘束によるアーチ

足が持つ「可動性」と「適合性」

　ミケランジェロは「靴より足のほうが貴いことがわからない精神とは、なんて虚ろで盲目的なのだろうか」と言った。約500年後、私たちはいまだに足を靴に押し込んでいる。たいていは美の名の下に、靴は必要以上に小さくなっている。

　しかし、押し込められた足が幸せになることはめったにない。極端な例として、1912年、それから再び1949年に非合法化されたものの、中国の一部の地域で現代まで習慣的に行われた纏足が挙げられる。美の名の下に、足の骨は折られ、変形させられ、小型の靴を履かされた（図8-1、図8-2）。纏足の女性は、痛みと一生続く障害に苦しむことになった[1]。

　足趾間のスペースは、骨と同じくらい重要である。十分なスペースがないと、足は柔軟な可動性を失う。柔軟な可動性は、立位、歩行、ランニングで常に変化する足の角度、力、表面に適応するのに必要となる。足は本来、とても微細

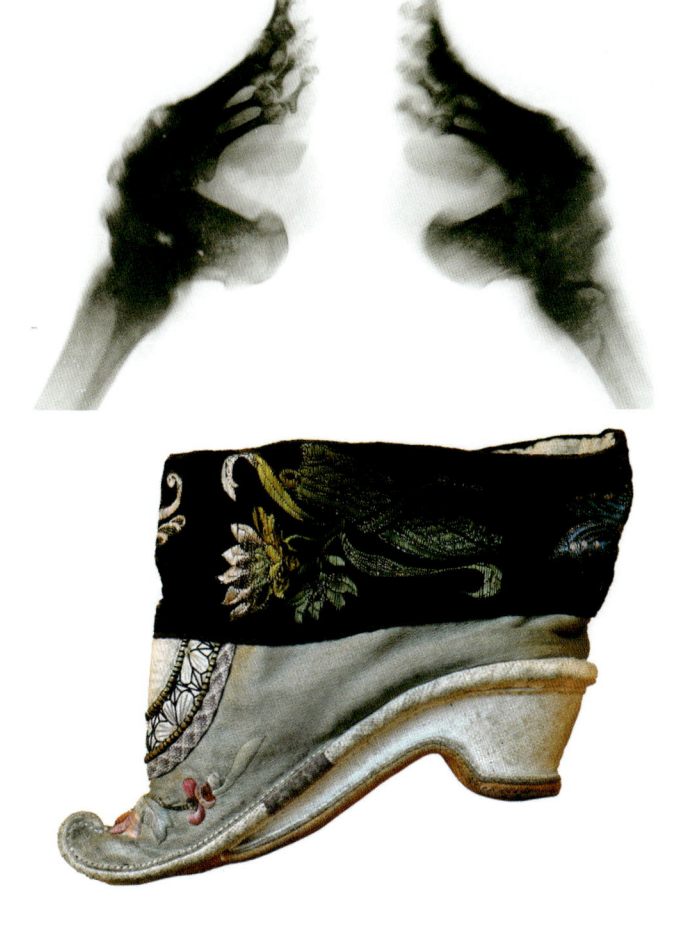

図8-1
纏足のX線写真。

図8-2
18世紀に中国で使われた纏足用の小型の靴。母趾以外は折り曲げられ、母趾だけで靴を履いていた。

な調整を行って安定性をもたらしているが、その働きが損なわれると、身体の他の組織が補わなければならない。そうなると、筋は硬く締まってしまう。つまり、足の適合機能の低下を補うために、結合組織は硬くなり、締まっていき、最終的には固まってしまうということだ。

　以下を試してみよう。部屋を裸足で歩き回る。しかし、母趾の関節1本を硬くし、動かさないようにすると、歩き方が変わってくるはずだ。この母趾の制限が身体のどこに影響するかを確かめてみてほしい。この制限で長時間歩かなければならない場合、どこに施術が必要になるだろうか？　多くの人は、膝関節機能の変化に気づくことだろう。硬直した股関節、背部や頚部に不快を感じる人もいるかもしれない。足が幸せでないと、身体の他の部分も幸せではなくなる。そのことが実感できるはずだ。

　「私たちは裸足で歩き、走るように作られている」。そう唱える論文が、2004年のNatureに掲載された。多くの人はここからミニマリスト・ランニング（裸足ランニング）でのランニングの流行が始まったと見なしている[2]。Christopher McDougallの2009年のベストセラー "Born to Run"（翻訳本は『Born to Run 走るために生まれた　ウルトラランナー vs 人類最強の"走る民族"』NHK出版）が刊行されると、裸足ランニングはすぐに人気を得た。この本が増刷を重ねて5年が経つ頃には、損傷の報告が増えていき[3]、裸足のランニングの人気は急落したようにも思われた。しかし、エビデンスの有無に対する結論は出ておらず、裸足のランニングには今でも、熱心な支持者と撲滅運動を行う中傷者の両方が存在する。

　確かなのは、裸足は万能薬ではなく、一時的な流行の側面（ミニマリスト用の靴は裸足にあまり関係ないものの、たいてい値段が高い）はあるものの、裸足のランニングは、足の健康の定義について示唆に富む議論を刺激したということである。この議論は、施術に使えるアイデアを提供してくれそうだ。例えば、裸足のランニングを支持する人が持つ「足が過剰に保護されずに固定されなければ、身体はうまく機能し、過剰に保護されることで固有感覚信号が減少する」という考え方である。

　裸足ランニングの是非についてはとりあえず置いておいて、本章では、足が持つ高度かつ自然な可動性と適合性を回復させる、2つのテクニックを説明したい。

扁平足は悪い足？

　アーチの高さの問題を見るにあたり、まずアーチの解剖をさっと見る必要がある。骨格的に、足骨は縦方向に集合した足列として機能し、足趾、中足骨、関連する足根骨から構成される。これらの足列は、さらに2つの組織区分に分類される。それは、内側縦アーチと外側縦アーチである（図8-3）。内側縦アー

靴の拘束によるアーチ　8

チの骨は第1趾、第2趾、第3趾、第1～3中足骨、楔状骨、舟状骨、距骨である。外側縦アーチは第4趾、第5趾から成る。これらの足趾は関連する足根骨として立方骨を共有する。

　次に、立方骨は、安定性を加えるユニークな固定関節を介して、踵骨と関節を形成する。結合組織、つまり、筋、腱、靱帯、筋膜、足部と下腿の関節包などは、組織の弾力性と反発力によって、アーチに弾力や固定性を与える。

　従来は、低いアーチや扁平足には問題があると考えられてきた。しかし、裸足のランニングを支持する人の一部はこの考えを疑問視する。過剰回内は明らかに足部、足関節、下肢の問題につながるのに対して、アーチの高さが回内と足の全体的な健康に関連するかどうかは明らかではない。

　一般的に認められている見解としては、低いアーチは踵骨の過回内に関連するとしている。距骨（内側縦アーチの一部）は踵骨（外側縦アーチの一部）の上に載るため、踵骨と外側縦アーチの回内や外転は距骨を内側に落とし、内側縦アーチを低くし、扁平足を引き起こす。しかし、この見解に反対する信頼できる研究があり、低いアーチではなく、高いアーチと回内が関連があるとする（図8-4）[4]。いくつかの研究は、靴が持つ本来の役割であるアーチの支えがなくても、裸足のランニングで過回内を低下させるとしている[5]。

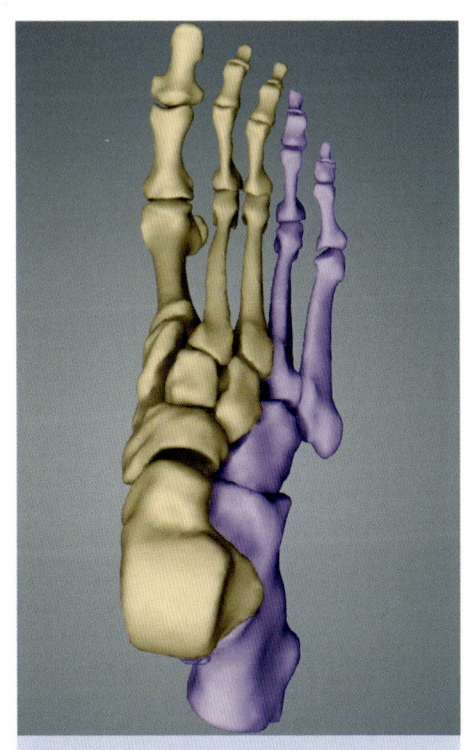

図8-3
足の骨格の境界。内側縦アーチと外側縦アーチ（紫色）。

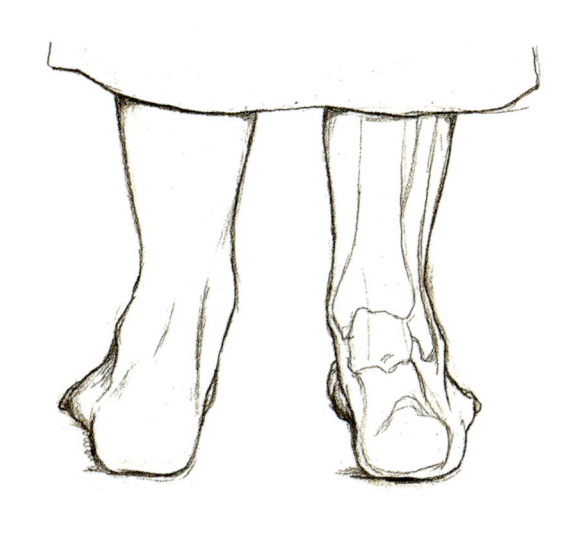

図8-4
距骨下関節の過剰回内は、問題を生じる可能性がある。一部の研究では、従来考えられていた低いアーチよりも、むしろ高いアーチで問題が生じることが示されている。

さらに、靴を履くことで足を狭め、アーチを高くするという十分なエビデンスもある。その研究では、靴を履かない先住民と先進国で靴を習慣的に履く人を比較した結果、靴を履くことが高いアーチと狭まった足に関連があるとし、靴を履かない人より足底の体重分布が均等でないことを示した（図8-5）[6]。そのほか、一般に使うアーチの高さの測定法の信頼性、関連性、有用性を疑問視する研究者もいる[7]。

　これらを踏まえて、私たちはどう考えるべきだろうか。アーチの高さやその欠如をもとに足の問題があるとみなすより、関節の非可動性と結合組織の制限に注意して、それを評価して、リリースする実用的アプローチを行うことが重要だといえそうだ。つまり、組織を分離するよう施術を行い、弾力性と適合性をもたらすということである。

　テクニックがうまくいっているか否かの指標としては、バランスのよい足の可動性に加えて、症状改善（足や他の部位での痛みの軽減）と患者の主観的な経験（単純に「足がよくなっているように感じるか？」）も加えることが重要である。これら3つの指数を目標として使うことは、足の形やアーチの高さだけを変えようとするより、効果的で、かつ普遍的に重要である。

横アーチテクニック

　横アーチの適合性と中足部の幅に対する施術は、表在あるいは深部にある制

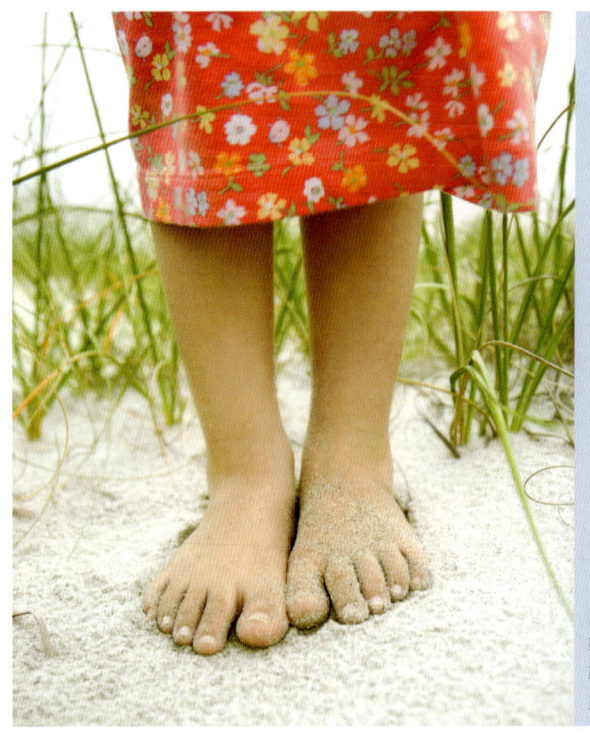

図8-5
靴を履く人と靴を履かない先住民を比較した研究では、靴を履く人は足が狭かったり、アーチが高かったり、体重分布が均一でなかったりした。

靴の拘束によるアーチ　8

限をリリースすることから始める。靴は多くの場合、足を圧迫し、自然な内外側の適合性を維持する能力を損ねてしまう。この圧迫で内側縦アーチと外側縦アーチのつながりを固定させ、横アーチの弾力と反動を減少させる。この幅広いテクニックは、アーチ内外側適合性の制限を評価し、リリースすることができ、アーチへの施術の理想的な準備となる。

　足の背面（上部）から、内側と外側の縦アーチを握る。最初は、外層（皮膚とその下を覆うさまざまな筋膜の層）を触診する。これらの筋膜には、足を包む足背筋膜（図8-6）があり、第6章で示した線維性の伸筋支帯に接続する。強く、慎重に握ること。これらの筋膜の層を感じたら、足底に指先を置いて支点にし、手関節を離すように回転（屈曲）させ、足背面の筋膜組織の層を広げる。回転させて広げることで横アーチの深さを目立たせ、アーチの適合性を妨げている可動性の制限を触知し、リリースできる（図8-7）。

　遠位と近位の位置で、深部の連続する層を順々に、ゆっくりとした、強い回転と広げるテクニックを繰り返す。足の浅層と深層の足根骨と中足骨の可動性が増加するのを感じるまで行う。

横アーチテクニックの重要ポイント

適応
- 横アーチの幅、適合性、柔軟性の低下。
- 回内、回外の不均衡。
- モートン神経腫。

目的
- 横アーチの適合性と足幅の制限を評価し、リリースする。

方法
- 横アーチ、浅筋膜から深筋膜までの筋膜の各層に施術を行い、骨の足部の骨列を広げて、内外側の可動性を持たせる。特に、横アーチを強調するために、足の背側（上部）で行う。

アーチ可動性テクニック

　中足骨は缶に入ったイワシのように足の中央に並んでいる。この並んだ配置は、中足骨が過剰な横の運動を妨げる一方で、矢状面の上下に跳ねるようになっている。中足骨の背面や足底への可動性の制御は、足の結合組織（例えば腱、足底筋膜、底側踵舟靱帯）に衝撃を吸収させ、次の一歩に放出するエネルギーを貯めさせる。中足骨が固定され、未分離で動かなくなると、足の弾性と適合性が欠如する。足の弾性と適合性は効率的で快適な機能に必要なものである。

　アーチ可動性テクニックは、個々の中足骨の運動を評価することから始める。

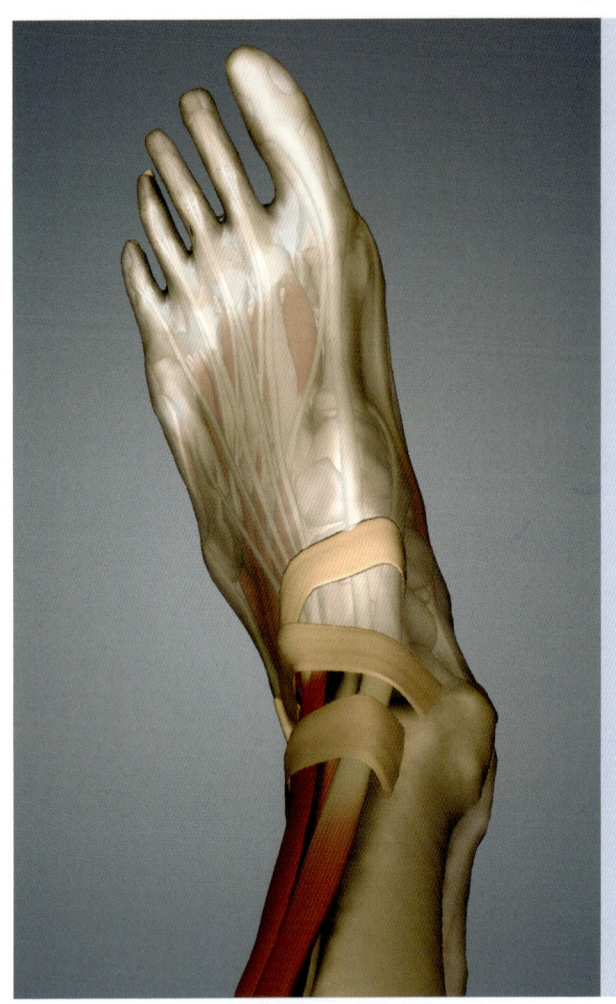

図8-6
足部の筋膜には伸筋支帯（黄褐色）と連続する足背筋膜（灰色）がある。

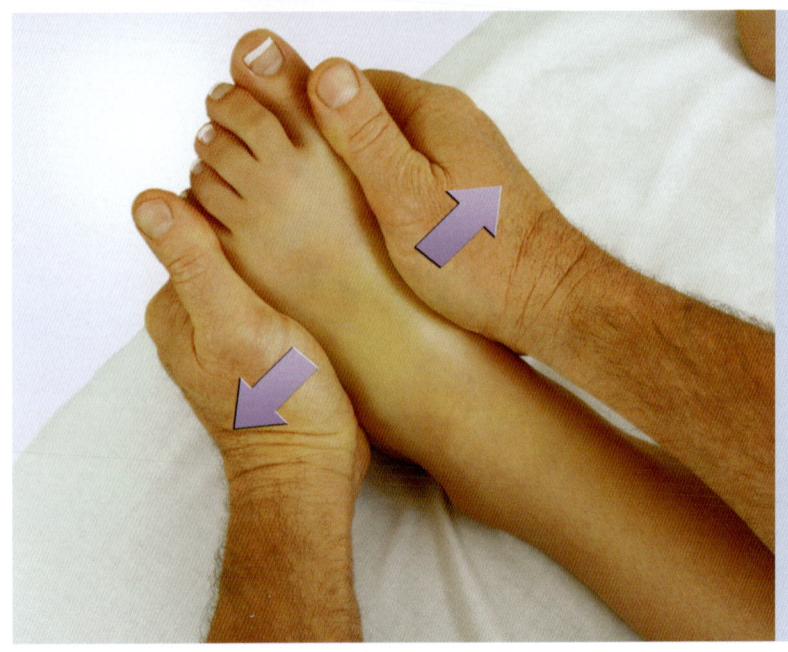

図8-7
横アーチテクニックでは、横アーチの内外側可動性を評価してリリースするために、広げる運動で徐々に足の深い層に施術を行っていく。

靴の拘束によるアーチ　8

強く握って、矢状面で 2 つの足列を互いに動かす（図 8-8）。圧迫とリリースは伴わず、足の軟部組織をもむこともない。一定量の圧で握り、上下（背面・足底）の運動を分離させ、隣同士で互いにゆっくり、最大限のこする動作で動かす。

　可動性の制限をどちらの方向でも触診する。自由度が少ない方向を見つければ、可動性を上げるために、前述した前方と後方の運動を最大限使用する。中足骨の遠位端が可動することを確認する。これが個々の足趾の適合性と可動域を広げる土台となるためである。足根骨に加えて、中足骨の近位端も確認して、リリースする。徹底して、中足骨の足列をそれぞれ互いにこするようにする。

　第 3 趾と第 4 趾の足列の境界は内側縦アーチと外側縦アーチ（図 8-3 参照）

アーチ可動性テクニックの重要ポイント

適応
- 足根骨と中足骨の背側や底側の可動性、柔軟性の低下。
- 回内、回外の不均衡。

目的
- アーチの可動性と弾性を回復させるために、矢状面で足の骨の制限を評価しリリースする。

方法
- 強く握り、足列の隣接する各ペアを矢状面で（前後で）互いに動かし、制限を触診しリリースし、可動性を上げる。

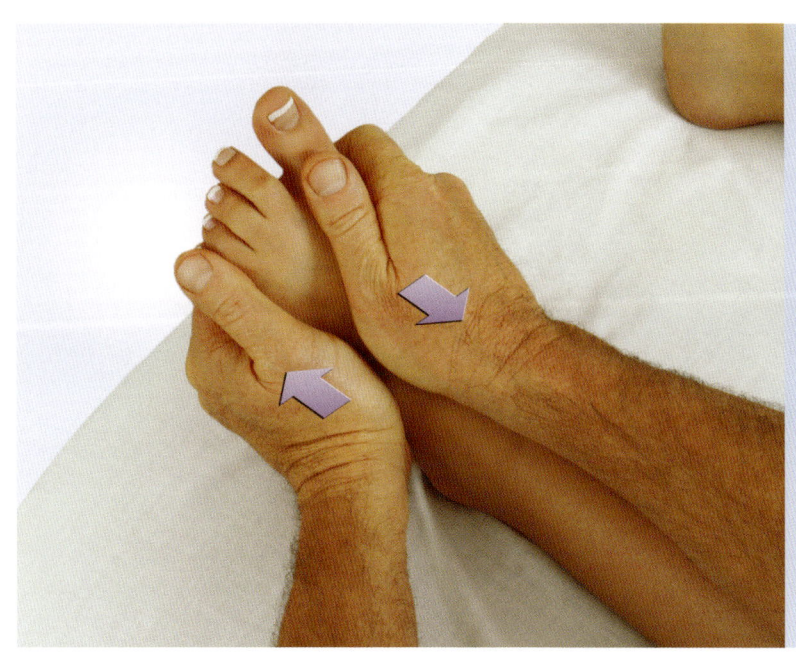

図8-8
アーチ可動性テクニック。中足骨の背側・底側の可動性は、アーチの弾力と足の適合性を持たせる。底背側方向に平行に動かすことにより、中足骨の足列それぞれを評価し、リリースする。

が合流する場所であるため、特に重要である。この境界は外側楔状骨と立方骨の間、距骨と踵骨の間を近位に伸びていく。適合性を失うのはたいてい第1中足骨間隙である。この機能的境界線が可動性を失うと、内側縦アーチと外側縦アーチが互いに固定し合い、回内・回外バランス、アーチの弾性、足と足関節全体の適合性にネガティブな影響を及ぼす。

中足骨間テクニック

　骨の間のスペースは、骨と同じくらい重要である。このことは、何度繰り返して言っても、言い足りないくらいだ。適合性を与えるよう分離をしなければ、足と身体の他の部分で力は硬直に変わってしまう。中足骨間テクニックは、前足部の失われた横の分離と適合性を回復する直接的な方法である。

　施術者の指を使い、足部の前面と後面から、中足骨の間にあるそれぞれのス

中足骨間テクニック
http://advanced-trainings.com/v/la04.html

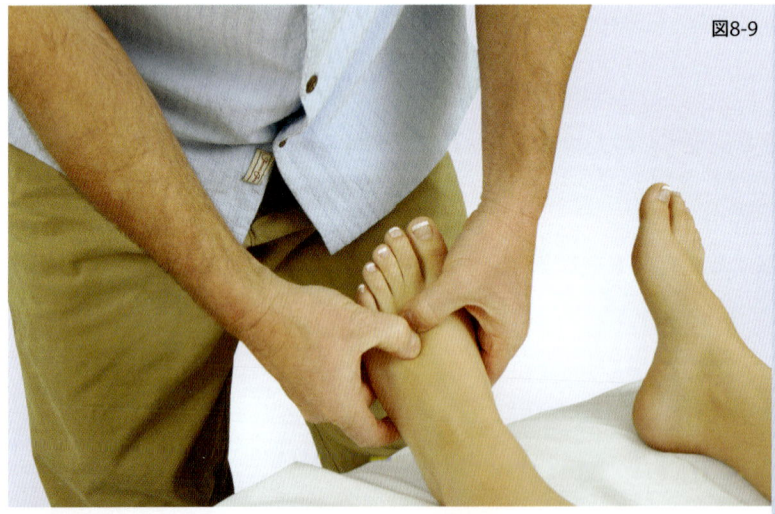

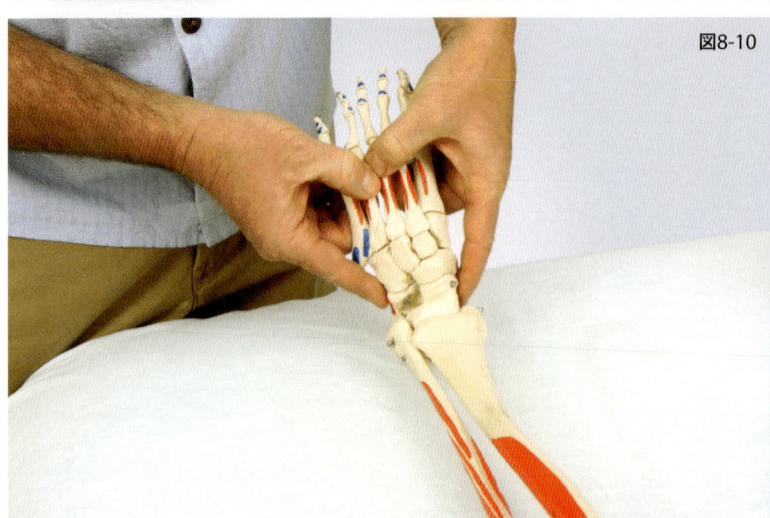

図8-9

図8-10

図8-9、図8-10
静的なタッチでの中足骨間テクニックでは、施術者の母指と他の指が触れるぐらい、上方から下方まで各骨の間で施術を行う。筋膜組織が反応すれば、患者に足趾と足関節をゆっくりと動かしてもらう。

靴の拘束によるアーチ　8

ペースを触れる。患者が不快でないことを確認しながら、骨の間で施術者の母指と他の四指が触れるぐらい、足のスペース先端から奥まで十分な圧迫を加える（図 8-9、図 8-10）。敏感な神経が中足骨間隙にあるので、他の不快な感覚を引き出すような鋭い圧迫を加えないようにする。施術者の指を適切な位置に置いたら、足がリリースするのを待つ。通常、筋膜組織が反応するのに必要な時間は、ゆっくりとした呼吸を 2、3 回行う時間と同じである。

最初のリリースを感じたら、患者にゆっくりと集中した自動運動を行ってもらうことで、より深く、持続的な反応を促進できる。施術者の母指と他の四指で中足骨のスペースを維持しながら、患者にゆっくり足趾の屈曲と伸展を行ってもらい、それから足関節も同じように底背屈を行ってもらう。施術者から触れる運動はほとんどない。スライドはあくまでも患者の自動運動から生じる。

筋膜リリースの補助に加えて、患者の神経系が、足を広げながら足を動かす感覚を学ぶことができるため、この患者を再教育する要素ともなる。両足の、他の足列の間でも、持続的・静的タッチのリリースと、自動運動のサイクルを繰り返していく。

中足骨間テクニックの重要ポイント

適応
- 中足骨間隙と適合性の低下。
- モートン神経腫。

目的
- 足幅、アーチの分離、適合性を回復させる。
- 神経筋の運動を再教育し、固有感覚を改善させる。

方法
- 各中足骨間のスペースを足先端から奥まで、慎重に触る。各スペースの感覚と筋膜組織の変化を待つ。筋膜組織の変化と神経系反応を促進するために、自動運動を加える。

運動
- 小さくゆっくりとした、足趾の自動的な屈曲と伸展。足関節の自動的な背屈と底屈。

モートン神経腫

一部の人々では、中足骨の狭窄化は、足底神経（図 8-11）の中足骨間分枝の神経周膜（外面の結合組織層）を刺激し、引き伸ばし、足の痛みや感覚障害を生じさせる。この病態は「モートン神経腫」として知られ、80 〜 85% の確率で、内側縦アーチと外側縦アーチ[8]が合流する部位である第 3・第 4 中足骨

間で生じる（残りの15〜20％は第2・第3中足骨間で起こり、他の中足骨間隙で起こらないとされている）。患者が、特に立位や靴を履くときに中足骨の遠位端の間で感覚障害や鋭い痛みを訴える場合、中足骨間隙を分離して圧迫を減らすよう施術を行う。

　患者が不快でなければ、優しくディープな施術をここで行うのは、中足部狭窄化と圧迫を緩和するのに役立つだけでなく、神経周膜の結合組織線維と、その周囲の筋膜組織も対象にできる。患者に足趾の自動的な屈曲と伸展を行ってもらい、施術者の指先の下にある筋膜組織を滑走させる。骨の可動性の増加と中足骨間隙の開放を触知する。

　患者によっては急速な緩和を経験するかもしれないが、刺激が静まるまで数回のセッションが必要になっても落胆しないことだ。手ごわい症例では、履物を変えたり、専門家に評価してもらったりする必要がある。通常の非外科的治療には、矯正装具、足底板、瘢痕化を制御して神経痛をブロックする硬化薬注射などがある。マニュアルセラピーによる施術は、これらの方法を補うようにサポートして、効果を増大させることができる。

　人々が違うように、すべての足も違う。裸足のランニングは全員に適してい

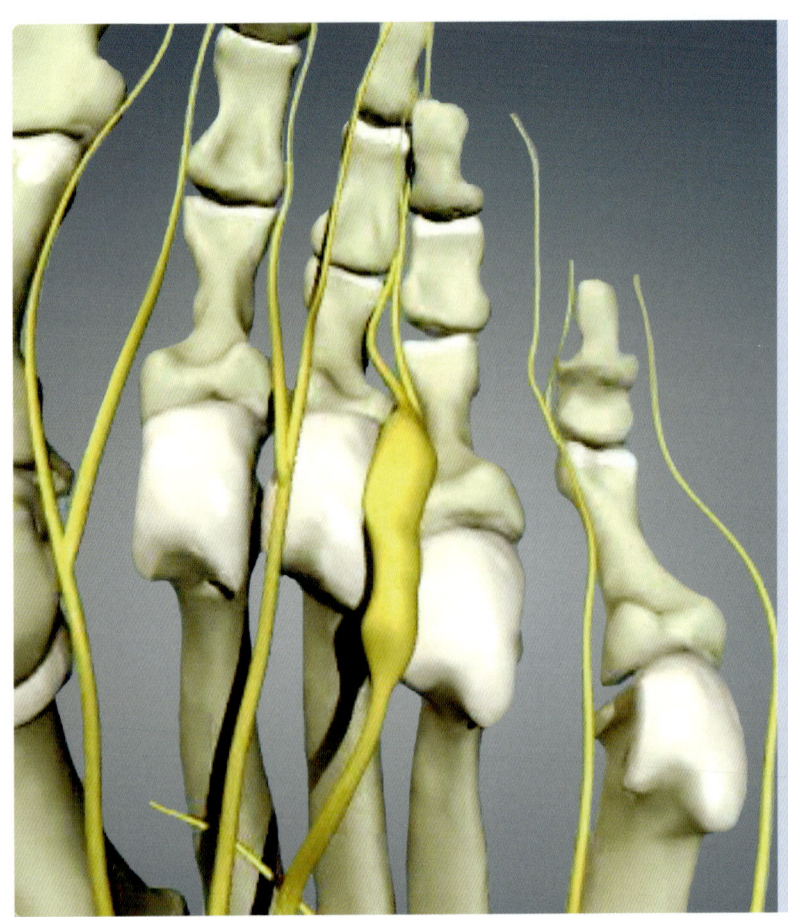

図8-11
モートン神経腫は中足骨間が狭窄することにより神経結合組織鞘の線維が肥厚し、痛みを伴う。

靴の拘束によるアーチ　8

るわけではなく、ある患者には効果があっても、別の患者には改良する必要があるかもしれないし、行わないほうがよいかもしれない。施術者の治療戦略にも望ましい適合性と柔軟性を与えれば、非常に効果的な施術を行えるだろう。

結局、精神科医カール・ユングが次のように言った通りなのである。

「一人の人間に合う靴は他の人間にはきつくて合わない。すべての事例に合う人生の処方箋などないのだ」

参考文献

1) For more images and information about foot binding, see www.environ-mentalgraffiti.com/news-foot-binding.
2) Bramble. D. and Lieberman, D.E. (2004) Endurance running and the evolution of Homo. Nature. Nov 18; 432(7015). p. 345–352.
3) Germano, S. (2014) Barefoot' Running Heads Into the Sunset. Wall Street Journal. May 8, 2014.
4) Boozer, et al. (2002) Investigation of the Relationship between Arch Height and Maximum Pronation Angle During Running. Biomedical Sciences Instrumentation 38. p. 203–207.
5) A. Stacoff, et al. (1991) The Effects of Shoes on the Torsion and Rearfoot Motion in Running. Medicine and Science in Sports and Exercise 23. 4. p. 482– 490.
6) D'aout, K. et al. (2009) The Effects of Habitual Footwear Use: Foot Shape and Function in Native Barefoot Walkers. Footwear Science 1. p. 81–94.
7) Menz, H. (1998) Alternative Techniques for the Clinical Assessment of Foot Pronation. Journal of the American Podiatric Medical Association. 88(3). p. 119–129.
8) Wheeless, C. (2013) Wheeless' Textbook of Orthopaedics. http://www.wheelessonline.com/ortho/mortons_neuroma_interdigital_perineural_fibrosis. [Accessed January 2014]

画像クレジット

図8-1、図8-2　パブリックドメイン
図8-3　Léo Washburnより提供。許諾を得て掲載
図8-4　Thinkstockより提供。許諾を得て掲載
図8-5　Primal Picturesより提供。許諾を得て掲載
図8-6、図8-11　Primal Picturesより提供。許諾を得て掲載
図8-7 ～図8-10　Advanced-Trainings.comより提供。許諾を得て掲載

スタディ・ガイド

第8章の復習　　※回答は211ページ参照

Q1 本章の冒頭の記述で、足の骨と同じくらい重要なものは何か。
a. 足の結合組織
b. 骨の間のスペース
c. 足の靱帯
d. 足の姿勢アラインメント

Q2 足列が分類される2つの生体構造はどれか。
a. 前足部と後足部
b. 足根骨と中足骨
c. 内側縦アーチと外側縦アーチ
d. 内側縦アーチと横アーチ

Q3 ユニークな固定関節を介して踵骨と関節を形成している足根骨はどれか。
a. 舟状骨
b. 立方骨
c. 距骨
d. 種子骨

Q4 施術者が横アーチテクニックで用いる手の動きはどれか。
a. 上下の動き
b. 持続性の指圧
c. 回転と広げる動き
d. 骨の間のスペースを圧迫する動き

Q5 アーチ可動性テクニックで、施術者はどのように中足骨の可動性を評価するか。
a. 足を内外側に広げる
b. 足を縦方向にねじる
c. 足の骨の間を圧迫する
d. 上下運動を用いる

第9章　ハムストリングス損傷

損傷しやすいハムストリングス

「ハムストリングス」と聞くと、どんな言葉を最初に思い浮かべるだろうか？「硬い」「痛い」「引っ張り」「怪我」などと答えたなら、あなたには仲間がたくさんいる。それらはハムストリングスと一緒に、グーグルで非常に多く検索される言葉である。それらの自由な連想での検索結果を解釈するのに、精神分析の学者は必要ではない。多くの人がハムストリングスを痛み、硬さ、損傷と関連づけているのだ。

ハムストリングスは働き者である。ハムストリングスは、骨盤傾斜、体幹角度、股関節肢位といった身体で最大となる分節的関係の主要なスタビライザーとなる。ランニング、ステップ、ジャンプ、屈曲といった、身体の非常に強力な動作における主動筋でもある（図9-1）。ハムストリングスは挫傷や断裂が

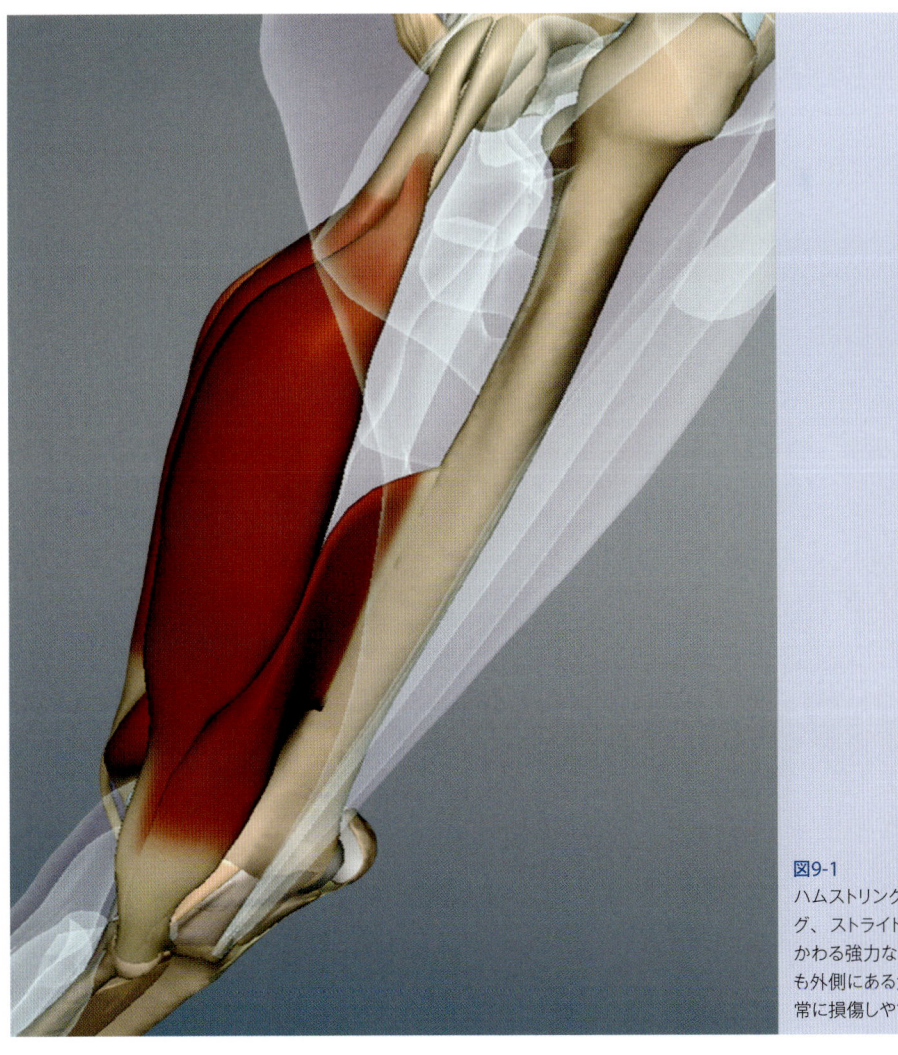

図9-1
ハムストリングスは、ランニング、ストライド、ジャンプにかかわる強力な組織である。最も外側にある大腿二頭筋は非常に損傷しやすい。

起こりやすく（図9-2）、最も多くはランニングやボールを使ったスポーツでよくある急加速や突進の動作により生じる。

ハムストリングス損傷の好発部位を以下に示す。

- 筋腱移行部（通常、腱と筋線維が合流する大腿中位）
- ハムストリングスの近位端（腱の坐骨停止部）

ハムストリングスは、半膜様筋、半腱様筋、大腿二頭筋から構成される。大腿二頭筋はこれらの筋群のうち最も外側にあり（図9-1）、ハムストリングスのなかで最もよく損傷する。

ハムストリングス損傷が活動から生じるとするなら、活動的な人に最も多く起こることになる。活動的な人は時に活動を抑えるのが困難である。これは、部分的に回復した損傷や裂傷が、再損傷しやすい理由である。

回復中の運動選手の約3分の1は、ハムストリングスを再損傷する。運動を再開して14日以内が最も多いことがわかっている[1]。ハムストリングス組織は抗重力活動で常に使われるため、たとえ比較的小さな損傷であっても、回復するのに時間がかかる。重症度と他の因子によって、4〜6週の回復期間は珍しくない。再損傷の場合、さらに長い期間が通常必要となるが、熟練したマ

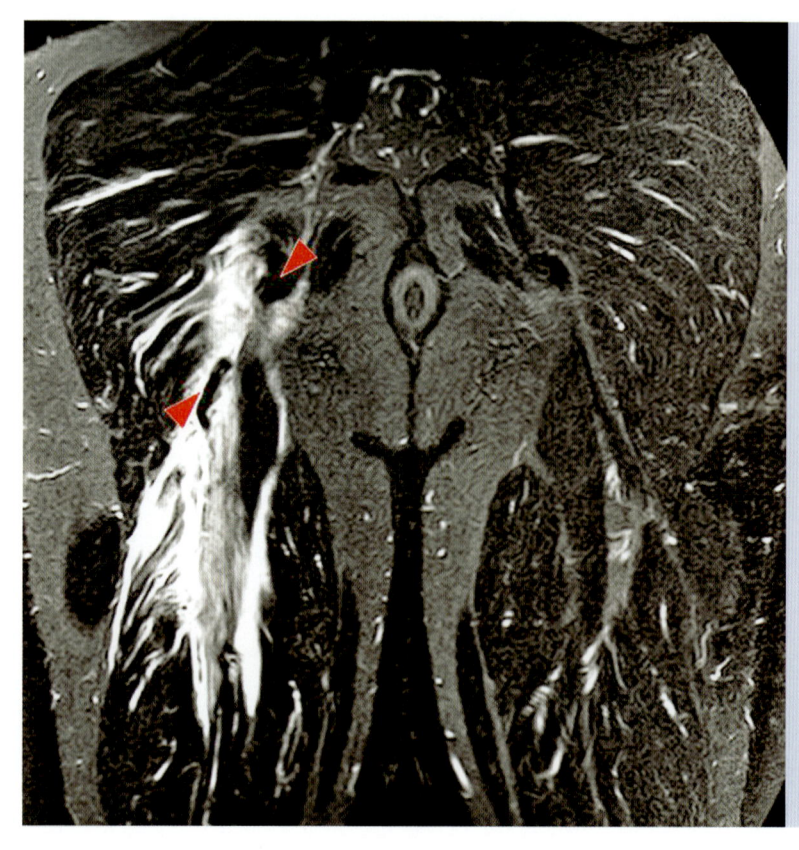

図9-2
裂けたハムストリングスの腱（赤い矢印）の冠状断MRI。周囲の組織への出血もみえる。

ハムストリングス損傷　9

ニュアルセラピーは回復プロセスを促進できる。本章で紹介するテクニックの中で、詳細に説明する。

ハムストリングスの骨・バネ？

　ハムストリングスは懸命に働いてくれるだけでなく、懸命に感じてくれる。ハムストリングスが硬いことは広く知られており、伸ばそうとするすべての試みにも動じないようにさえ思われる。ハムストリングスの弾性は、その機能に関連する。直立位では姿勢筋となり、持続的な緊張が必要な場合は、結合組織の弾性は筋収縮よりずっと効率的となる。七面鳥の場合は、さらに一歩進んでおり、脚の筋内で骨形成を行う。ヒトと同じく、七面鳥は二足動物であり、多くの時間を立って過ごす（図9-3）。そのため、立つ需要に適応させるために、七面鳥は筋間中隔と腱を脚の筋に持つ。たいてい、それらは長く、細い、筋内の骨のような組織へと硬化している。

　ヒトのハムストリングスは時に硬化しているように感じるかもしれないが、

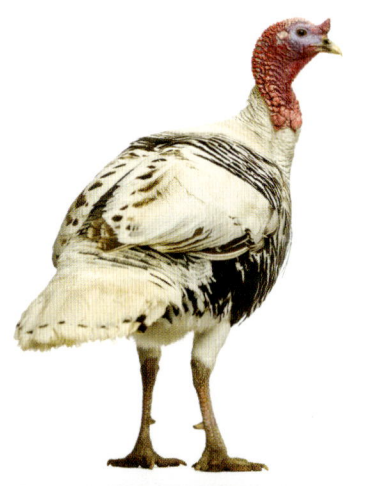

図9-3
七面鳥は、ハムストリングスの腱内部で骨のような組織を形成する。生きている時間の多くを立って過ごすためだ。

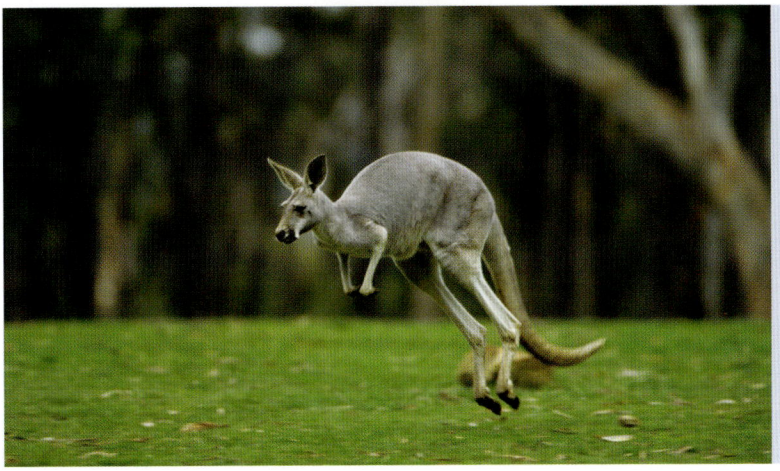

図9-4
カンガルーは筋収縮だけで説明できるよりも遠く速くジャンプする。カンガルーの脚の腱は、弾力的に伸張され、リリースされたエネルギーを再び蓄えるために再び曲がる。

その機能は伸張に抵抗し、もとの状態に跳ね返ることである。Robert Schleip[2]やSerge Gracovetsky[3]などの研究者は歩行と動作について、軟部組織の能力と弾力的な反動を介したエネルギーの保存とリリースに基づいた説明をしている。Schleipは、カンガルーがハムストリングスと脚の筋の収縮力で説明できるよりもずっと遠くへ速く飛ぶことについて記述している。カンガルー（図9-4）は、一種の「カタパルト効果」を利用し、弾力のある脚の腱の負荷と免荷を行う[4]。単に筋収縮だけに頼ってジャンプするのではなく、脚の腱の弾力性を使い、着地のエネルギーを蓄え、次の離陸でエネルギーを放出する。

このバネに似たメカニズムは、カモシカとヒトでも観察される。ヒトの筋が使われているとき（この場合、跳ぶ動作のような反復的負荷）の超音波による観察によれば、予想を上回る腱の伸張と反動が示された。筋線維の短縮は予想を下回った。短縮する代わりに、筋線維は等尺的に硬くなることで、弾力性のある腱にあらかじめ伸張を加えている。ある研究では[5]、ジャンプにかかわる動作の66〜76％が、腓腹部の筋・腱複合体の腱性部分で蓄えたエネルギーで行われ、筋収縮から生じるエネルギーはわずか24〜34％であった。他の線維性結合組織（腱膜や筋間中隔など）も類似したバネのような機能を与えている可能性がある。

ハムストリングスは単独では作用せず、身体の近くや各部位にある他の筋膜や結合組織とともに機能する。ハムストリングスは、筋膜でつながった長い鎖を連結する。このつながりは仙結節靱帯（大腿二頭筋と直線に並び、時に同じコラーゲン線維を共有し、ハムストリングスの力のベクトルの延長として作用する）を含んでいる。歩行やランニングでの典型的な交差ストライドでは、大殿筋、腰背筋膜、反対側の広背筋は、このつながりの線を継続していき、対側性の腕にまでつながる。

ハムストリングスは、さまざまな形で他の筋群とともに作用する。歩行やランニングにおいて、ハムストリングスは減速させたり、大腿四頭筋の強い収縮によるキック動作を調整したりする。片脚のハムストリングスの筋はすべて一緒に収縮し、膝関節屈曲と組み合わせた股関節伸展の強力なストライドを生み出す（図9-5）。その一方で、ハムストリングスは個々に作用することもできる。脛骨に大腿骨を固定させてバランスをとった場合、または膝関節を屈曲させた状態で脛骨回旋を制御する場合（例えば、ランニング、スキー、スケート中に方向を変えるなど）がそうである。

ハムストリングスが未分離である場合、言い換えれば、損傷、過使用、習慣、未発達な身体意識によってバイオメカニクス的または機能的に働かない場合は、ハムストリングスはぎくしゃくとした動きとなり、これらの微調整された機能が失われてしまう。この未分離はハムストリングスより先にまで広がる。殿筋や内転筋は時にハムストリングスと一緒に刺激するため、不必要な短縮でエネルギーと可動域を奪う。ハムストリングスの個々の筋頭の間や、ハムスト

ハムストリングス損傷　9

リングスと隣り合う筋の間で、これらの機能的構造的相違がない場合、効率が激減し、反応、バランス、適合性に必要な洗練された制御が著しく低下する。これからストライドに弾性、流れ、制御を与える3つの特性（ハムストリングス弾性、分離、洗練された固有感覚）を高める方法を解説する。

ハムストリングス・テクニック

患者に腹臥位になってもらい施術を行う。患者の頸部を楽にするためにはクッション（枕）を使うが、患者の股関節回旋や膝への不快感を避けるためには足関節の下にボルスターを用いるのがよい。このテクニックでは、膝関節の屈曲および伸展運動を患者に行ってもらう必要があるが、ボルスターで支えた

ハムストリングス・テクニック
http://advanced-trainings.com/v/lc06.html

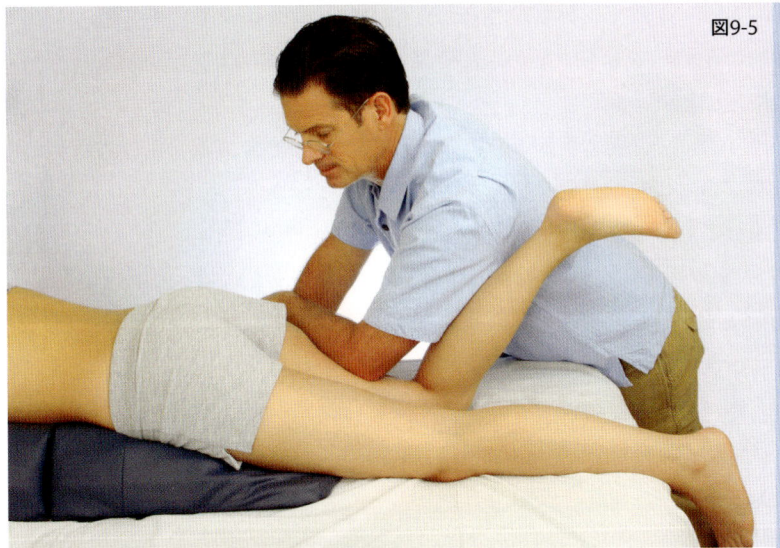

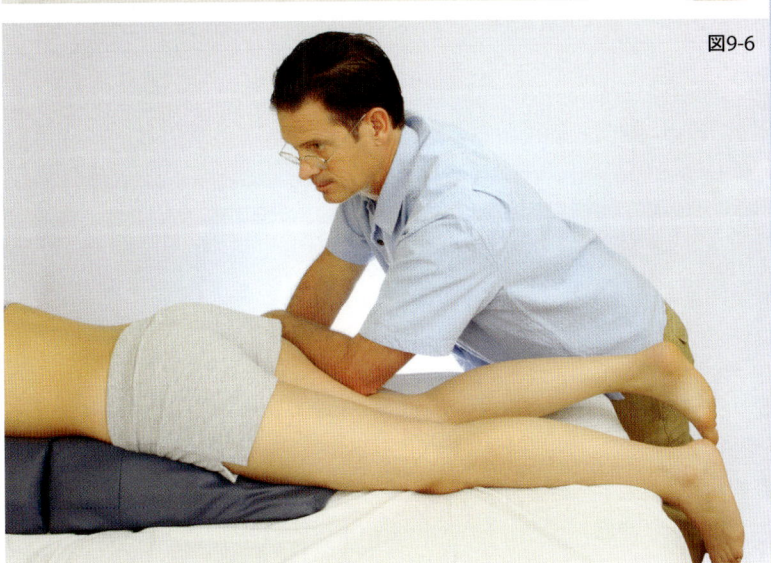

図9-5

図9-6

図9-5、図9-6
ハムストリングス・テクニックでは、患者の膝関節の自動的な伸展を利用する。施術者の前腕の下にある筋膜組織を滑走させ、遠心性収縮でリリースする。層ごとに施術を行う。浅筋膜から始めて、ハムストリングスの筋束の間にある筋間中隔に至る。

103

下肢の肢位は、膝関節が屈曲位になり、不完全な運動になる。私は、クッション（枕）と下肢の下にボルスターを使う代わりに、卓上のヘッドレストがついたベッドを使っている。これで、患者は膝関節の屈曲と伸展を最大限に行うことが可能になり、ハムストリングスに効果的な施術を行えるようになる。

前腕の平らな面を使い、大腿後面の外層に固定し、近位方向に始める。前腕（「第3章　筋膜に対するツールとテクニック」を参照）と同じく、これらの表層には皮膚、浅筋膜、大腿筋膜、大腿の筋の周辺や間には深筋膜がある。これらすべての膜組織層は、厚く、強固で、弾力性がある。これらの膜組織のシートは互いに癒合し、下の筋周辺にある筋外膜にも癒合する。

施術者の前腕を表面で滑らせるのではなく、筋膜組織のシートをそれぞれスライドさせるために前腕を固定する必要があり、この時点ではオイルや他の潤滑油は使わないようにする。これらの層の外層に施術者の前腕を固定したら、患者に膝関節を屈曲してもらう。これで、外層をさらに近位方向へ動かせるようになり、膝関節を自動的に屈曲してもらいながら、効果的に筋膜組織のゆるみを取り去る。表面での滑走は起こらない。

ハムストリングスはかなり強固で、弾力性があるので、施術者自身ですべての施術を行おうとするより、患者に自動運動を行ってもらったほうがよい。患者には膝関節を完全に屈曲してもらってから（図9-5）、下肢をゆっくり下げて、膝関節をまっすぐにしてもらう（図9-6）。筋膜組織がリリースされると、施術者の前腕の下からゆっくり滑り出る。脚に毛がある患者も、ゆっくり行うように指示すればよい。圧と角度を変えたり、患者の動きをさらにゆっくりしてもらったりすることで、リリースの強さを調整できる。患者は、軽度の灼熱感や伸張感を訴えるかもしれない。これは神経支配が豊富な筋膜層での分離と弾

ハムストリングス・テクニックの重要ポイント

適応
- ハムストリングスの損傷、痛み、硬さ。股関節の屈曲制限。

目的
- ハムストリングスと大腿後面の筋膜を分離し、弾力性を高める。

方法
- 大腿後面の筋膜に前腕を固定する。患者に膝関節の自動的な伸展をゆっくり慎重に行ってもらい、その下にある筋の遠心性収縮により組織を伸張させる。
- 外層の施術を行ったら、深部の層でも段階的に繰り返し、ハムストリングスの筋頭を分離していく。

運動
- ゆっくりとした膝関節の自動的な伸展。

ハムストリングス損傷　9

力性が高まったことによる感覚である。この感覚は、患者がリラックスできないほどの痛みや強い緊張であってはならない。大腿後面のいくつかの部位（坐骨から膝窩）の浅層で最初に内側、中央、それから外側でこのリリースを繰り返す。施術者の目的は層を互いに円滑で流動的に滑走させることである。

外層で施術を行った後は、深部の組織を固定する。徐々に施術を行い、患者のゆっくりと集中した運動を導く。ハムストリングスの筋膜組織と筋が遠心性収縮で伸張するため、リリースは膝関節を伸展する際に起こることを覚えておく。坐骨で起始し、膝窩の腓腹筋付着部の周辺で分かれるハムストリングスの3〜4の筋束を触診する（図9-7）。ほとんどの場合、大腿二頭筋の短頭は膝関節を横断するのみであり、股関節の伸展は関与しない。

筋腹よりも、筋膜の束の間や周辺にある結合組織に施術を続けていく。腱が筋や骨に付着する部位では、負荷による損傷が起こりやすいことを覚えておく。膝窩部や、過敏な、またはズキズキする感覚を患者が訴える部位では、坐骨神経があるため、特に注意する。

この部位では、ハムストリングス損傷だけでなく、他の病態も直接的な施術

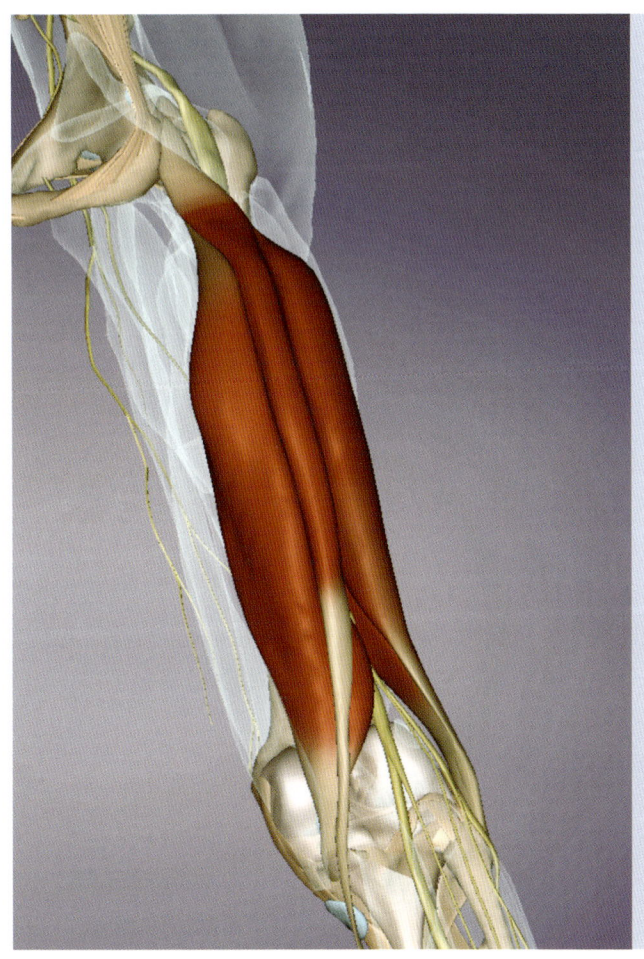

図9-7
ハムストリングス（内側像）。坐骨神経（黄色）の走行に注意。

に反応する。例えば、坐骨神経は大腿二頭筋の下を通るが（図 9-7）、ここでの係留（つなぎとめること）が坐骨神経痛の原因の一つとなる[6]。鵞足滑液包炎（エクササイズで膝内側の灼熱感や痛みを感じる）も半腱様筋、薄筋、縫工筋への施術で緩和できることが多い。

ハムストリングス症候群は坐骨結節上にあるハムストリングス付着部の痛みを伴う炎症で、多くは座ることで悪化する。ここで述べるやり方で、ハムストリングスに施術を行えば、時にハムストリングス症候群の改善に役立つだろう。

炎症を起こしたハムストリングスの施術で考慮すべき点

前述したように、ハムストリングス損傷は、完全に治る前に、頻繁に再発したり、痛みを伴う炎症が続いたりする。最終的には、時間経過の代わりになるものはなく、時に患者、特に障害を押しのけるのに慣れたアスリートにとって、忍耐は最大の課題となる。しかし、「炎症を起こした筋膜組織で直接的な施術をしない」という常識に反して、多くの人がわかったのは、ここで説明したような特異的施術が、緊張した筋膜組織の痛みを緩和し、炎症性の痛みを伴う部位に直接適用しても回復プロセスを加速できることである。

マニュアルセラピーがエクササイズで生じた炎症を軽減することを示す研究のエビデンスがある。例えば、ある研究では、マッサージ後、下肢の筋膜組織の炎症を示す化学マーカーが有意に軽減したことが確認された[7]。別の研究では、機械的に刺激した筋膜組織にマニュアルセラピーを行うと、結合組織の層の癒着が少なくなったことがわかった[8]。

施術者と患者がこれらのテクニックを痛みのある部位に直接行うことを決めたなら、提案するプロトコルは、この施術を少し行い、2、3日でハムストリングスがどう反応するか見てみることである。変化がなかったり、全体的な痛み、炎症、硬さが軽減しなかったりした場合（たとえ最初の反応は逆でも）、次のセッションで直接的な施術を問題なくもっと試すことができる。一方で、改善されずに、炎症や硬さが増加すれば、同じテクニックで続けるよりは、異なる部位や異なる方法で施術を行う。

マニュアルセラピーが傷ついた筋膜組織を補助する実際のメカニズムに関しては理論がいくつかある。例として、筋膜組織の水分補給の改善、コラーゲン再生の刺激、新しく形成されるコラーゲンの構成の改善、トリガーポイントの予防、固有感覚の精度の増加、継続する痛みの悪循環の中断などがある。これらのモデルすべてが正式な研究で検証されているわけではないが、いくつかは施術で達成することを概念化するために有用な地図を施術者に提供してくれる。たとえどのモデルが最も納得できる（つまり、施術者のスタイル、経験、視点、患者の種類に合う）ものでも、可能性として高いのは、ハムストリングス・テクニックを施術で使う機会はたくさんあるということだ。

ハムストリングス損傷　9

参考文献

1) Heiderscheit, B. et al. (2010) Hamstring strain injuries: recommendations for diagnosis, rehabilitation and injury prevention. Journal of Orthopaedic & Sports Physical Therapy. 40(2). p. 67–81.
2) Müller, D. and Schleip, R. (2012). Fascial fitness: Suggestions for a fascia-oriented training approach in sports and movement therapies. in Fascia, The Tensional Network of the Human Body. 7(254). p. 465
3) Gracovetsky, S. (2003) The Spinal Engine. UK: Springer.
4) Kram, R. and Dawson, T.J. (1998) Energetics and Biomechanics of Locomotion by Red Kangaroos (Macropus rufus). Comparative Biochemistry & Physiology. 120(1). p. 41–49 [accessed December 2013, http:// stripe.colorado. edu/~kram/kangaroo.pdf]
5) American Society of Biomechanics, T. Fukunaga et al. (2001) Muscle Fiber Behavior During Drop Jump in Humans. www.asbweb.org/conferences/2001/ pdf/168.pdf. [Accessed November 2013]
6) Saikku, K. et al. (2010): Entrapment of the Proximal Sciatic Nerve by the Hamstring Tendons. Acta Orthopaedica Belgica. 76. p. 321–324.
7) Crane, J.D. et al. (2012) Massage Therapy Attenuates Inflammatory Signaling After Exercise-Induced Muscle Damage. Science Translational Medicine. 4(119).
8) Bove, G.M. and Chapelle, S.L. (2012) Visceral Mobilization can Lyse and Prevent Peritoneal Adhesions in a Rat Model," Journal of Bodywork & Movement Therapies. 16(1). p. 76–82.

画像クレジット

図9-1、図9-7　Primal Picturesより提供。許諾を得て掲載
図9-2　Hellerhoffの画像を修正（CCA-SA 3.0の下に使用）
図9-3、図9-4　Thinkstockより提供
図9-5、図9-6　Advanced-Trainings.comより提供。許諾を得て掲載

スタディ・ガイド

第 9 章の復習　※回答は 211 ページ参照

Q1 最も頻繁に損傷しやすいハムストリングスはどれか。
　　a. 半腱様筋
　　b. 半膜様筋
　　c. 大腿方形筋
　　d. 大腿二頭筋

Q2 ハムストリングス損傷の好発部位は、筋腱移行部とどれか。
　　a. 半腱様筋の遠位付着部
　　b. 半膜様筋の遠位付着部
　　c. 坐骨結節
　　d. 大腿方形筋の遠位付着部

Q3 大腿二頭筋と直線に配列し、ハムストリングスの力のベクトルの延長として作用する組織はどれか。
　　a. IT 帯
　　b. 外側腓腹筋
　　c. 大殿筋
　　d. 仙結節靱帯

Q4 ハムストリングスが構造的・機能的分離を失うと、時にハムストリングスと一緒に刺激されるのはどれか。
　　a. 殿筋群
　　b. 大腿四頭筋
　　c. 腰筋
　　d. 股関節外転筋

Q5 ハムストリングス・テクニックが利用する患者の自動運動はどれか。
　　a. 膝関節屈曲
　　b. 膝関節伸展
　　c. 股関節伸展
　　d. 足関節底屈

Part3
下肢帯

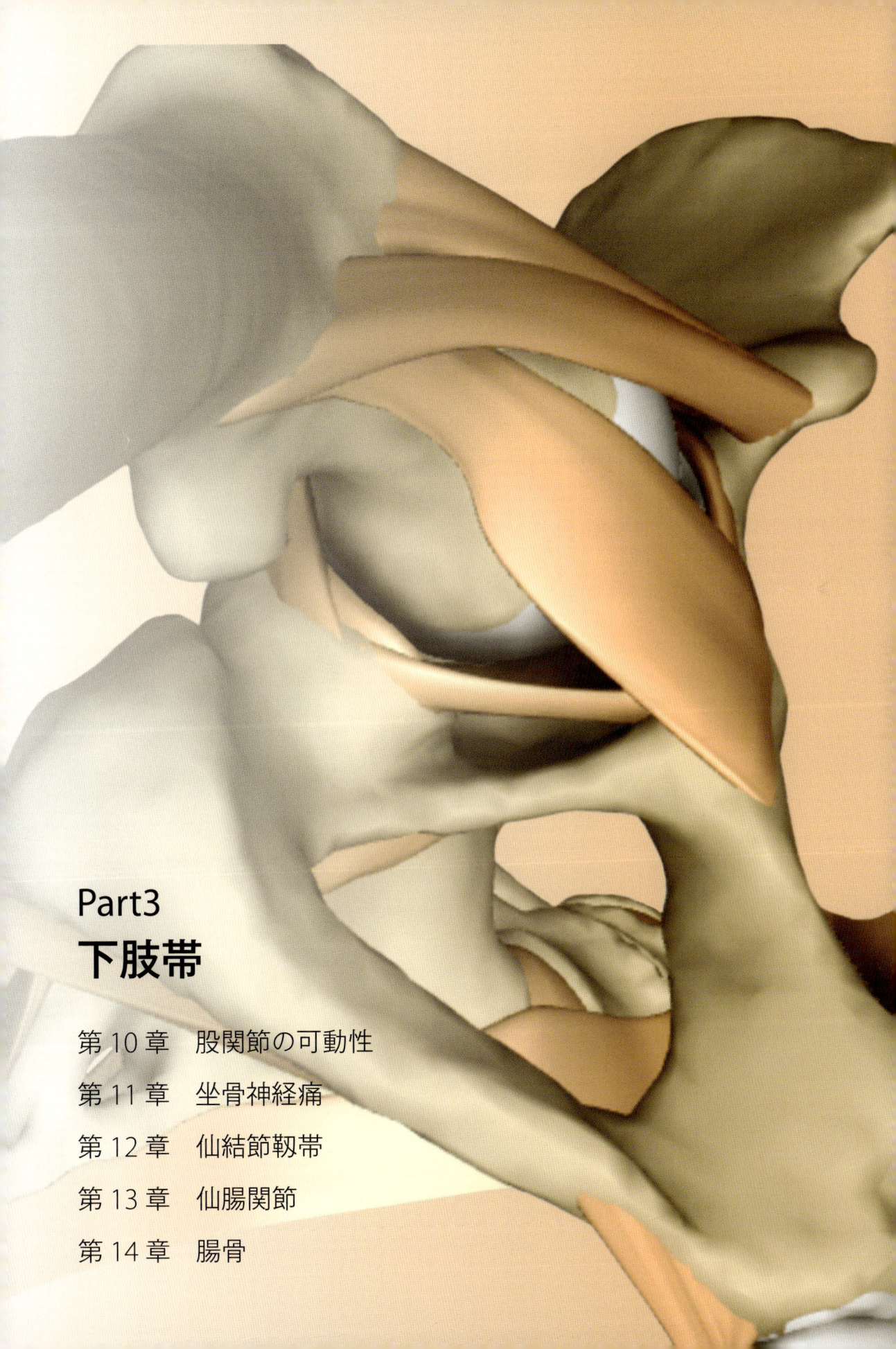

第10章　股関節の可動性

第11章　坐骨神経痛

第12章　仙結節靭帯

第13章　仙腸関節

第14章　腸骨

第10章　股関節の可動性

腰と股関節の可動性の関係

　1980年代、私がロルフ研究所の学生だったとき、ロルフィング®の創始者である Ida Rolf 博士が、施術における骨盤の可動性の重要性を強調していたという話を聞いた。Rolf 博士は、訓練生に10回のセッションについて「それぞれ目的は何か」という質問をいつもしていたという。例えば、「5回目のセッションの目的は何か？」といった具合にである。厳しい教師であった彼女を満足させる答えはほとんどなかったが、どのセッションに関する質問でも、「骨盤を解放する」という答えを正解と認めたという。それぞれセッションの内容は異なったにもかかわらずである。

　この話がどこまで事実なのかは定かではない。なにしろ、1979年に彼女が亡くなって以来、多くの「Idaに関する話」がロルフィングのコミュニティでは伝説的に語られている。ただ、彼女が考える身体の統合において、股関節（図10-1）における骨盤の適合性が重要な役割を果たすことは確かである。Rolf

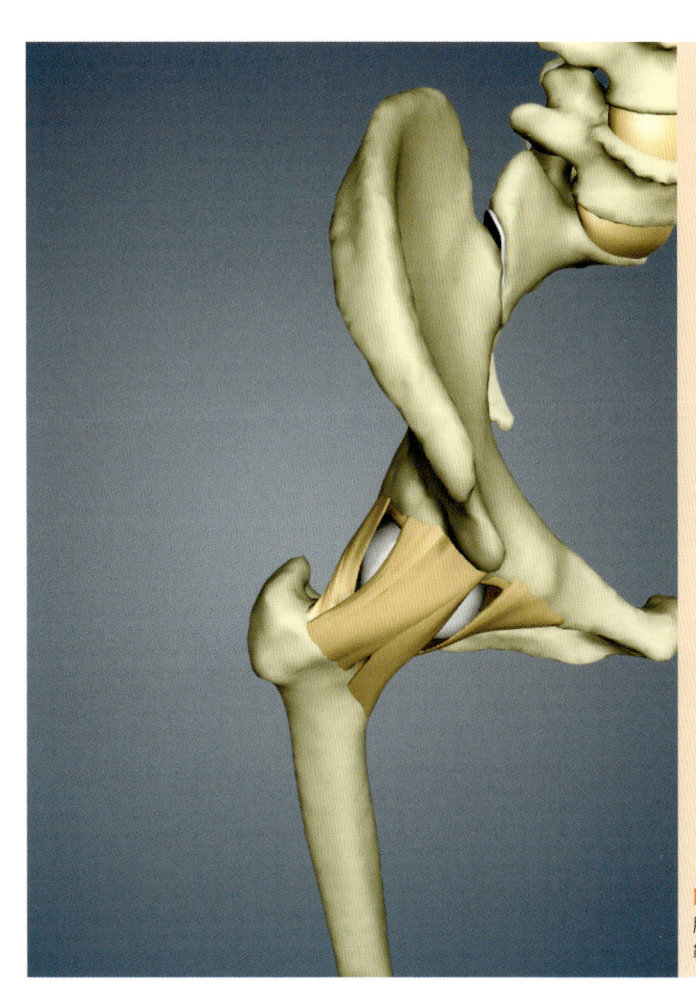

図10-1
腸骨大腿靱帯、恥骨大腿靱帯、坐骨大腿靱帯は、股関節の運動を制限する。

博士は股関節と骨盤を「左右対称性を決定する関節」とした。もちろん、股関節の重要な役割を強調したのは彼女だけではない。股関節のバランスのとれた可動性は、運動、ダンス、老人医学、腰痛の管理などの領域で重要である。

腰と股関節の可動性の関係について、私の好奇心がさらに強くなったのは、ロルフ研究所を卒業して数年後、マニュアルセラピーの施術を教えるために日本に行ったときのことである。椅子ではなく床の座布団に座る日本の習慣に合わせたとき、私は自分の股関節の可動性における難題に気づいた。また、アメリカやヨーロッパの患者よりも日本の患者のほうが、股関節の可動性（特に外旋）がかなり大きいことも発見した。さらに、私が知る日本の患者はたいてい、カーブが平坦であるようにも思われた。これも、日本人の股関節の可動性に関連があったのだろうか。

子宮内で、ヒトは股関節を屈曲させて成長するが、この段階では腰椎の第2

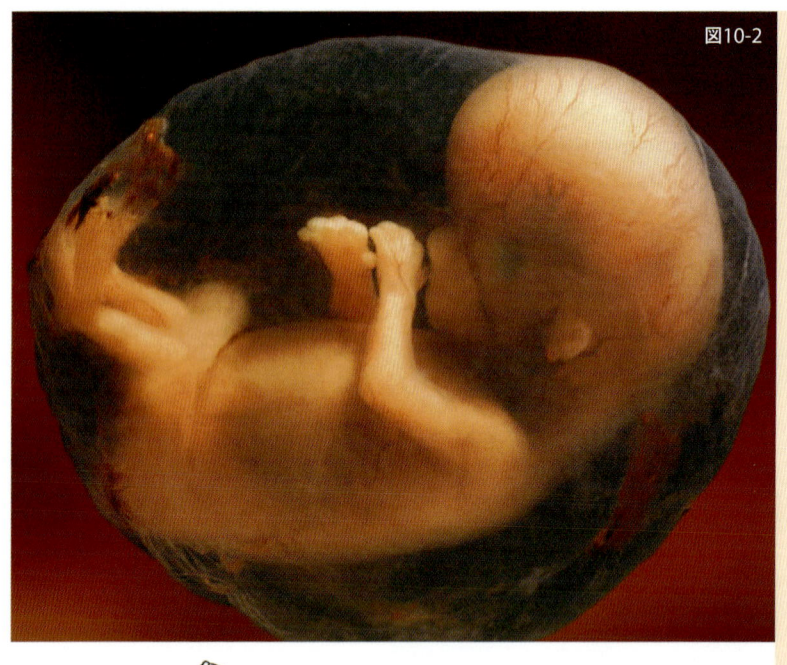

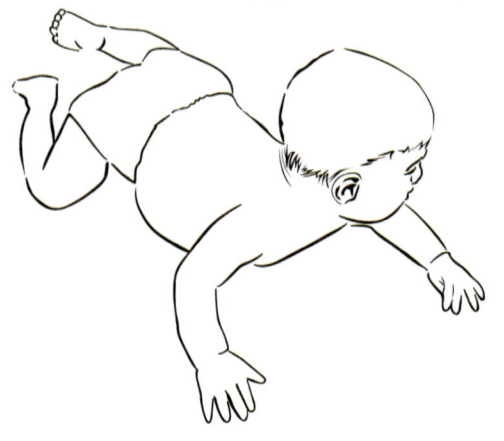

図10-2

図10-3

図10-2、図10-3
胎児の頃は子宮内で股関節を屈曲させているが、ハイハイするようになると、股関節を伸展させるようになる。

股関節の可動性 10

曲線は形成されない（図 10-2）。ハイハイをするようになってはじめて（図 10-3）、股関節を伸展させ、腰椎の曲線が形成されるようになる。常に股関節に制限がなければ腰は楽になるとされている。日本[1]とアメリカ[2]での研究は基本的にこれを支持している。

本章では、股関節の可動性を評価し、バランスをとる3つのテクニックを説明していく。これらのテクニックは股関節の可動性に対する直接的な施術として役立つだけでなく、腰痛や他の問題を改善する手段にもなる。

押しぼうきテクニックA

「押しぼうきシリーズ」は、施術者による過度な力や圧迫を加えずに、股関節の可動性を増やすのに効果的な方法である。重力を使い、3つの異なる肢位を用いたテクニックで股関節のすべての構造、つまり、深部の腸骨大腿靱帯（図10-1参照）から、腸腰筋、ハムストリングス、股関節外転筋、股関節内転筋、股関節回旋筋、縫工筋、大腿四頭筋、そして、これらを包む筋膜をリリースする。

「押しぼうき」という語は最初の把持を意味する。患者を腹臥位にして、押しぼうきの柄を握るように、患者の下肢を足関節と膝関節で保持する（図10-4）。股関節を最大限屈曲させるよう、施術者が歩きながら膝を外側に回し、膝を頭部に向かって快適な範囲まで持っていく。膝を持ち上げながら、骨盤を施術者から離すことで、股関節を90°以上屈曲させやすくなる。この90°を超えた姿勢にすれば、ほとんどすべての患者が快適に感じる。そのため、大腿骨を身体に垂直とまではいかなくとも、体側に近づける。

「赤ん坊のハイハイ」や「ウシガエル」の姿勢にすることで、股関節の治療的ストレッチになる。さらに、これを行いながら、殿筋をリリースすることで

押しぼうきテクニック
http://advanced-trainings.com/v/pa04.html

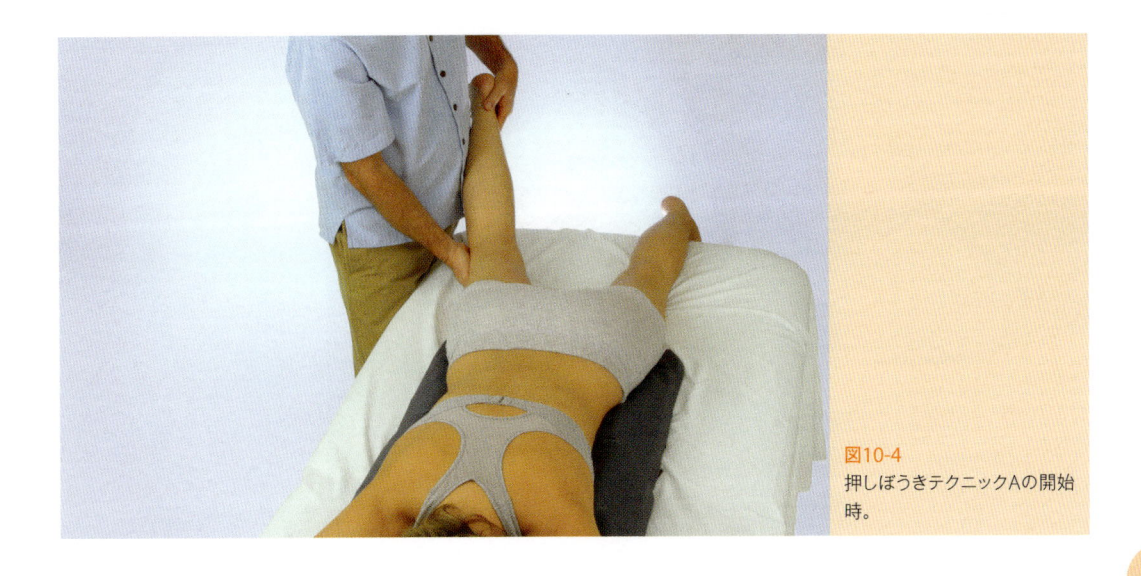

図10-4
押しぼうきテクニックAの開始時。

股関節の可動性を増やすことができる。患者の下肢を施術者の大腿部で支えながら、施術者の前腕の平らな面で、腸骨稜の真下にある、大殿筋の内側付着部へ優しくもたれる（図10-5、図10-6）。腱付着部はゴルジ腱器官が集中している。ゴルジ腱器官は持続性の圧迫に反応するため、施術者のタッチをスライドさせたり、動かしたりするのではなく、ゆっくりとした、静的圧迫をこの部位に行う。殿筋をゆるめたり、腸骨上の骨付着部から離れるようするため、施術者の方向に少し向けた中程度の圧迫を用いる。

　筋膜組織が微細に軟化したり、緩んだりする反応を感じるまで、優しくこの圧迫を維持する。それから、施術者の圧迫を解き、殿筋付着部の次の部分に移る。

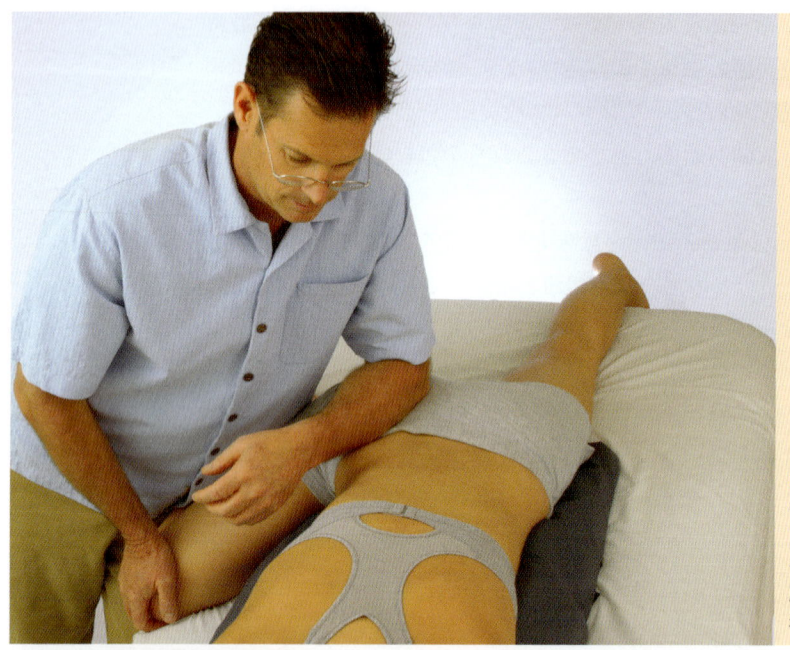

図10-5
押しぼうきテクニックA。ベッド上に下腿を置いて、股関節を屈曲させたら、施術者の前腕で患者の殿筋群の内側付着部をリリースする。

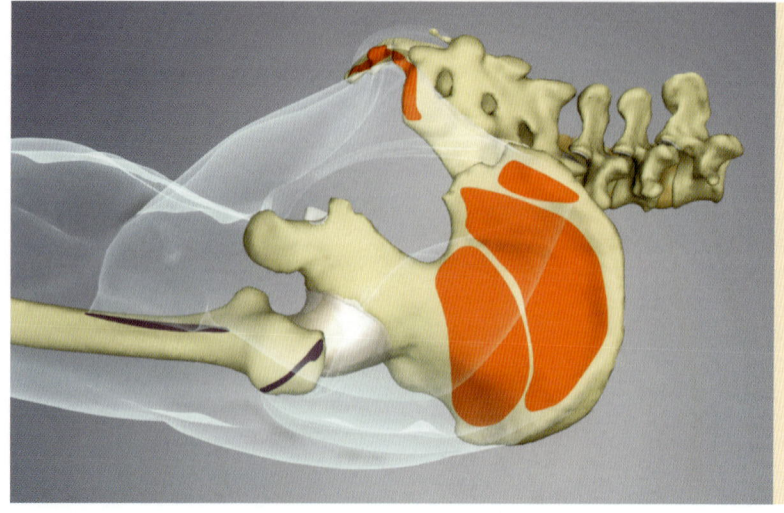

図10-6
殿筋群の内側付着部。

股関節の可動性　10

押しぼうきテクニックB（外旋）

　押しぼうきテクニックAと同じ肢位から、患者の下腿をベッドから下ろす（図10-7）。内転筋を両手で施術者に向けて持ち上げて、大腿骨を外旋させる。これによりベッドの端に患者の膝が圧迫されないようにする。同時に、ベッドの下にある施術者の下肢を用い、患者の下肢を頭側へ優しく押して大腿骨の外旋を増加する。患者が膝や他の部位で負荷を感じないようにし、あくまでも股関節周辺の伸展とリリースのみとする（図10-8）。不快感があれば、患者の足部を圧迫するのは割愛する。

　施術者の身体も楽にし、まっすぐにする。患者に楽に呼吸するように伝えて、リラックスしながらストレッチを行う。軟化や緩和のような反応を感じるまで、テクニック中はこの肢位を維持する。通常、これには少なくとも3～5回の呼吸を要する。

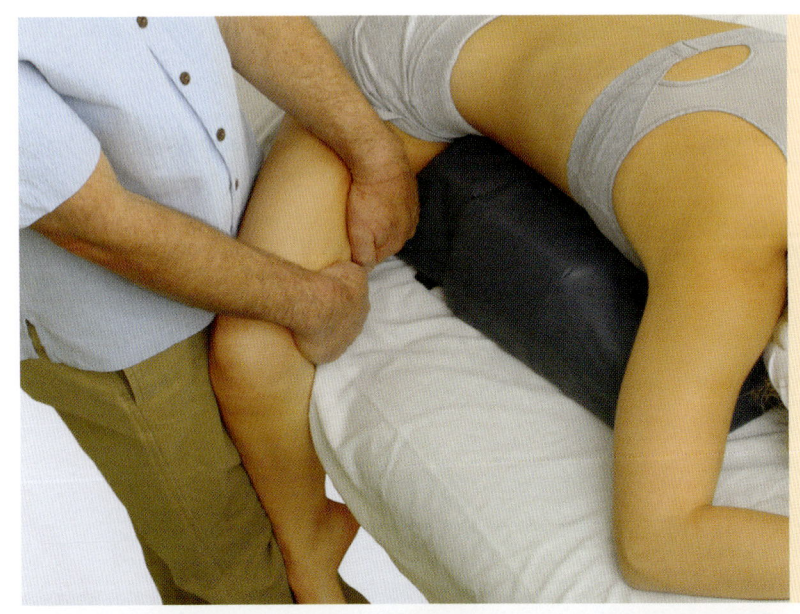

図10-7
押しぼうきテクニックB（外旋）。

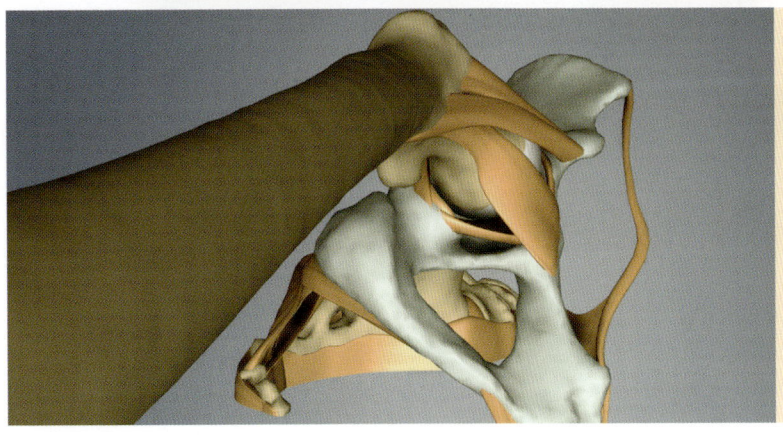

図10-8
下から股関節を見ると、外旋により股関節前方が開くことが視覚化的に明らかとなる。

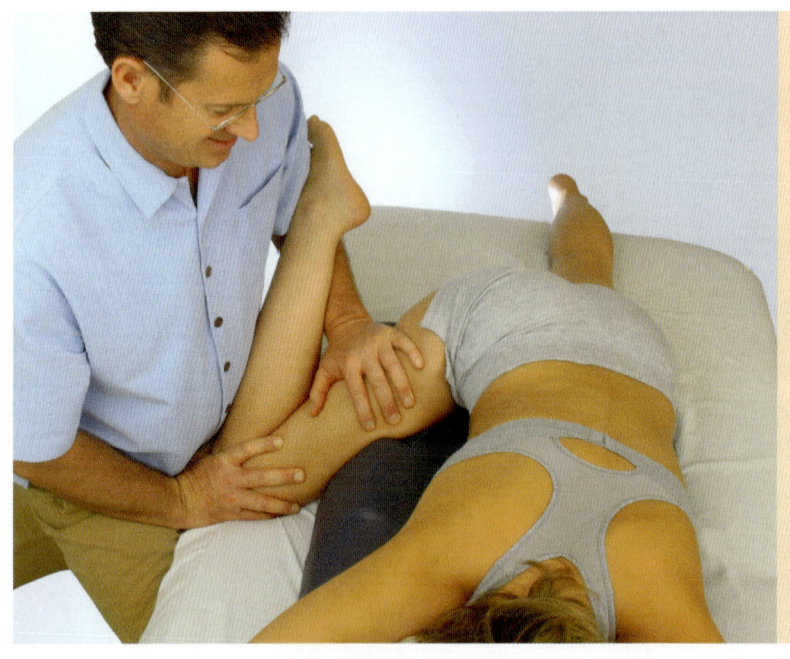

押しぼうきテクニックC（内旋）

　特定の股関節可動性は、腰の健康と関連している。男女における股関節の内旋、屈曲、伸展や、男性におけるハムストリングスの柔軟性はすべて背部痛と負の相関がある。この種の可動性がある人は通常、背部痛が少ないということになる[3]。押しぼうきテクニックCは、これらの重要な運動、つまり、大腿骨の内旋と、股関節の屈曲、そしてハムストリングス伸張を組み合わせる。

　押しぼうきテクニックBの外旋から、テクニックCの内旋にする（図10-9）。テクニックBのように、下腿をベッドから下ろさないで、大腿骨を回転させて下腿が高くなるようにする。図10-9に示す保持と肢位を用いて、優しく大腿骨を内旋の最終域まで持っていく。その肢位を保持し、筋膜組織が反応するのを待つ。股関節屈曲を90°以上とする。つまり、大腿骨を身体に垂直にするか、または頭部方向にさらに屈曲させる。テクニックBと同様に、膝への負荷や不快感を与えないように注意する。

　A～Cの3つの押しぼうきテクニックを終えたら、下肢を解剖学的肢位に戻す。多くの患者は、施術を行う前よりも脚がずっと長く、解放されたように感じるといった感想を述べる。左右のバランスをとるために、これらのテクニックを反対側の下肢でも繰り返す。

図10-9
押しぼうきテクニックC（内旋）。

股関節の可動性　10

> **押しぼうきテクニックの重要ポイント**
>
> **適応**
> - 股関節可動性の制限。
> - バランスの問題や歩行の問題。
> - 背部痛、仙腸関節痛、坐骨痛。
>
> **目的**
> - 腸骨大腿骨の関節（股関節）で、可動性を回復させて、固有感覚を高める。
>
> **方法**
> - 痛みを引き起こさないようにし、股関節を優しく屈曲させ、本文にあるように外旋と内旋を行う。筋付着部で静的圧迫を行う。
> - 各肢位で伸張に対する筋膜組織の反応を待つ。
> - 反対側の股関節でも繰り返す。
> - 90°を超える屈曲を行うと、ほとんどすべての患者で快適な姿勢となる。
>
> **注意**
> - 特定の運動は、近日中に股関節置換手術を受けた患者には禁忌となる。

他の考慮すべき問題

　股関節へのテクニックとして、3つの方法を説明してきた。これらの3つの方法は、仙結節靱帯、仙棘靱帯、仙腸靱帯の制限を改善し、仙骨と腸骨の間のねじれや動きを調節することにより、骨盤自体の靱帯性の適応にも影響を与える。これらは、四肢性坐骨神経痛（第11章）、仙結節靱帯の痛み（第12章）、仙腸関節の痛み（第13章）などの骨盤の病態を対象にする際に役立つ。

　患者が裸もしくは最小限の服しか着ていない場合、これらのテクニックは布で覆い、テクニックAでは上の布から下肢を保持して、下肢とともに布を動かしていく。この他に、特にテクニックBとテクニックCでは、下肢は布の外に出してもいいが、大腿あたりに布を集め、患者に安心感を与え、プライバシーを保護するようにする。

　ここで説明するテクニックを適用するときに、痛みを生じないようにすることが重要である。可動性に対する軟部組織の制限に加えて、寛骨臼や大腿骨頭の形状や方向などの骨の制限もある。生理的限界まで押されると、これらに痛みや炎症を引き起こす可能性がある。大腿臼蓋インピンジメント（femoral acetabular impingement: FAI）症候群は股関節運動の有疼性制限で、おそらく遺伝的要因や使用要因による大腿骨と寛骨臼縁の異常な接触に起因している。大腿臼蓋インピンジメントは多くの場合、外科的に治療されるが、可動性を増加させるテクニックも、この痛みのマネジメントに効果的である。しかし、あまりに激しく伸張させるよう押すと、この病態が悪化する可能性があるため、

特に、股関節自体に不快感がある場合、運動の最終域では注意しなければならない。

股関節置換術後の場合はどうするか？

　障害の予防は障害自体を測定したり、研究したりするより難しいが、バランスのとれた股関節可動性を維持することで、関節痛、関節変性、股関節置換術や関節面再建術の原因となる関節炎の病態を予防・改善するのに役立つと考えられる。

　患者が人工股関節置換術（図10-10）をすでに受けている場合、これらのテクニックを用いる際に特別な配慮が必要となる。人工股関節置換術は、手術の種類にもよるが、後方や前方で筋膜組織を切断し、関節をはずして置き換える。少なくとも回復期には、手術時に脱回させた方向の股関節の支持性が低下した状態となっている[*1]。手術のタイプによって回復期にみられる運動制限は異なる。また、推奨する手術後の運動制限も外科医によってかなり違う。2010年に行った非公式の調査では、回答した外科医の3分の1がヨガ指導者に対して股関節前方の置換術後の運動制限を全く必要しないと推奨していることがわかった[4]。しかし、最も保守的な推奨では、手術後6カ月～1年間、股関節置換術後の患者は、以下を回避するように言っている。

- 股関節後方の置換では、内転、内旋、90°を超える股関節屈曲
- 股関節前方の置換では、外転、外旋、股関節伸展

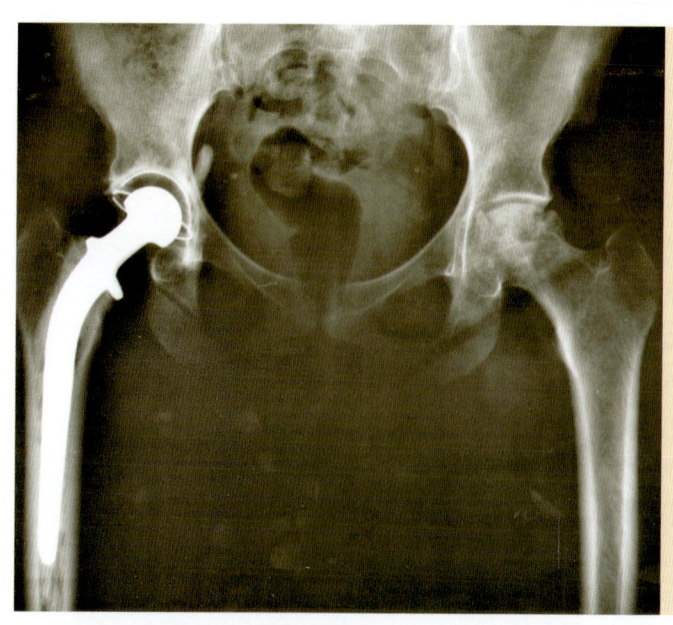

図10-10
人工股関節全置換術のX線写真。

[*1] 股関節後方の置換に関する処置の詳細に関しては、edhead.orgにあるインタラクティブな股関節手術シミュレーターを勧める（www.edheads.org/activities/hip/）。神経質に心配する必要はない。素人が見ると非常に血まみれで、残忍に思える実際の股関節後方手術とは異なり、手技のアニメーションはこぎれいで、きちんとしている（Accessed5/2014）。

股関節の可動性　10

　これらを踏まえて、施術家がとりうる最善の行動は、患者を担当する外科医や理学療法士が回復期に避けるように推奨する運動を問い合わせることである。

　術後、患者の多くは、手術の傷が完全に治癒した後も、軟部組織の運動制限を経験し続ける。そんな治癒した股関節置換術（手術後約1年以上）においても、これらのテクニックは、可動性の長期的回復と維持に大いに役立つ。しかし、人工関節の人工材料自体を伸張したり、変化させることを意図していないため、置換した股関節に適用する伸張を控えめにする。人工関節自体を深く伸張するのではなく、関節周辺の筋膜組織を長く、ゆるく、可動性を高めるようにすることを考える。

　最後に、これらのテクニックを高齢や障害がある患者に適用するのをためらわないことだ。施術家は慎重に、快適かどうかコミュニケーションをとるようにする。自動的可動性が制限されている患者に対して行っても、多くの施術者はリリースがもたらす快適さと効果に驚くことだろう。

　練習すれば、これらのテクニックは、施術者にとって不可欠な引き出しの一つになり、通常の施術の中で、多くの股関節制限を評価し、リリースできるようになる。あらゆる年齢と活動レベルの患者は、これに感謝するはずだ。

　80％の人が一生のうちで腰痛を経験するといわれている。しかし、腰痛の有無にかかわらず、ほとんどの人々が股関節適合性の増加で恩恵を受け、容易に、効率的に、快適に座り、歩き、動けるようになるだろう。

参考文献

1) Horikawa, K. et al. (2006) Prevalence of osteoarthritis, osteoporotic verte¬bral fractures, and spondylolisthesis among the elderly in a Japanese village. Journal of Orthopaedic Surgery. 14(1). p. 9–12.
2) Harris-Hayes, M. et al. (2009) Relationship between the hip and low back pain in athletes who participate in rotation-related sports. Journal of Sport Rehabilitation. Feb; 18(1) p. 60–75.
3) Mellin, G. (1988) Correlations of hip mobility with degree of back pain and lumbar spinal mobility in chronic low-back pain patients. Spine. 13(6) p. 668–670.
4) Jones, N.M. (2010) Yoga after a Hip Replacement. http://www.xpandinglight.org/free/yoga-teacher/articles/yoga-therapy/yoga-after-a-hip-replacement.asp. [Accessed 5/2014]

画像クレジット

図10-1、図10-6、図10-8　Primal Picturesより提供。許諾を得て掲載
図10-2　パブリックドメイン画像
図10-3、図10-4、図10-5、図10-7、図10-9　Advanced-Trainings.comより提供。許諾を得て掲載
図10-10　National Institutes of Healthのパブリックドメイン画像

スタディ・ガイド

第 10 章の復習　　※回答は 211 ページ参照

Q1 より解放された「股関節」と相関するのはどれか。
a. より少ない膝痛
b. より少ない背部痛
c. より少ない肩部痛
d. より少ない顎の痛み

Q2 どの方向の股関節可動性が、男性と女性の腰部の健康と相関しているか。
a. 股関節外旋、屈曲、伸展
b. 股関節内旋、屈曲、伸展
c. 股関節内旋、屈曲、外転
d. 股関節外旋、屈曲、内転

Q3 押しぼうきテクニック A で、施術者が静的圧迫を行う大殿筋の付着部はどこか。
a. 腸骨稜の直上
b. 腸骨稜の直下
c. 坐骨結節
d. 腸脛靱帯の大殿筋付着部

Q4 腱付着部にあるゴルジ腱器官が最も反応するのはどれか。
a. 滑走圧迫
b. 拍動圧迫
c. 軽い圧迫
d. 持続的圧迫

Q5 押しぼうきテクニック B の肢位をどのくらい保持すればよいか。
a. 3 〜 5 分
b. 3 〜 5 回の呼吸
c. 3 〜 5 秒
d. 3 〜 5 回

第11章　坐骨神経痛

2タイプある坐骨神経痛

　坐骨神経痛は殿部で生じる痛みで、個人だけでなく、社会全体にも影響を与えている。推計は異なるものの、研究によると43％もの人が坐骨神経痛を人生のどこかで経験しているという[1]。2008年に発表された坐骨神経痛の研究のメタ解析では、坐骨神経痛は腰痛より持続性があるばかりか、重篤になる傾向があり、多くの医療資源を消費すると結論している[2]。

　そして、坐骨神経痛はマニュアルセラピーを行う施術者にとっても悩み深い。時に、坐骨神経痛は急速に反応する。なかには難治性のように思えるものもあり、マニュアルセラピーによって悪化することもある。施術者はどのようにアプローチすればよいのだろうか？

　本章では、坐骨神経痛を2タイプに分類する、直接的で、比較的信頼性が高い評価法をみていきたい。最初に、第1のタイプ（軸性）の痛みに施術を行う際の重要なポイントを検討する。それから、第2のタイプ（四肢性）の痛みを緩和するテクニックとアプローチを説明する。

　坐骨神経痛の遍在性と多様性は、用語の定義自体が広いことに由来している。坐骨神経痛は、骨盤の痛みや坐骨の痛みを意味する "ischialgia" に由来し、下肢の後面に広がる腰部や殿部に関係する痛みを意味するようになった。坐骨神経痛は症状であり、診断名ではない。坐骨神経痛には多くの原因があり、それ

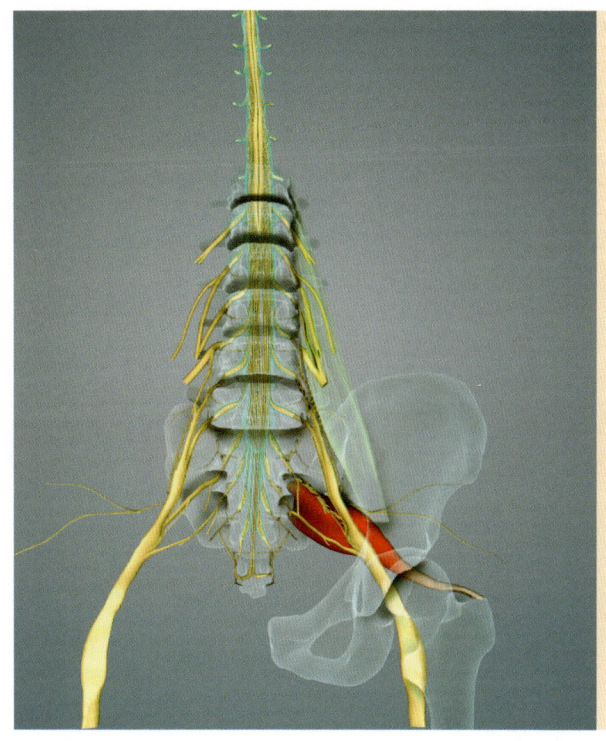

図11-1
坐骨神経の起始。身体で最大かつ最長の神経。腰椎を出る所で神経根が圧迫されるか（軸性坐骨神経痛）、または遠位で他の組織に絞扼されるとき（四肢性坐骨神経痛）に生じる。硬膜（水色）、腰筋（緑色）、梨状筋（赤色）は坐骨神経痛に関与する組織である。

ぞれの種類を区別する方法を知っておけば、効果的な施術を行うことができる。それは同時に、専門家に紹介すべきタイミングがわかるということでもある。

すべての坐骨神経痛で共通するものが一つある。それは神経痛である。痛みは広がったり、ずきずきしたり、鋭かったり、しびれや感覚脱失を生じさせたりする。坐骨神経痛は通常、坐骨神経を形成するニューロン（神経細胞）に沿った部位への神経刺激性のバイオメカニクス的な力がかかわっている。他の神経刺激が坐骨神経の分布する部位にも広がる。

坐骨神経痛の評価

表 11-1 で概説するように、坐骨神経痛には**軸性坐骨神経痛**と**四肢性坐骨神経痛**の 2 つのタイプがある。

1. 軸性坐骨神経痛は、第 1 腰椎〜第 3 仙骨神経（L1 〜 S3）[*1] の椎間孔にある神経根の圧迫から生じる[3]。
2. 四肢性坐骨神経痛は、神経根より遠位にある神経絞扼に起因する痛みである。

第 1 のタイプ（軸性坐骨神経痛）では椎間孔の狭窄がみられる（図 11-1、図 11-2）。この狭窄化は、以下の原因から生じる。

- 妊娠後期の姿勢性負荷、仙骨の不安定性、脊椎すべり症など、姿勢や肢位の問題。
- 椎間板変性、ヘルニア、椎間孔を狭窄する膨隆など。
- 椎間孔や脊柱管内に骨が沈着することによる狭窄など。

これらのメカニズムは、隣接した椎骨間（骨と骨の圧迫）か、椎間板と椎骨の間（椎間板と骨）にある神経根の圧迫が関与する。椎間孔内部に、小さい補助的筋が神経に並行して存在するという報告があり[4]、さらに、神経根での硬膜管癒着がみられるという報告もある。いずれも軸性坐骨神経痛を生じる可能性がある。

	軸性坐骨神経痛	四肢性坐骨神経痛
別名	I 型、「真性坐骨神経痛」	II 型、「偽性坐骨神経痛」、梨状筋症候群など
絞扼部位	神経根	神経根より遠位
絞扼メカニズム	骨と骨、または椎間板と骨の圧迫	筋膜の圧迫や神経膜の係留
腰部痛	存在する	存在しない
大腿後面や殿部の痛み	存在する	存在する
膝より遠位の痛み	存在しない	存在することがある

表11-1
坐骨神経痛の種類。左記の絞扼メカニズムの他に、感染、腫瘍、直接的な外傷（神経根または遠位で）が神経絞扼と坐骨神経痛の症状を引き起こす。

[*1] 坐骨神経自体は第4腰椎〜第3仙骨（L4 〜 S3）で構成されるが、第1〜第3腰椎（L1 〜 L3）のインピンジメントでも坐骨神経痛を引き起こす。

また、神経根（または神経に沿った部分）での感染、腫瘍、癌、外傷が坐骨神経痛の原因となる。この理由により、坐骨神経痛が持続的だったり、治療効果がなかったり、重篤だったりする場合に専門家への紹介を慎重に検討しなければならない。

軸性坐骨神経痛では、次のような徴候がある。

- 殿部や大腿部痛を伴った腰痛（四肢性が関与しなければ痛みが末梢遠位に認められることはない）[*2]。
- 坐骨神経痛性の脊柱側弯症があり、患側に体重をかけるのを嫌がり、痛みを軽減しようと健側に側屈する。
- 下肢伸展挙上テスト陽性を示す。

上記の3つのうち1つ以上の徴候があれば、軸性坐骨神経痛の可能性がある。下肢伸展挙上テストについて説明する。

下肢伸展挙上テスト

下肢伸展挙上テスト（Straight Leg Test: SLT）、またはラセーグテストは、腰部の神経根圧迫を評価する検査である。この検査は一般的で信頼できる評価法

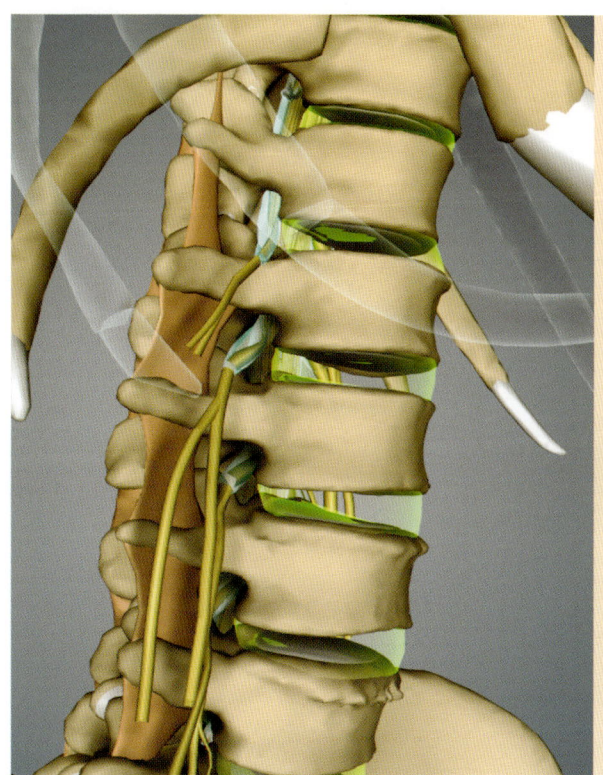

図11-2
椎間板（緑色）の突出や変性、または硬膜（水色）により、神経根が脊柱管を出る部位で絞扼され、軸性坐骨神経痛が生じる。

[*2] 一部の学説は、膝より遠位の痛みを神経根インピンジメントの徴候としている。「実験的に神経根を刺激することで生じさせた唯一の痛みは、帯状に広がる刺痛である。下腿（膝より遠位）での一定で、深い、うずく痛みが神経根の刺激で生じるという生理学的エビデンスはない」[5]とする文献もある。私自身の経験では、通常、膝より遠位の痛みは他の徴候が付随する（梨状筋テスト陽性または不安定で痛みを伴う仙骨）。これらは、軸性の問題が確認されても四肢性の原因を示している。

である。患者を椅子の前端に座らせ、膝関節伸展位で股関節を屈曲するよう指示する。

　坐骨神経痛が図11-3の解説文で示す運動で再現されれば、SLTは陽性となり、神経根圧迫を示唆する。対側の支持脚に痛みを現す場合は重篤な椎間板ヘルニアの可能性があるため、専門家へ紹介する（一方の四肢性坐骨神経痛では、図11-4の梨状筋テストを行う）。

　神経根が圧迫されている場合、なぜ足関節を背屈したり、前かがみになったり（スランプテスト）、頚部を屈曲したりすると、SLTでの坐骨神経痛が増すのだろうか。これら3つの運動はすべて神経組織をさらに伸ばし、神経絞扼にさらに緊張を与える。スランプテストと頚部屈曲によって脊柱管内の硬膜管を上方に引っ張ることができる。硬膜管袖は神経根を囲んで、椎間孔に続く（図11-2参照）。そのためここでの制限は軸性坐骨神経痛の原因となりうる。この場合、スランプテストは優しく硬膜の癒着部を伸ばすことができ、自己治療で有用となる。炎症を起こした神経根を悪化させないために、ストレッチをしすぎないように、または反復をしすぎないように患者に伝えておかなければならない。

　SLTは他動的にも行うことができる。また、座位ではなく、背臥位でも可能

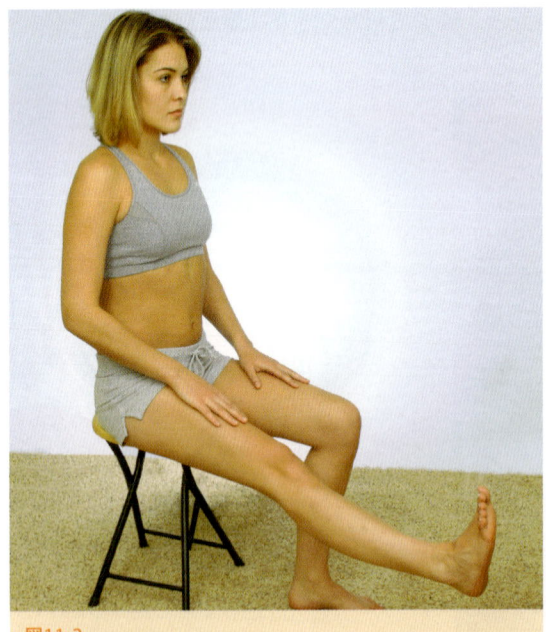

図11-3
下肢伸展挙上テスト（SLT）は、下記の場合、神経根圧迫の可能性を示す。
①坐骨神経痛が股関節屈曲30〜70°の間で再現される（写真は70°を示す）。
②足関節背屈、スランプ、頚部屈曲（頭を前に下げる）で痛みが悪化する。
③上げた下肢の膝関節屈曲で痛みが緩和する。

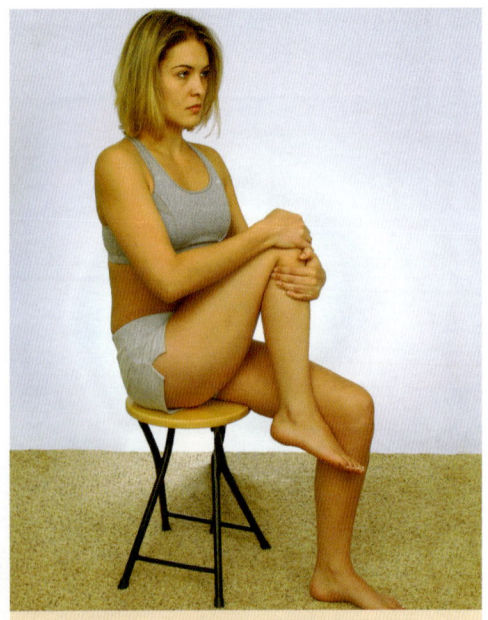

図11-4（128ページ参照）
梨状筋テスト。膝関節を屈曲して股関節を内転したときに坐骨神経痛の症状が悪化する場合、梨状筋や回旋筋の関与が疑われる。他動的に、または背臥位で行うこともできる。

である。これらのバリエーションを加えると、所見はより正確になる。背臥位ではスランプテストはできないが、SLTのボウストリングテスト（127ページ参照）を行える。ボウストリングテストは、軸性坐骨神経痛の他に、四肢性坐骨神経痛の関与の有無を判断するのにも役立つ。

　SLTを正しく実行し、解釈した場合、統計的な感度は高く（真陽性率は91％）、特異度は低い（真陰性率は26％）[6]。どういうことかと言うと、SLTは坐骨神経痛の神経根の圧迫を示すうえでとても信頼性が高い。それは、陽性結果となった10人中9人で神経根の関与を正しく示すほどである。しかし、神経根圧迫がみられない場合（すなわち、他の臨床検査で神経根圧迫が認められた患者において）、SLTは信頼性が低くなる。4人中3人がSLTでは陰性となる。つまり、SLTは神経根圧迫を判定するのに非常に優れているが、除外するのは非常に苦手である。

　もちろん、あなたの教育とライセンスが、椎間板の問題のような病態を診断することが可能かどうかを考慮に入れなければならない。いろいろな理由で、患者を診断したり、SLTを解釈したりするのでさえ、不適切となる場合がある。あなたが、医師や他の認可された専門家で、診療の範囲として診断を含んでも、SLT陽性の患者に「10人中9人の確率で神経根絞扼がある」と言うのは悩ましく、利益と想定外の害が発生する可能性を含んだ複雑な会話となる。SLT陽性の場合は専門家に患者を紹介し、さらなる評価をしてもらうか、または、患者がすでに専門家の治療を受けているかを確認する理由となる。どのような場合でも、施術者がSLTを理解して用いることで、施術の戦略を適切に練ることができるだろう。

軸性坐骨神経痛に対する施術

　軸性坐骨神経痛と四肢性坐骨神経痛とでは、絞扼される部位やメカニズムが異なるので、それぞれ別のアプローチをする。軸性坐骨神経痛の原因として、不安定性、骨と骨、全身パターンが関与していることが多いため、軸性坐骨神経痛に対する直接的な筋膜リリーステクニックは慎重でなければならない。

　軸性坐骨神経痛の原因が腰部の場合、非常に有効なマニュアルセラピーがあるが、経験を積んだ施術者の熟練の洞察力と、思慮のある適用が求められる。腰部の深部にアプローチする施術は、軸性坐骨神経痛の症状を呈する人に有効となるが、下手に行うことは避けなければならない。例えば、トリガーポイントへの施術、自動的リリース、ディープ・マッサージ、構造的施術、直接的な筋膜リリースなどは、不安定な脊椎に適応して安定性を提供している補正作用を不注意に解くおそれがあるため、腰椎椎間板の症状を悪化させてしまうかもしれない。

　上記の理由から、軸性坐骨神経痛へのテクニックの多くは、本書のようなテ

キストによる習得ではなく、現場で直接学ぶのが最善だろう。経験豊かな施術者に監督と助言をしてもらいながら、慎重な診療を行っていくのが望ましい。

しかし、そうしたトレーニングを積まずしても、施術者が軸性坐骨神経痛にメリットをもたらすことはできる。以下のポイントは、軸性坐骨神経痛の徴候を示す患者にリスクを最小限にしつつ、効果を高めるのに役立つので、覚えておいてほしい。

- 軸性坐骨神経痛に対してマニュアルセラピーを行うにあたって、最も安全で役立つ方法は、不必要な固定と防御の影響を優しく緩和して、痛みに対応することで全体の緊張と負荷を軽くすることである。マッサージのような、リラックスさせ、落ち着かせるアプローチ、ならびに股関節外側、肩、頚部周辺の施術は、特に有効である。

- ゆっくりと施術を行うこと。深部への施術を行う場合は、特にゆっくり進めていく。セッションの間で患者の反応を注意する。セッション後に痛みの持続的な増加がある場合、次のセッションでは深部の施術をしないようにするか、異なる部位で行う。ベッドでは心地よく感じたテクニックでも、直立したときに症状を悪化させるかもしれない。可能ならば、セッション途中で患者に座ったり、立ってもらったりして、痛みの強さを確認し、痛みによって施術を調整したり、方向を変えたりする。

- 他動運動、ストレッチ、ポジショニングよりも、患者に自動的に優しく運動してもらう。患者の快適さを指針とする。痛みを伴う施術は、坐骨神経痛のような炎症性症状では有効でないため、患者に我慢しないように伝える。患者が施術にリラックスできる深さと圧迫を見つける。

- 特に坐骨神経痛や他の神経の問題の場合、最大の痛点はたいてい、直接的な深部施術を最も必要としない場所である。最も痛みを伴う部位では、筋膜組織はすでに炎症を起こしていたり、不安定であったりするため、直接的なアプローチは施術後に症状が悪化するかもしれない。最大の痛点ではなく、その周辺を緩和するように行う。

- 腹臥位での下方への圧迫のような縦方向の圧迫や脊椎へのせん断力および座位でのテクニックや他動的伸張を適用しないこと。神経根ですでに混み合っている椎間孔を狭窄させるような、脊椎をねじる姿勢やテクニックには注意する。特に「ねじり」は、時に圧迫を緩和することもあるが、慎重に行うようにする。

- 急性の軸性坐骨神経痛の徴候を呈する患者には、整形外科医や理学療法士などのリハビリテーション専門家などの脊椎の専門家に管理してもらう。診断未確定の腰椎椎間板の問題を疑えば（例えば、患者が下肢伸展挙上テストで坐骨神経痛の症状の悪化を感じれば）、有資格の医学専門家に患者を紹介して、評価してもらい、可能なリハビリテーションを行ってもらう。指導者から監督や助言をしてもらうのをためらわないことが大切である。

この長い注意事項リストにくじけないようにしてほしい。あなたの施術で軸性坐骨神経痛を劇的に改善できることを覚えておこう。リラックスさせ、落ち着かせるにはマニュアルセラピーは常に有効で、慢性痛による防御や緊張の全身パターンを緩和することは、坐骨神経の間断ない痛みを抱える患者には天の恵みになるだろう。

四肢性坐骨神経痛の評価

SLTが神経根圧迫を示すかどうかにかかわらず、可能なテクニックの選択を絞るために、坐骨神経痛への遠位の寄与を確認しておきたい。

多くの場合、軸性坐骨神経痛は、四肢性坐骨神経痛も付随する。軸性坐骨神経痛の骨と骨や、椎間板と骨の圧迫とは対照的に、四肢性坐骨神経痛の絞扼は通常、軟部組織に関連している。それらの軟部組織の多くは、直接的なマニュアルセラピーに反応する。

四肢性坐骨神経痛の評価法として、SLTのボウストリングテスト、梨状筋テスト、坐骨神経滑走テストの3つを説明していく。

ボウストリングテスト

ボウストリングテストは、SLTのバリエーションである。SLTを実行した結果、痛みが出現し、陽性の結果が確認されたら、座っている患者の股関節を坐骨神経痛の症状が最もよく出現する角度で支える。通常、この姿勢で膝関節を少し屈曲させれば、坐骨神経と神経根の緊張がゆるむため、坐骨神経痛を緩和できる。末梢性の坐骨神経の関与（四肢性坐骨神経痛）について調べるために、膝窩部に施術者の母指などで圧迫し、神経周辺の筋膜組織を遠位に少し牽引する（図11-19で示す坐骨神経牽引テクニックと類似している）。

坐骨神経は膝窩部にあるため、圧迫や牽引による痛みは、神経と神経鞘の局在的な伸張による末梢性の坐骨神経の関与を示している。

梨状筋テスト

　梨状筋による神経絞扼は、四肢性坐骨神経痛で最もよくみられる原因である。おそらく腰部以外の坐骨神経痛の約70％を占め[*3]、そのため、この梨状筋テストは四肢性坐骨神経痛の最も可能性の高い原因の特定に役立つ[7]。
　このテストを行うために、座位、もしくは背臥位の患者に、患側下肢の膝を胸部まで引きつけてもらう（124ページ、図11-4参照）。股関節をこのように屈曲させ、その位置から身体の正中線を超えるように膝を自動的に持ってきたときに（屈曲と内転）、坐骨神経痛が増加すれば、梨状筋やハムストリングスによる坐骨神経の絞扼が疑われる。

坐骨神経の滑走性の評価

　神経は導線ではない。神経と導線は電気インパルスを伝えるが、神経は電気ケーブルをはるかに超えたものである（図11-5）。神経は生きていて、知覚を持つ組織であるため、混雑や絞扼、過剰伸張には敏感である。坐骨神経が絞扼されたり、刺激されたりすると、腰、殿部、下肢などで痛みが生じる。
　すでに述べたように、坐骨神経痛は軸性（通常は神経根で起こる）と四肢性（殿部、股関節、下肢の遠位の絞扼）の2タイプがある。四肢性のインピンジメントを評価し、アプローチする方法を見る前に、神経絞扼について目を通してみよう。

神経絞扼を理解する

　坐骨神経の絞扼を理解するために、一般的な神経と坐骨神経の特徴を概説するのは役に立つ。坐骨神経を作るニューロンは、脊髄から始まり、股関節、大腿、下腿、足にまで伸びていて、身体で最も長い神経である。すべての末梢神経のように、これらのニューロンは結合組織のさまざまな層で包まれて、束ねられている（図11-6）。最外層の神経外膜は、中枢神経系を囲んでいるくも膜や硬膜の延長部分である。神経の結合組織には以下の3つの機能がある。

- 神経内部の電気化学的環境を維持する。
- 神経内の血管と感覚神経を支持する。
- 構造、張力の弾性、伸縮性を神経に与える。

　神経のインピンジメント（圧迫や緊張）は、これら3つの機能を弱め、神経内部で炎症を起こし、血流を減らし、滑走や伸張する能力を低下させる。

[*3] Cedars-Sinai Medical Center、カリフォルニア大学ロサンゼルス校、ロサンゼルスの神経医学研究所の研究者たちは、椎間板治療で改善されなかった坐骨神経痛患者2,239名をMRIを使って検査した。本研究の結果、69％の患者で梨状筋症候群があることが確認された。残りの31％は他の神経、仙腸関節、筋肉の病態の組み合わせであった。

坐骨神経痛 11

　特に、第3の特性である伸縮性の滑走は施術に関連する。平均的な体格の成人において、坐骨神経内の長いニューロンは、通常の股関節、膝関節、足関節の運動で9～12.5cm伸びる[8]。これは、神経外膜と周囲の筋間中隔、筋鞘、支えている筋膜の間で著しい量の滑走運動を生じることを意味する。神経が周囲の結合組織内で滑走するのは、腱が周囲の滑液包内で動くのに相当する。他の筋膜や結合組織と同様に、神経を囲む神経外膜の鞘は、周囲の組織と癒着を生じたり、係留したりする場合がある（＝分離を失う）。神経外膜は、緊張や損傷により、硬くなったり、厚くなったりする（＝弾力性を失う）。この保護的な鞘には神経を栄養する血管が含まれ（図11-6）、神経外膜の癒着や硬化は神経の血行を妨げ、内部の炎症を悪化させる。

　神経鞘のインピンジメントによって直接痛みを生じる場合がある。小さな感覚神経フィラメント（神経の神経）は神経障害性疼痛（神経組織の機能不全に関連した痛み）の多くの症例で原因とされ、鞘を衰弱させる[9]。

　マニュアルセラピーを行う施術者は「神経の炎症を消すことはできない」ということは覚えておきたい。これは、坐骨神経痛などの神経痛において、効果的な施術を行うための重要ポイントである。坐骨の神経炎症は圧迫により引き起こされるため、通常、さらに圧迫を加えることは助けにはならない。

　これを考慮すると、坐骨神経に徒手的圧迫を直接加えるのは避けるのが最善となる。代わりに「神経の滑走」を増やすことが目的となる。神経経路の圧迫を減らし、隣接組織から神経鞘をリリースすることで、通常の神経の運動や自由な動き、弾性滑走を回復させる。

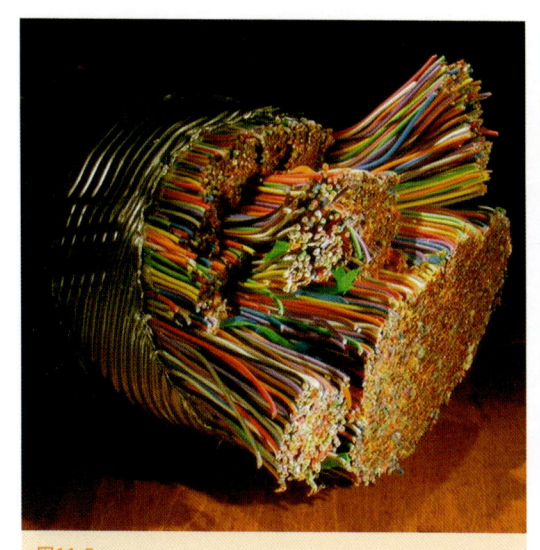

図11-5
生きた神経は導線よりずっと複雑であるが、神経の結合組織層は電気ケーブルの周りの層状の被覆に類似している。

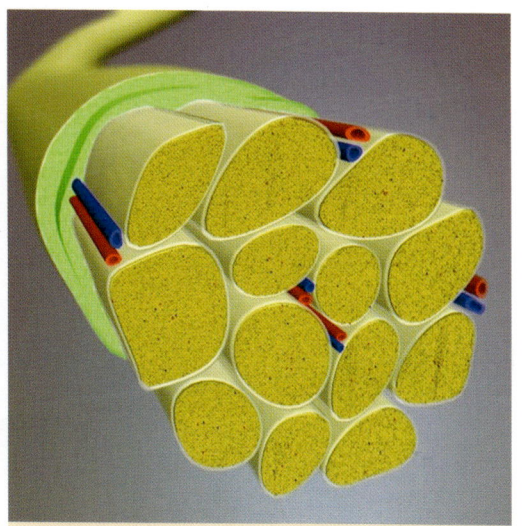

図11-6
末梢神経の結合組織では、軸索（濃い黄色）の束を囲む神経周膜（薄い黄色）と外側の神経外膜（緑色）がある。神経の外の包み内には、神経内部に血液を供給する脈管（赤色と青色）がある。

坐骨神経滑走テスト

四肢性坐骨神経痛は、以下の部位での坐骨神経の絞扼に関連する。

- 梨状筋や他の股関節外旋筋（後述）の上下、それらの中、または周辺部
- 大腿方形筋と大殿筋の間
- 大腿後面の大腿二頭筋と大内転筋の間にある筋間中隔

これらの神経絞扼部位は、「坐骨神経滑走テスト」で評価できる。テストを行うために、患者に背臥位になってもらい、患側の股関節と膝関節を屈曲してもらう（図11-7）。そして、患者に自動的に膝関節を伸展してもらう（図11-8）。膝関節を90度から完全伸展することで、坐骨神経を約4〜6.5cm伸ばす。通常は写真のように足関節背屈を加えることで、さらに2.5cm伸ばすことができる[10]。このように、患側下肢の伸展により坐骨神経痛の症状が増加する場合は、股関節や下肢での神経の係留が坐骨神経痛の要因になっている可能性がある。

患者に患側と健側の下肢をまっすぐにしたときの感覚を比較してもらうことにより、痛みや感受性が増加する部位が示され、施術を始める部位を明確にできる。神経痛は遠位に広がるため、このテストで生じる痛みを起こす絞扼が、

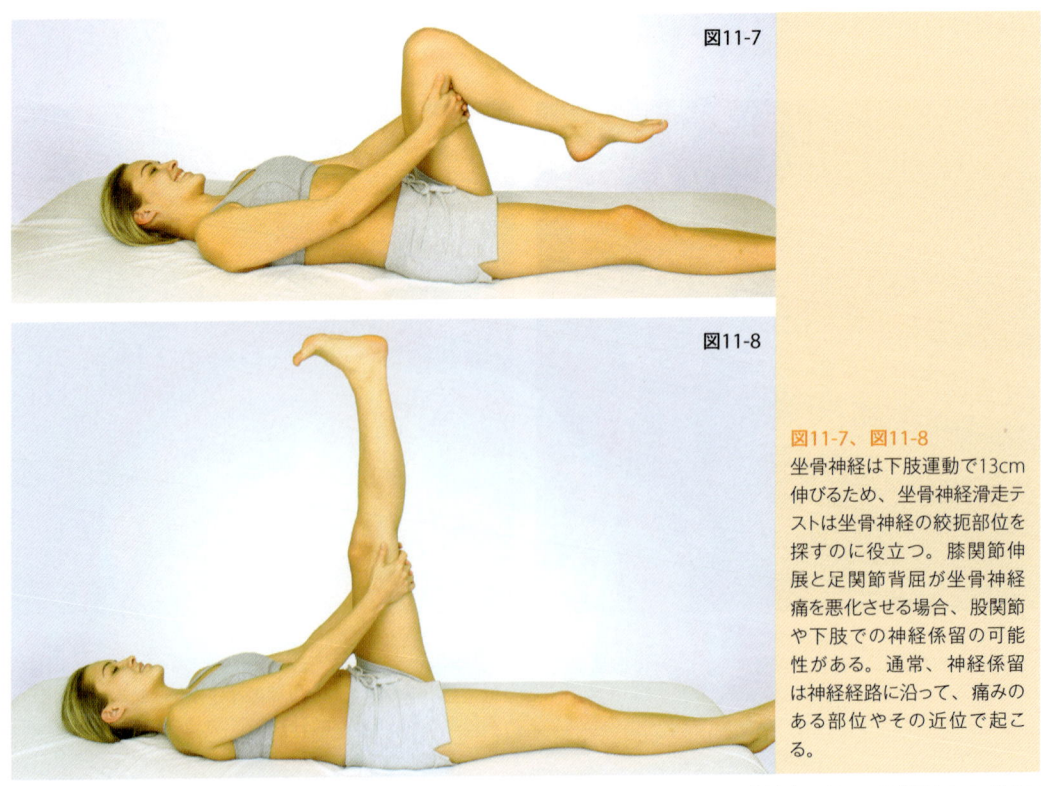

図11-7

図11-8

図11-7、図11-8
坐骨神経は下肢運動で13cm伸びるため、坐骨神経滑走テストは坐骨神経の絞扼部位を探すのに役立つ。膝関節伸展と足関節背屈が坐骨神経痛を悪化させる場合、股関節や下肢での神経係留の可能性がある。通常、神経係留は神経経路に沿って、痛みのある部位やその近位で起こる。

*4 本文で述べているように、絞扼部位は通常、患者が痛みを感じる部位かその近位にある。しかし、関連痛のパターンは共通する（一般的に大殿筋、中殿筋、小殿筋、回旋筋、ハムストリングスが関与する）。他の関連痛のように、これらは時に予測不可能で、直接的な神経のつながりでは容易に説明できないことがある。

痛む部位やその近位で生じていることになる[*4]。痛みのある部位から施術を始めるのは理にかなうことで、変化を調べるために再テストをしながら、そこから近位の神経経路へ施術を行う。

坐骨神経滑走テストには以下の2つのバリエーションがある（図示されていない）。

- 下肢をまっすぐにしながら股関節を屈曲し、内転したときに坐骨神経痛が増加する場合は、梨状筋の関与が疑われる。
- 他動的に持ち上げた下肢の膝関節を屈曲し、足底をベッドに置くことで、腰部と腰部以外の神経の係留を鑑別できる。膝伸展位での股関節屈曲は腰椎の伸展を減らすので、他動的に下肢を持ち上げている側で膝関節を伸展したときに坐骨神経滑走テストの痛みが減少する場合は、軸性坐骨神経痛が疑われる。

坐骨神経滑走テストの結果から、施術を行う部位を選択する。後述する筋膜リリーステクニックおよび回旋筋、殿筋、ハムストリングスのストレッチは多くの場合、坐骨神経の滑走テストで見つけた神経鞘の癒着や筋膜制限をリリースするのに、特に効果的である。

患者が自宅で行える、係留された神経に可動性をもたせるエクササイズとして、坐骨神経滑走テスト自体も役立つ。ただし、患者がすでに炎症を起こしている坐骨神経をさらに刺激しないように、このテストは1日1回にする。

四肢性坐骨神経痛の他の原因

前述の軟部組織インピンジメントの他に、以下の問題も四肢性坐骨神経痛に関与する場合がある。

- 長時間座ることに伴う、財布、バケットシートなどの坐骨神経への直接的な圧迫、または股関節屈曲拘縮や骨盤の後方への傾斜（スランプ）で生じる姿勢性負荷。
- 車の運転は、座位だけでなく、アクセルペダルを踏むことでも下肢に負荷を加える。運転は椎間板の問題を起こす危険因子でもある。
- 梨状筋、回旋筋、ハムストリングスの肥大（過剰な発達と増大）。特に長時間のエクササイズのように反復運動と組み合わせた場合に起こりやすい。
- 妊娠と出産後に伴う組織構造の変化。
- 坐骨神経への直接的な外傷、腫瘍、感染症、瘢痕化、隣接軟部組織の肥厚。

これらの原因のいくつかは、活動の変化や人間工学にかかわる解決策を示している。定期的なストレッチ（例えば、ヨガの鳩のポーズ〔エーカ・パーダ・カポタ・アーサナ〕）を行ったり、バランスのよい筋力強化とコンディショニング（例えば、外転筋の強化は回旋筋と内転筋の緊張亢進を相殺し緩和することができる）により、四肢性坐骨神経痛を緩和することが多く報告されている。

　多くの場合、四肢性坐骨神経痛の絞扼は軟部組織制限である。このような絞扼は局所的および全体的な徒手筋膜テクニックによく反応する。坐骨神経滑走テストで確認された四肢性坐骨神経の絞扼に対する徒手テクニックを以下に示す。

四肢性坐骨神経痛への施術

　重要ポイントの概要は以下の通りである。

　軸性坐骨神経痛は、脊椎の不安定性に関連するため、無差別的な深部施術で悪化することがある。この種の坐骨神経痛に対する最も安全なアプローチは、腰髄神経根に集中した深部施術を行うのではなく、慢性痛に伴う全身の防御と緊張を緩和することである。先述した通り、軸性坐骨神経痛の持続的症状は、リハビリテーション専門家（理学療法士、整形外科医など）に紹介する。

　これに対して、四肢性坐骨神経痛ではアプローチが異なる。四肢性坐骨神経痛の特徴は「座位」「階段や傾斜を上がる」「女性の場合は性交の直接的な圧迫」「大腿骨外旋の抵抗運動」などによる痛みの増加である。四肢性坐骨神経痛は軸性坐骨神経痛と同じくらい痛みを伴うが、通常、軟部組織テクニックに敏感に反応しやすい。この理由は、軸性坐骨神経痛の特徴である骨や線維軟骨による絞扼と違い、四肢性坐骨神経痛では、軟部組織が坐骨神経を絞扼するためである。

　四肢性坐骨神経痛への施術の意図は、係留・圧迫する筋膜の絞扼をリリースし、正常な神経滑走を促進することである。これらの絞扼部位は、たいてい先述した坐骨神経滑走テストで確認できる。

　よくみられる四肢性坐骨神経痛を、安全かつ効果的に緩和する3つのテクニックを以下に示す。

回旋筋（梨状筋）テクニック

　梨状筋による坐骨神経の絞扼は、四肢性坐骨神経痛で最もよくみられる原因である。先述したように、ある大規模研究によれば、梨状筋が原因である四肢性坐骨神経痛は、腰部以外の坐骨神経痛と思われる患者の約70％を占める[11]。「梨状筋症候群」が最初に記述されたのは1928年であった。それ以来、梨状筋症候群の原因はかなり研究され、議論されてきた。「偽坐骨神経痛」やカイ

回旋筋（梨状筋）
テクニック
http://
advanced-
trainings.com/
v/pa10.html

坐骨神経痛 11

ロプラクティック用語で「II型坐骨神経痛」としても知られる（私の講座では、梨状筋による絞扼は非脊椎性坐骨神経インピンジメントの一つであるため、より広義の用語として「四肢性坐骨神経痛」を使っている）。

　坐骨神経痛の症状に性差はみられないが、梨状筋症候群は男性より女性で6倍多く発症する[12]。別の研究では、女性の坐骨神経痛がより重篤になりやすいことが示されている[13]。一方、多くの場合、軸性坐骨神経痛の原因となる椎間板の問題は、男性で女性の約2倍多く起こる[*5]。梨状筋に関連する坐骨の神経経路の解剖的バリエーションは、梨状筋関連の坐骨神経痛の原因であると考えられてきた。大部分の人では、坐骨神経は梨状筋の深い部位を通るが（図11-9、図11-10）、15～30％の人に以下のようなバリエーションがみられる[15]。

- 坐骨神経が梨状筋の表層を通過する。
- 坐骨神経が梨状筋の二分した筋腹を通る。
- 分岐した坐骨神経が梨状筋周辺の2つの部分を通る。

しかし、一部の研究者は、これらの解剖的バリエーションと実際の坐骨神経

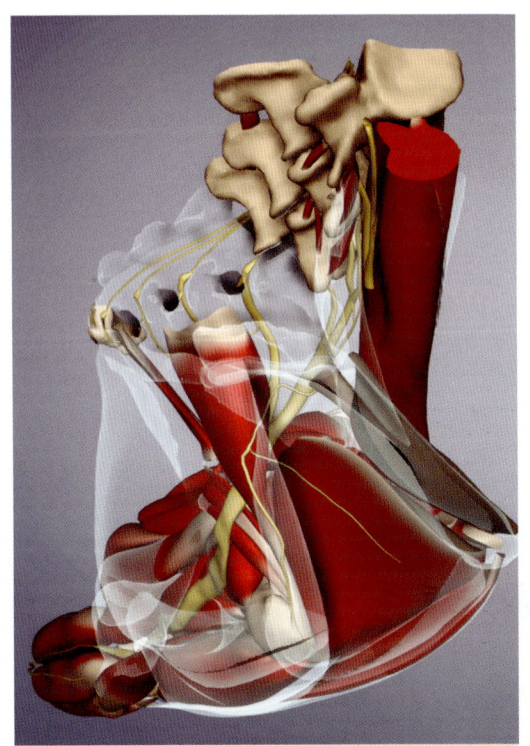

図11-9
坐骨神経の神経経路（上から）。坐骨神経は、脊髄神経（L4～S3）から起始し、大腰筋の後方を通過し、骨盤から出て、股関節と大腿後面の組織の間を通る。神経経路に沿ったインピンジメントは、坐骨神経痛の原因となる。

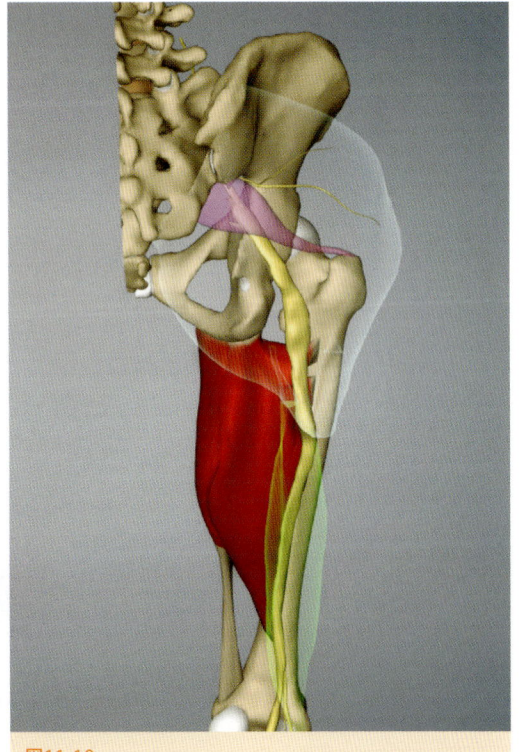

図11-10
四肢性坐骨神経痛において、坐骨神経（黄色）は、股関節や大腿の組織である梨状筋（紫色）、他の回旋筋、大内転筋（赤色）、大腿二頭筋（透明な緑色）に絞扼される。

[*5] 男性は、青年期を除き、女性の約2倍、椎間板の問題を起こしやすい。女性に若干少ないのは、より早期に骨格が成熟するためかもしれない。事務職や専門職は椎間板ヘルニアに罹患しやすく、自動車の運転手も罹患しやすい。1日の労働時間の50％を超えて運転する人はリスクが3倍に増加し、トラック運転手は5倍のリスクがある[14]。

痛症状との相関性は低いとし、有意な関係については疑問視している[16]。マニュアルセラピーでは、これらの解剖的バリエーションは臨床的に有益な情報というよりも、解剖的な雑学として興味深い。というのも、梨状筋と坐骨神経の位置関係にバリエーションがあったとしても、施術者はマニュアルセラピーのアプローチを変えないであろう。言い換えれば、解剖がどうであれ、最も実用的な戦略は、施術を行ったうえで、症状がどう反応するか確認し、アプローチをそれに合わせて調整することである。

梨状筋の絞扼は理由や原因なくして起こることはない。梨状筋関連の坐骨神経痛を起こす他の構造的・機能的因子は以下の通りである。

- 股関節や下肢の内旋。歩行中、梨状筋は収縮して内旋傾向に対抗する。また、股関節内旋は足関節の回内や筋膜の不均衡に関連する。例えば、前外側の大腿筋膜張筋、内側ハムストリングス、後方の内転筋群の緊張や筋膜拘束など。

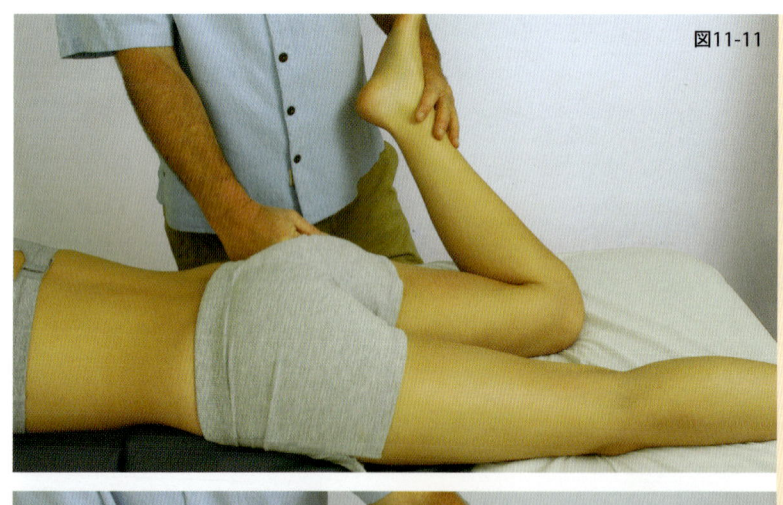

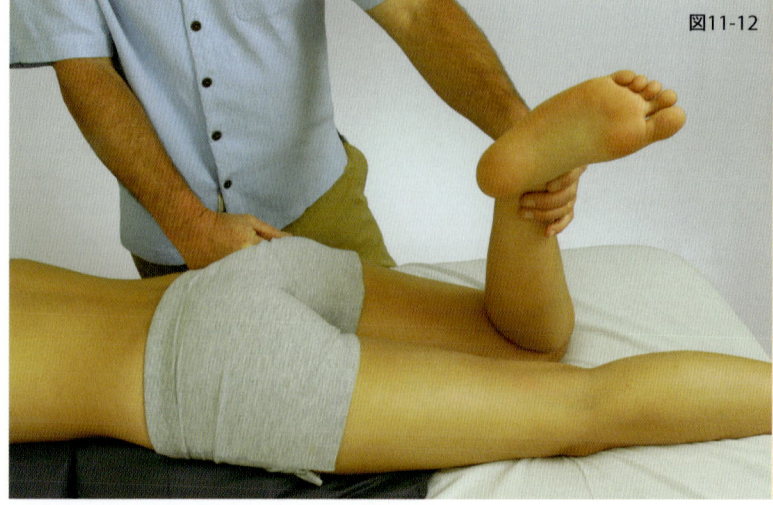

図11-11

図11-12

図11-11、図11-12
回旋筋テクニックでは、大腿骨回旋と組み合わせて、大転子の梨状筋付着部で静的圧迫を加える。

- 梨状筋が仙骨に作用するため、仙骨の位置と運動制限、例えば、仙腸関節の問題、脚長差、腸骨可動性の不均衡がある場合にこれらの制限が生じる。

梨状筋絞扼の原因が何であれ、回旋筋テクニックは、梨状筋に関連する局所的神経インピンジメントならびに坐骨神経の健康状態に関連する他の外旋筋（大腿方形筋など）を評価・リリースするうえで効率的かつ有効な方法である。

このテクニックでは腹臥位で、患側の膝関節を屈曲し、下腿を用い、大腿骨をゆっくり内旋・外旋させる（図11-11、図11-12）。一方の手を軽く握り、優しく、大転子（梨状筋と他の回旋筋の遠位の癒着部）のさまざまな領域に、強い静的圧迫を加える。もう一方の手で患者の下肢を動かし、患者の構造から回旋筋における静的な手の抵抗を触診する。

筋膜組織に弾性の変化を感じたら、圧迫を解き、軽く握った拳を別の部位に移動し、もう一度ゆっくり大腿骨を内旋・外旋させて新しい部位の制限を触診する。殿部と回旋筋全体にこのテクニックを用いるが、直接的な圧迫を坐骨神経に加えないようにする。坐骨神経は大転子と仙骨外側端の中間を走行し、坐骨神経を圧迫すると圧痛や電気感覚が生じる。この部位で無差別に神経と筋膜組織を圧迫するのではなく、神経周辺の非弾力的で癒着した組織をリリース・分離させることで神経を解放することをイメージする。

名前が示すように、上殿神経は殿部の上側に位置する（図11-9、図11-10の梨状筋の上側に見える）。坐骨神経よりかなり小さいが、上殿部と腰部における坐骨神経痛様の痛みの原因となりうる。この領域で患者が痛みを感じる場

回旋筋（梨状筋）テクニックの重要ポイント

適応
- 四肢性坐骨神経痛。
- 梨状筋テストまたは坐骨神経滑走テストが陽性。
- 上殿神経の分布する領域（上殿部、腰部）での痛み。

目的
- 梨状筋や股関節外旋筋の筋膜に関連する、坐骨神経や上殿神経のインピンジメントを評価し、リリースする。

方法
- 大腿骨の回旋筋癒着部に静的圧迫を行い、他動的に大腿骨を回旋させながら、施術者が軽く握った拳の下の大転子をゆっくり転がす。組織分離と弾力性の変化を触診する。

注意
- 炎症を起こした坐骨神経に過剰な、または長時間の圧迫を直接加えないようにする。神経の周囲、特に神経が癒着している筋膜組織に施術を行い、筋膜組織を分離し、弾力性を増加する。

合、回旋筋テクニックで上殿神経周辺の筋膜組織をリリースする。

大腿二頭筋・大内転筋テクニック

　回旋筋の遠位で大腿後面の組織、特に大腿二頭筋と大内転筋の間の筋間中隔の厚い結合組織内で、坐骨神経のインピンジメントや係留が生じる（図 11-13）[17]。これらの強力な下肢の構造をそれぞれ分離する目的で、大腿二頭筋・大内転筋テクニックを適応させることができる。

　大腿二頭筋・大内転筋テクニックを行うことにより、神経をさらに解放することができる。外側ハムストリングスである外側の大腿二頭筋から始めていく。回旋筋テクニックと同様に、一方の手で大腿骨を優しく内旋する。他方の軽く握った拳で大腿二頭筋を外側に転がし、下にある大腿骨と大内転筋を分離する（図 11-14）。可能な運動の快適な限界で休止し、筋膜組織がリリースするのを待って触診する。坐骨結節の癒着部を含めた、大腿二頭筋の全長にわたって施術を行う。ハムストリングス症候群のように、特にこれらの癒着部で圧痛がある場合、炎症を起こしている癒着部への直接的な施術を慎重に行い、セッション後数日して、患者がどう反応するかを観察する。

　大腿二頭筋を外側にリリースした後、ベッドの反対側に移動し、大腿骨を外旋させて、同側の大内転筋を内側にリリースする（図 11-15）。巻物の 2 本の軸のように、大内転筋と大腿二頭筋を互いに離すように転がし、坐骨神経が通る空間を空けることをイメージする（図 11-16）。

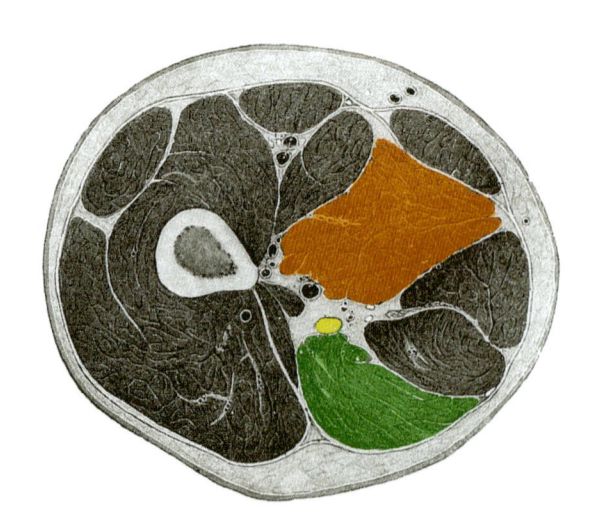

図11-13
大腿において、坐骨神経（黄色）は、大腿二頭筋（緑色）と大内転筋（オレンジ色）の間の厚い結合組織性の筋間中隔に位置する。

坐骨神経痛 11

図11-14

図11-15

図11-16

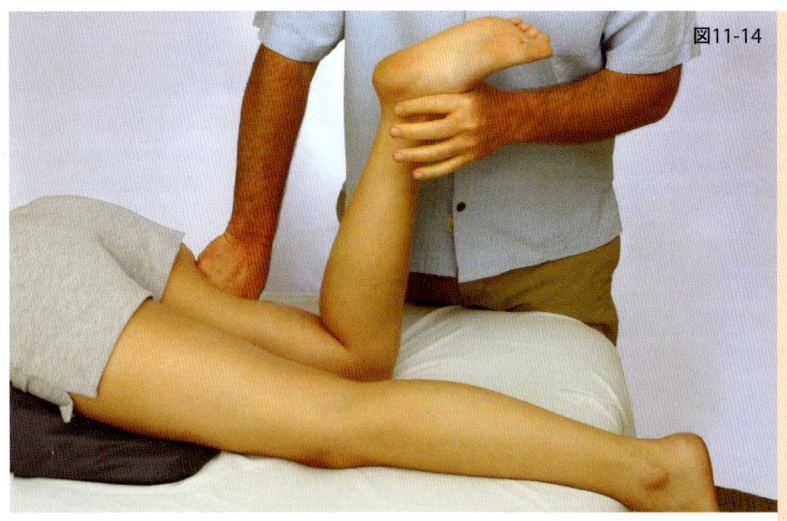

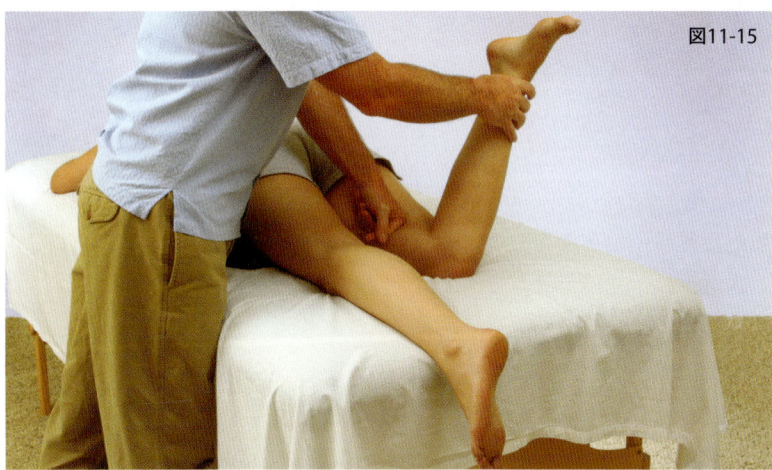

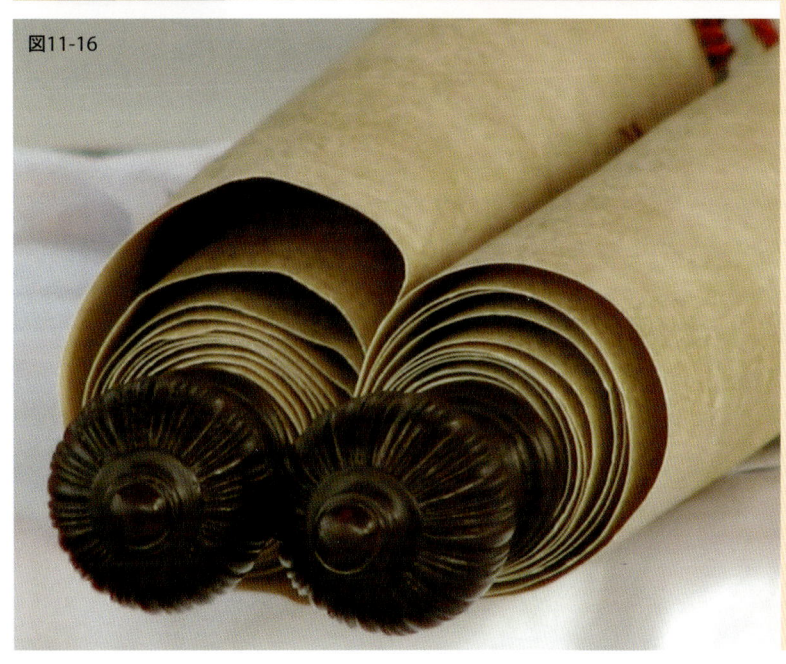

図11-14、図11-15、図11-16
大腿二頭筋・大内転筋テクニックでは、他動的に大腿骨を回旋させ、これらの2つの組織を転がして離すことで、巻物のように神経路を開く。

大腿二頭筋・大内転筋テクニックの重要ポイント

適応
- 四肢性坐骨神経痛。
- 坐骨神経滑走テストまたはボウストリングテストが陽性。
- 大腿後面の神経痛。

目的
- 大腿二頭筋と大内転筋の間にある筋間中隔に関連する、坐骨神経のインピンジメントを評価し、リリースする。

方法
- 他動的な下肢の回旋を行い、大内転筋を内側に転がしながら、大腿二頭筋の外側を固定する。大内転筋と大腿二頭筋の間にある筋間中隔で筋膜組織が分離するのを触診する。反対脚でも繰り返す（大内転筋内側を固定し、大腿二頭筋を外側に転がす）。

坐骨神経牽引テクニック

　ほとんどの場合、神経に直接的な圧迫を加えないが、時に遠位の牽引（坐骨神経に慎重に直接適用する場合）は、他のテクニックでは対象にできない大腿後面や股関節の絞扼を解放できる。

　前述のテクニックで大腿後面にある、大きな筋群が分離されたら、「坐骨神経牽引テクニック」を行い、両手の指で膝を包んで膝窩に指を入れる（図11-17、図11-18、図11-19）。坐骨神経は、膝窩上部のくぼみで簡単に触診できる。坐骨神経は、ここの内側ハムストリングスと外側ハムストリングスの間に現れる。神経は、軟部組織を扱うほとんどの施術者が、触診で慣れた筋や腱より柔らかく感じる。

　実際、ほとんどの施術者が潜在意識で神経を避ける。そのため、神経を探す施術者の多くは、アプローチを変える必要がある。健常な坐骨神経は大きなミミズ、または、厚めのアルデンテのリングィーニ麺の硬さとサイズである。炎症を起こした神経は多くの場合、硬くなったり、線状になったりするため、触診が容易になる。この部位の坐骨神経を見つけられるようになるまで、患者から触診のたびに教えてもらうとよいだろう。

　神経を見つければ、患者は軽度のしびれや電気感覚を感じる。坐骨神経がこの部位で炎症を起こすと、過敏になるので、不必要に悪化させないよう、ゆっくり始めることが大切である。

　坐骨神経を特定したら、患者にゆっくり膝を少し持ち上げさせながら、優しく牽引する（図11-19）。こうすることで、遠位に坐骨神経を引くことができ、ハムストリングスの間を通る坐骨神経の下部を解放する。同部で坐骨神経のイ

坐骨神経痛　11

ンピンジメントがある患者に正しく行えば、このテクニックですぐに緩和の感覚をもたらすことができる。

　しかし、この部位や他の部位でも、坐骨神経痛がすぐに緩和されるとは限らないことを頭に入れておきたい。神経を刺激する結合組織の係留を完全にリリースしても、炎症が鎮静するのに時間がかかる場合がある。場合によっては、

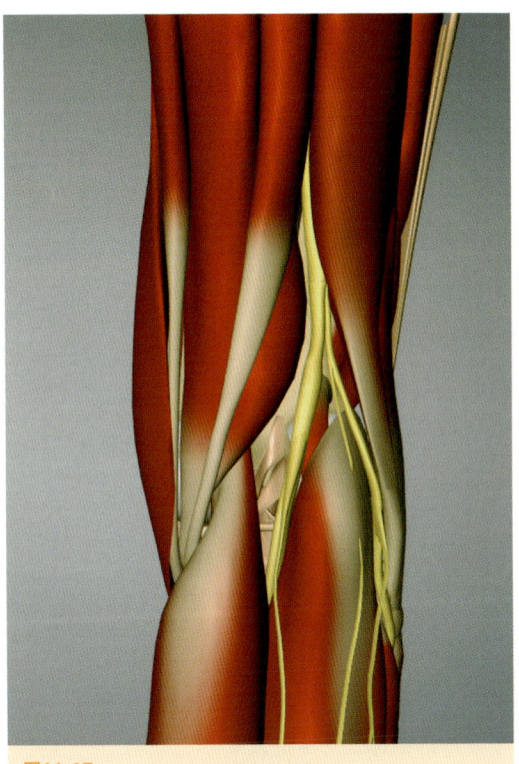

図11-17
膝窩部の上方に位置する坐骨神経は、内側ハムストリングスと外側ハムストリングスの間から現れる。

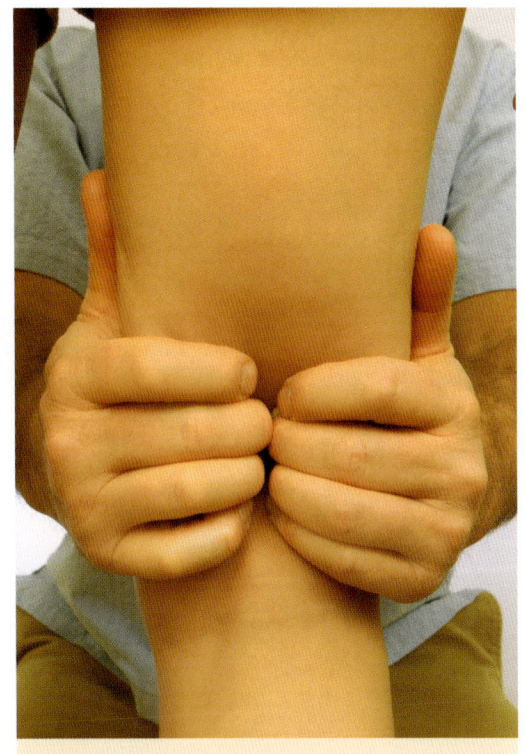

図11-18
坐骨神経牽引テクニック。優しい圧迫で触れ、大腿後面の結合組織に係留された坐骨神経が遠位方向に伸張されるのを触知する。神経の位置を不快感を与えることなく確認するために、患者のフィードバックを役立てる。

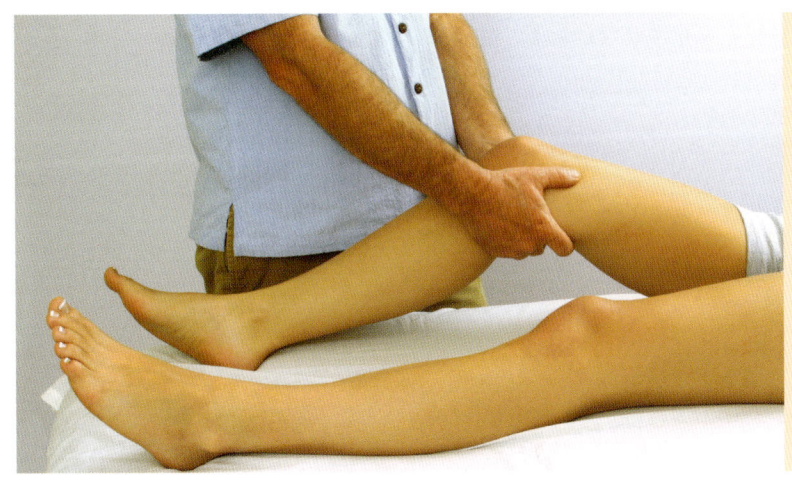

図11-19
坐骨神経牽引テクニック。患者に膝をゆっくり上げさせながら、坐骨の神経鞘の牽引を続ける。

長期の神経障害性疼痛（坐骨神経痛もこの種類になる）が、神経機能の変化をもたらすことがあり、これを戻すのには時間がかかる。施術者の非侵害性触覚刺激はこれらの場合、治療的なものとなる。そのため、施術を行うだけで、神経の正常な機能を回復させるのに役立っていることを覚えておこう。

ほとんどの場合、数回のセッションで坐骨神経にアプローチするようにする。習慣的な活動の修正、ストレッチ、エクササイズが、施術者のマニュアルセラピーの効果を増大させるのに必要となるかもしれないことを患者に認識させる。難解な症例、特に腰椎の関与を疑う場合は医学・整形外科的診察のために専門家に紹介することを頭に置いておいてほしい。

神経絞扼が1回のセッションでリリースされることも起こりうる。しかし、その場合でも、炎症を起こした神経の治癒には時間がかかるので、辛抱強く、徹底して、いつもどおり、監督や助言をためらわずに求めるようにする。

坐骨神経牽引テクニックの重要ポイント

適応
- 四肢性坐骨神経痛。
- 坐骨神経滑走テストまたはボウストリングテストが陽性。

目的
- 股関節や大腿後面の神経滑走の減少に関係する坐骨神経インピンジメントを評価し、リリースする。

方法
- 大腿後面を他の施術で準備した後、患者にゆっくり膝を持ち上げてもらいながら（わずかな股関節の屈曲）、膝窩部の坐骨神経を優しく遠位に牽引する。周囲の筋膜での神経の滑走を触診する。

運動
- ゆっくりとした股関節の自動的な屈曲。

注意
- 炎症を起こした坐骨神経を悪化させないよう、施術の継続時間と強度を制限する。

参考文献

1) Konstantinou, K. and Dunn, K.M. (2008) Sciatica: review of epidemiological studies and prevalence estimates. Spine. Oct 15, 33(22):p. 2464–72.
2) Konstantinou, K. (2008) ibid.
3) Valat, J.P. et al. (2010) Sciatica: Best Practices. Res Clinical Rheumatology. Apr; 24(2). p. 241–52.
4) As mentioned by Jim Donak and Tom Myers in an Aug 2010 discussion at http://www.facebook.com/topic.php?uid=120301201315055&topic=181 [accessed April 2014]
5) Bogduk, N. (2005) Clinical anatomy of the lumber spine and sacrum (4th ed). Churchill

Livingston.
6) Devillé, W.L. et al. (2000) The test of Lasègue: Systematic review of the accuracy in diagnosing herniated discs. Spine. 25(9). p. 1140–7.
7) Filler, A., Haynes, J., Jordan, S. et al. (2005) Sciatica of nondisc origin and piriformis syndrome: diagnosis by magnetic resonance neurography and interventional magnetic resonance imaging with outcome study of resulting treatment. Journal of Neurosurgery: Spine. 2(2). p. 99–115.
8) Belth, I.D. et al. An assessment of the adaptive mechanisms within and surrounding the peripheral nervous system, during changes in nerve bed length resulting from underlying joint movement. From: Moving in on Pain: Conference Proceedings. April 1995 Butterworth-Heinemann; 1st edition (December 27, 1995) p. 194–196.
9) Asbury, A.K. and Fields, H.L. (1984) Pain due to peripheral nerve damage: an hypothesis. Neurology. 34. p. 1587–1590.
10) Belth, I.D. et al. Ibid.
11) Filler, A., Haynes, J., Jordan, S. et al. (2005) Journal of Neurosurgery: Spine. 2(2). p. 99–115.
12) Otis, C. http://www.sportsdoctor.com/articles/sciatica3.html. [accessed April 2014]
13) Swierzewski, S.J. (reviewer). Sciatica Overview, Incidence and Prevalence of Sciatica. http://www.healthcommunities.com/sciatica/sciatica-overview. shtml. [accessed April 2014]
14) Noordeen, Hilali et al. (2009) Interactive Spine v1.66. Primal Pictures Ltd.
15) Pokorný, D. et al (2006). Topographic variations of the relationship of the sciatic nerve and the piriformis muscle and its relevance to palsy after total hip arthroplasty. Surg Radiol Anat. 28(1). p. 88–91.
16) Benzon, H.T. et al (2003). Piriformis syndrome: anatomic considerations, a new injection technique, and a review of the literature. Anesthesiology. 98(6) p. 1442–8.
17) Saikku, K. et al. (2010) Entrapment of the proximal sciatic nerve by the hamstring tendons. Acta Orthop. Belg. 76. p. 321–324.

画像クレジット

図11-1、図11-2、図11-9、図11-10　Primal Picturesより提供。許諾を得て掲載
図11-3、図11-4、図11-7、図11-8、図11-11、図11-12、図11-14、図11-15、図11-16、図11-18、図11-19　Advanced-Trainings.comより提供
図11-5　periodictable.comより提供。許諾を得て掲載
図11-6、図11-17　Thinkstockより提供
図11-13　Gray's Anatomy of the Human Body（1918年）の図より。パブリックドメイン画像

スタディ・ガイド

第11章の復習　　※回答は211ページ参照

Q1 坐骨神経痛において軸性と四肢性を区別する理由は何か。
    a. 通常、マニュアルセラピーは、軸性坐骨神経痛には有用でないため。
    b. 通常、マニュアルセラピーは、四肢性坐骨神経痛には有用でないため。
    c. タイプを知っておけば、施術を行う部位の決定に役立つため。
    d. 四肢性坐骨神経痛は専門家に紹介しなければならないため。

Q2 坐骨神経痛の患者を専門家に紹介すべきなのはどのようなときか。
    a. 座位で症状が悪化するとき
    b. SLTで症状が変化しないとき
    c. 症状が持続的、または重篤なとき
    d. 梨状筋テスト中に症状が悪化するとき

Q3 軸性坐骨神経痛の徴候で典型的で「ない」のはどれか（ただし、四肢性坐骨神経痛を伴う場合は除く）。
    a. 坐骨神経痛性側弯
    b. SLT陽性（痛みを伴う）
    c. 梨状筋テスト陽性（痛みを伴う）
    d. 腰部の痛み（殿筋や股関節の痛みを伴う）

Q4 通常、神経痛は絞扼部位からどの方向へ広がるか。
    a. 近位に
    b. 遠位に
    c. 内側に
    d. 外側に

Q5 通常、正常な運動において、成人の坐骨神経はどのくらい伸びるか。
    a. 0.3〜0.5mm
    b. 3〜5mm
    c. 7〜10mm
    d. 7〜13cm

第12章 仙結節靱帯

仙結節靱帯の機能障害

　仙結節靱帯は、人体で重要な生体構造の交差点に位置する。脊椎と下肢の間の仲介者として、この一対の強く、幅広い靱帯は上肢と下肢の架け橋となる（図12-1）。仙結節靱帯は仙骨のスタビライザーとして、左右の足の体重移動の力を調整する。効率的なウォーキングやランニングにおいて、これらの靱帯は、

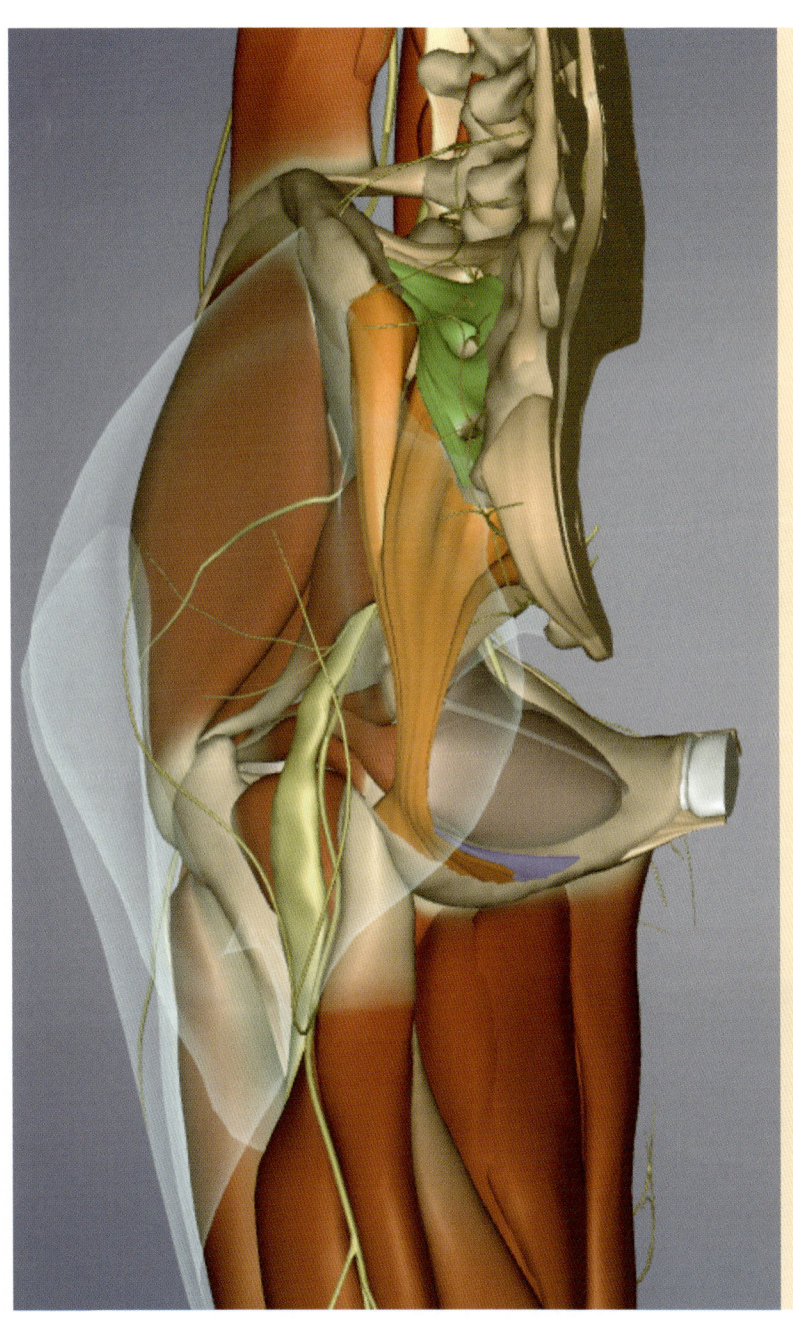

図12-1
仙結節靱帯（オレンジ色）は腰痛、坐骨神経痛（坐骨神経は仙結節靱帯外側に位置する、大きな黄色の組織）、仙腸関節痛、ハムストリングス症候群、姿勢の問題など、多様な病態に関与する。会陰部の痛みや感覚障害は、陰部神経の鎌状突起（紫色）での絞扼を示唆する。

運動エネルギーの吸収における鍵となる結合組織の連結であり、各ステップに弾性を加える[1]。

すなわち、仙結節靱帯のバランスが保たれて健常な場合に、このプロセスを行えることになる。仙結節靱帯が健常でない場合は、患者の愁訴で重要な役割を果たす。愁訴には、アメリカ人のほぼ90％が人生で経験する腰痛も含まれる[2]。仙結節靱帯は背部痛のどの種類にもかかわらないものの、腰痛の症例においては、腰椎の弯曲と緊張、仙骨の角度と傾斜、仙腸関節の健康状態など、仙結節靱帯が原因となっていることが多い。患者が腰痛を訴えるときはいつでも、仙結節靱帯が治療の対象にすべき重要な組織となる。

一方で、仙結節靱帯に施術を行うのは、腰痛のみではない。以下の多くの病態において、仙結節靱帯は重要な部分となる。

- 仙腸関節の過運動性、低可動性、痛み。一方の仙結節靱帯が他方より硬いと、仙結節靱帯は仙骨回旋、側屈、固定に関係する。
- 尾骨の損傷と痛み。仙結節靱帯が尾骨に付着し、安定させるため。
- 梨状筋症候群を含む坐骨神経痛（軸性と四肢性の両方とも）。坐骨神経と梨状筋は隣り合っているため。
- 腓骨の痛みと感覚障害。仙結節靱帯内や仙結節靱帯と仙棘靱帯の間で、陰部神経や皮神経が絞扼される場合があるため。
- 痛みを伴う座位、ハムストリングス腱炎、坐骨滑液包炎。
- 脚長差（解剖的・機能的）。
- 脊柱側弯症や脊柱前弯症。
- 骨盤捻転、上方偏位、恥骨結合炎症。
- 座位や立位のスランプ肢位やねじれた姿勢。仙結節靱帯は、仙骨の角度と、その結果として生じる身体すべての分節的関係の重要な決定要素であるため。
- 骨盤底、前立腺、泌尿生殖器の問題。これらの組織の筋と筋膜が仙結節靱帯に付着するため。

加えて、運動と筋膜の連続性に関する多くのモデルは、仙結節靱帯を重要な組織としている。上後腸骨棘（posterior superior iliac spine: PSIS）にある仙結部において仙結節靱帯の上方の起始（図12-2）で、仙結節靱帯の線維は、腰部にある筋間腱膜の深筋膜と連続する[3]。下方では、仙結節靱帯の表層線維は、約50％の人で坐骨結節を横切り、大腿二頭筋腱と連結する[4]。これらの各組織は長い鎖の一部として次々につながっていく。身体を通したこれらの長い連結は、結合組織関係の全身理論、例えば、Thomas Myersのアナトミー・トレインのモデル、機能医学における同側縦方向のスリング概念や、Gracovetskyの脊柱エンジン論において、仙結節靱帯に（その中心位置で）くさび的役割を

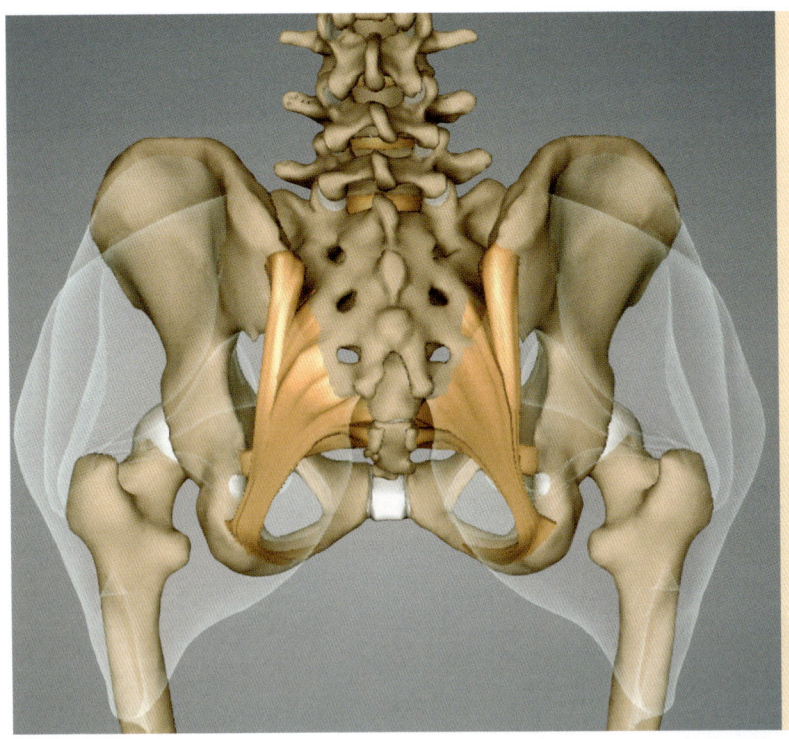

仙結節靱帯　12

図12-2
仙結節靱帯の両側の配置は、仙骨の捻転や傾斜に対して安定させるうえで重要な役割を果たす。仙結節靱帯は腰をねじったり、曲げたりする活動で痛める場合がある。仙結節靱帯の非対称性は、機能的問題（習慣と姿勢）や生体構造的問題（脚長差など）でも生じる。

与える。

　2つの仙結節靱帯の両側性の斜位配置は、脊柱の下方への圧迫で仙骨が前方に傾く（前傾）のを機能的に防ぐ。仙腸靱帯と仙棘靱帯とともに仙結節靱帯も、骨盤で仙骨が過剰に側屈したり、ねじれたりしないように安定させている。この一対の、左右配置のため、仙結節靱帯の長さや張力の横の不均衡は、仙骨回旋、骨盤捻転、そして仙腸関節と腰部の負荷をもたらす。

　仙結節靱帯の不均衡の根本的原因を整理するのは「ニワトリが先か卵が先か」という追求になるかもしれない。仙結節靱帯は骨盤捻転のために左右で違うのか、またはその差が骨盤の非対称を生じさせているのか、多くの場合で原因は明らかではない。

　一方、損傷や観察できる生体構造の異常（解剖的な脚長差）は、靱帯不均衡の根本的原因を明らかにする場合がある。仙結節靱帯は、バスケットボール、テニス、ゴルフ、体操、ハードルやジャンプ競技、投球やバレーボールのスパイクといった、腰を反らしたり、ねじったりするスポーツなどで、捻挫したり、損傷したりする。また、殿部からの転倒や、他の直接的な外傷は仙結節靱帯を損傷させたりするだけでなく、尾骨を痛めたりする。重量物を持ち上げたり、体幹を曲げたりすることによる損傷、反復性・非対称の活動、ハムストリング筋腱炎、妊娠はすべて、仙結節靱帯の緊張を引き起こし、過敏にもさせる。これらの機能障害は多くの場合、炎症、瘢痕、癒着、痛み、結合組織適合性の低下をもたらす。

仙骨バランス

　損傷メカニズムが明らかではない場合や、左右にある仙結節靱帯の不均衡の原因が明らかでない場合は、前述の仙結節靱帯関連（図12-3、図12-4、図12-5）の病態を対象にする施術が有効となる。

　仙腸靱帯や仙棘靱帯とともに、仙結節靱帯は過剰な側屈と捻転に対し、仙骨と骨盤を安定させる。仙骨と坐骨結節の間にある骨の空間は、左右で明らかに異なり、多くの場合、片側が広くなる。これは骨盤の非対称性パターンを示唆し、仙骨の側屈や回旋が関与している可能性が高い。

　仙骨のバイオメカニクスは複雑かつ、とても不可解なものであり、詳細については本章の範囲を超えてしまうが、非常に役立つ原則がある。それは、2つの骨（この例では、仙骨と坐骨結節）の間の空間が身体の側で短い場合、短い側の靱帯は硬くなるが（非対称に寄与している場合）、骨が非対称になることで、

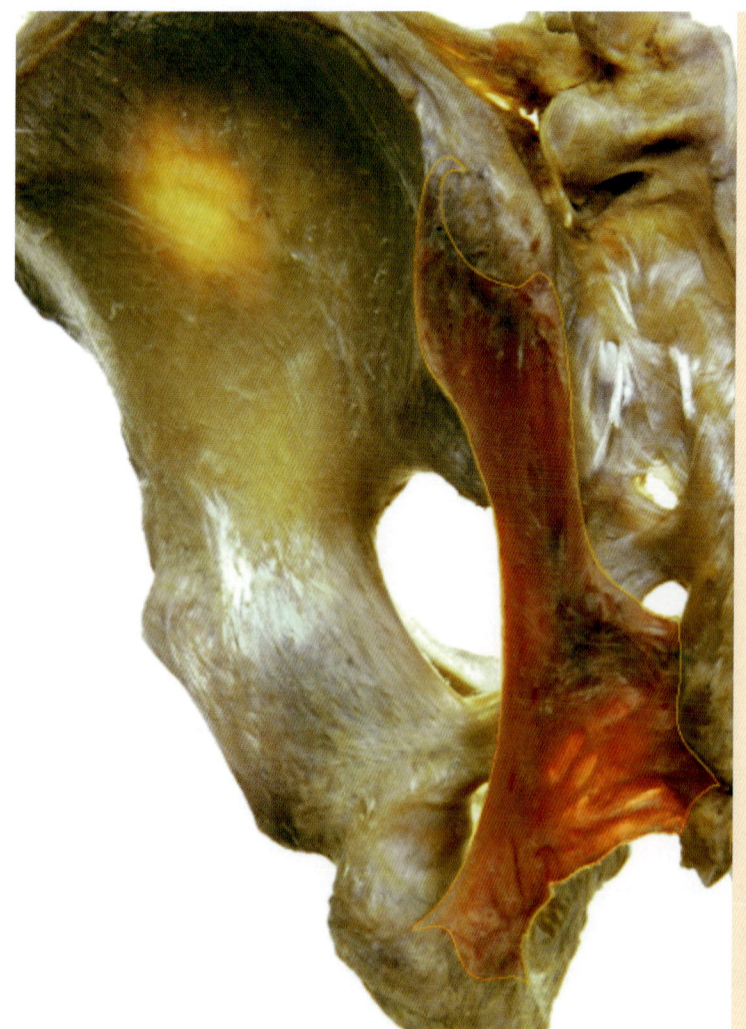

図12-3
仙結節靱帯（オレンジ色）は、その上端にある上後腸骨棘から仙骨と尾骨の外側部に沿って、下方の坐骨結節にまで広がっている。仙骨と尾骨の外側にある骨の空間の左右差を比較することは、仙結節靱帯の不均衡を知る手がかりになる。

仙結節靱帯 12

ゆるむ場合は柔らかくなる（つまり、非対称が靱帯でなく、他の力や組織に起因する場合）。さらに、長い、もしくは広い側の靱帯が硬い場合、非対称な生体構造で伸張されている可能性が高く、根本的原因は別にある。それは例えば、脚長差や使用パターンなどである。

　これらの原則に従い、仙骨と坐骨結節の間の空間が小さくなった側（短い、あるいは狭くなった側）に仙結節靱帯があれば、硬くなった仙結節靱帯にさらに施術を行う。硬い仙結節靱帯が長い側にあれば、ハムストリングスや股関節など別の場所で施術を行う。

　患者の症状において、仙結節靱帯の関与を疑っても、左右の長さや筋膜組織の違いが認められない場合、以下のようなやり方で患者の感覚を手がかりにする。一側に施術を行い、患者に起き上がって歩いてもらったり、体幹を曲げてもらったりする。以前より容易になった、もしくは、痛みが減少しただろうか？

　減少したならば、軌道に乗っているということになる。歩くのが難しいだろうか？　そのときは、反対側の仙結節靱帯に施術を行い、再確認する。仙結節靱帯の左右のバランスをとるように施術を行えば、多くの場合、患者は、痛みの減少と大きな緩和を報告する。

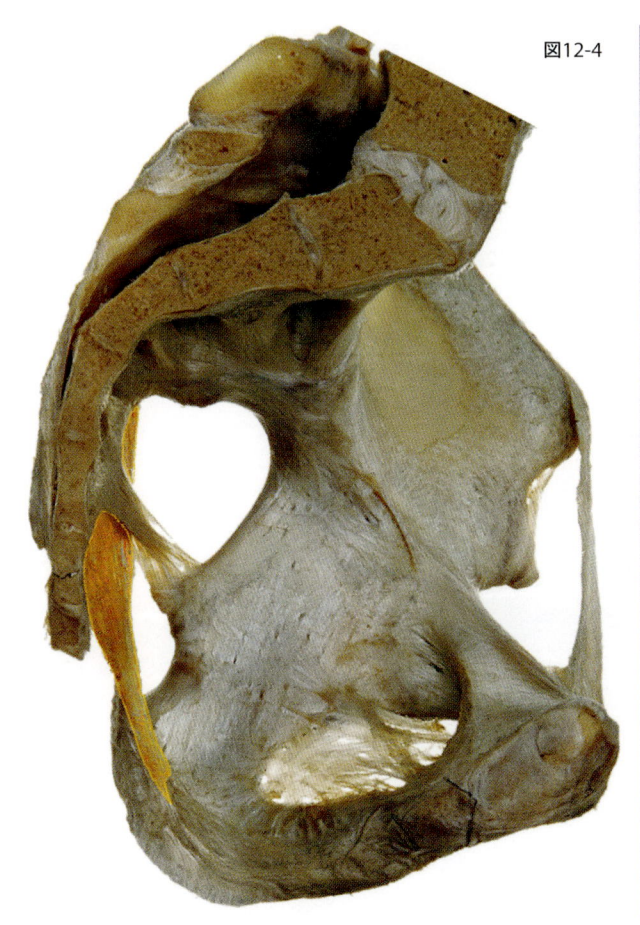

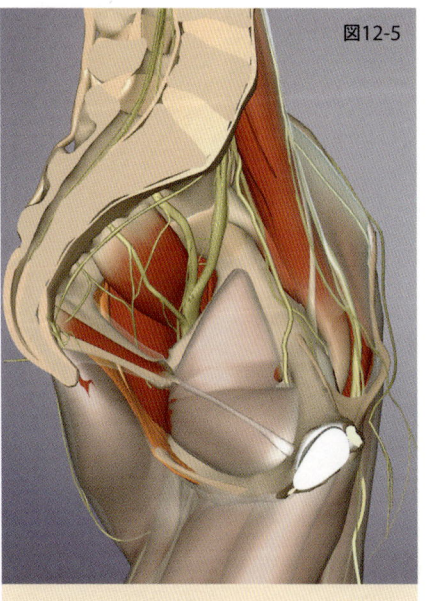

図12-4

図12-5

図12-4、図12-5
内側から見た仙結節靱帯（オレンジ色）。坐骨結節と恥骨枝に沿った広がりと、大殿筋前面（深部）の位置に注意。

仙結節靭帯テクニック

　靭帯は、陰部周辺にあるので、仙結節靭帯の施術を行う前に、患者から明確な同意を得ることが重要となる。誤解を招くことのないように、患者に仙結節靭帯への施術を行う理由を知らせるようにすること。私の場合は、関係する解剖図を患者に示して、この部位への施術が必要な理由を説明するようにしている。仙結節靭帯の施術に慣れていない施術者は、実際の患者に行う前に、同僚や学習パートナーとともに、この部位の解剖を頭に叩き込んでおく必要がある。
　患者が仙結節靭帯での施術を承諾したら、患者の側方に立ち、膝や腰など仙

仙結節靭帯テクニック
http://advanced-trainings.com/v/pa11.html

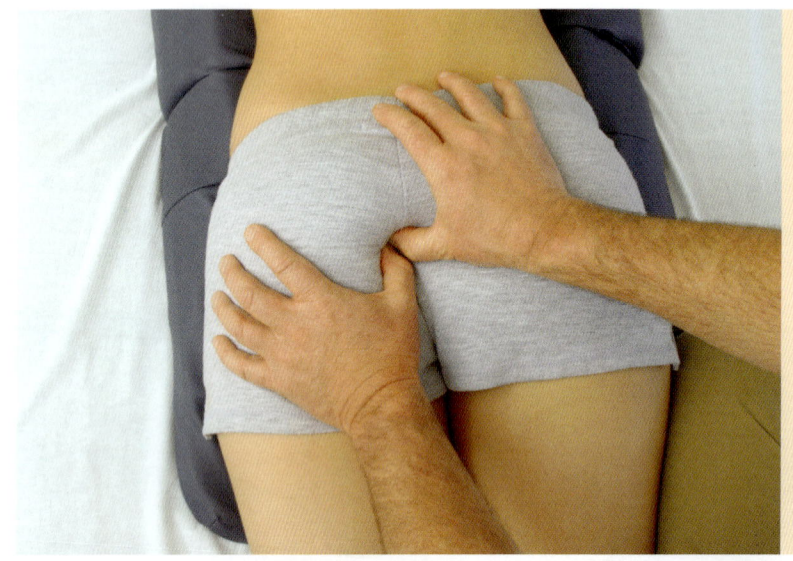

図12-6
仙結節靭帯テクニック。患者が許諾したら、仙骨と尾骨の外側にある骨の空間と筋膜組織の緊張を評価する。

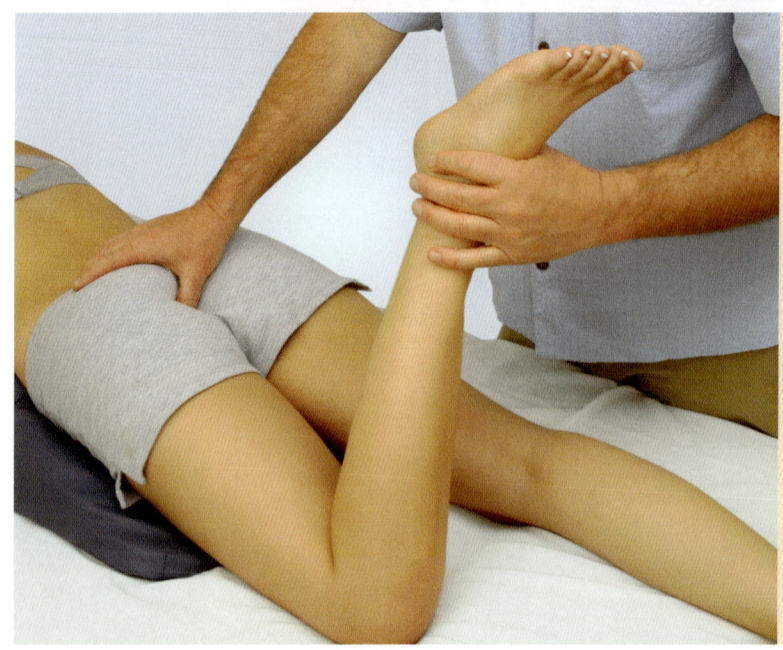

図12-7
仙結節靭帯テクニック。他動運動を用いて、短く、硬い側の仙結節靭帯をリリースする。

仙結節靱帯 12

結節靱帯以外の部位から触れる。言い換えれば、施術を行う部位を緩和するということである。その間、反対側の坐骨結節に片手を伸ばし、もう一方の手を尾骨後面（背部）に置いて状態を調べる。仙結節靱帯は、これら2つの目印の間で、大殿筋の内側縁前方（深部）を走行する。

殿裂上部の外側部で仙結節靱帯を触診する（図12-6）。施術者が立っている側の反対側に施術を行えば、施術者の母指で仙結節靱帯の下内側縁を優しく強く押すのによい角度になる。大殿筋を通して仙結節靱帯を触診するのではなく、むしろ、大殿筋の前（前方）を触っている感じである。仙結節靱帯は多くの人で張っているか、硬いように感じる。仙結節靱帯は大殿筋の山の前（深部または前方）にあることを覚えておく。

施術者の両母指は一緒にして、痛めないようにする。対側に立ち、安定した「1本の母指」を使い、左右の靱帯の硬さと緊張を比較する。尾骨側の左右にある骨の空間と筋膜組織の質を比較する（図12-3参照）。仙結節靱帯と仙棘靱帯はここで収束する。両者とも尾骨の痛みやアライメント異常に寄与する場合がある。

両側を評価したら、硬い靱帯がある側や骨の空間が少ない側に、少し多めに時間をかけて施術する。仙結節靱帯の上部や近位端から始め、患者がリラックスできる圧迫レベルを調べ、各場所の筋膜組織がリリースする感覚を待ってから別の部位に移動する。スライドや摩擦は行わないようにする。静的で、集中的なしっかりとした、受容的なタッチが筋膜組織のリリースを可能にする。施術者のタッチが自動的であったり、動いたりすれば、リリースはできない。

尾骨周辺で、根気よく施術を行い、固定した母指の圧迫によって、尾骨を囲んでいる靱帯と筋膜組織を段階的に慎重にリリースしていく。もう一度、短く、硬い、または狭い尾骨側にさらに時間をかけて施術を行う。尾骨で骨の曲がりを伸ばすようにするよりも、目的は尾骨両側の筋膜組織の緊張のバランスをとることである。加えて、痛みを伴う部位や極端に防御反応がある部位の優しい脱感作も行う。例えば、転倒や出産で尾骨を損傷すると、極端に過敏になる場合がある。患者がリラックスして自由に呼吸できるよう施術をゆっくり行えば、感覚過敏は減少するだろう。

仙結節靱帯の上端で施術を行った後、左右の仙結節靱帯の全長にわたり、一度に1つの部位ずつ施術を続けていく。ここでは、陰部神経が、仙結節靱帯と深部に位置する仙棘靱帯の間で絞扼されることがあるため、会陰部に痛みや感覚障害を伴う場合、仙結節靱帯の中間部分に特別な注意を払う。

そして、坐骨結節に到達するまで、段階的なリリースを続けていく。あるいは、仙結節靱帯の異なる面にアクセスするために、下肢に他動的あるいは自動的な回旋を加えてもよい（図12-7）。さらに別法として、患者に側臥位になってもらい、仙結節靱帯に施術を行うこともできる。肘を慎重に用いて、身体の下側にある仙結節靱帯を対象にする。

仙結節靭帯の鎌状（三日月形）突起（**図 12-1 参照**）[*1]で、陰部神経のインピンジメントも起こるため、坐骨結節と坐骨枝の内側面に特別に注意しながら、左右の仙結節靭帯の施術を終える。

　慎重に、適切に行えば、深部を触診するこの施術は、侵襲的でなく、過剰に陰部に触ることもなく、非常に効果的である。仙結節靭帯を施術に含めることで、さらに効果的に、さまざまな構造的・機能的病態を対象にできるようになる。このことは効率的な姿勢や機能において、仙結節靭帯は重要な役割を担っていることを意味する。

仙結節靭帯テクニックの重要ポイント

適応
- 骨盤、尾骨、恥骨、仙腸関節、腰部、坐骨神経の痛み。
- 会陰部の痛みや感覚障害。
- 痛みを伴う座位、ハムストリングス腱炎、坐骨滑液包炎。
- 非対称パターン（脊柱側弯症、骨盤の非対称、脚長差）に関連する痛みや可動性の問題。
- 前かがみ姿勢、脊柱前弯症、非対称性姿勢。

目的
- 左右にある仙結節靭帯の弾性と幅の違いのバランスをとる。
- 仙結節靭帯を非弾力的な隣接組織から分離する。

方法
- 両手の母指を一緒に用いて痛めないようにして、施術を行っていき、「仙骨と坐骨結節の間の距離」と「弾力性と仙結節靭帯の密度」における左右差を比較する。
- 短い側の場合、硬くなっている仙結節靭帯に施術を行う（長い側の場合、靭帯を緊張させている原因を他の部位で探す。本文参照）。
- 仙結節靭帯の全長にわたり施術を行い、靭帯に隣接する弾力性のない筋膜組織を分離していく。

注意
- 施術の目的を事前に患者に説明し、陰部領域に施術を行うことに関して、明確な許可を得る。

要点
- 仙結節靭帯への施術は、靭帯周辺の筋膜組織の制限を緩和し、左右の非対称のバランスを直す。
- 最初は同僚で練習する。
- 慎重に、綿密に行う。
- 施術を行いながら、患者と言葉のコミュニケーションも密に行う。

[*1] 仙結節靭帯の鎌状突起はおよそ6人中5人に存在し、外陰内部の血管と神経の筋膜鞘に混ざる。

参考文献

1) Gracovetsky, S. (1988) The Spinal Engine. New York: Springer-Verlag.
2) van Wingerden, J.P., Vleeming, A., Snijders, C.J. and Stoeckart, R. (1992) The spine-pelvis-leg mechanism; with a study of the sacrotuberous ligament. In: Low back pain and its relation to the sacroiliac joint. First Interdisciplinary World Congress on Low Back Pain and its relation to the Sacroiliac Joint. p.147–148, San Diego. Rotterdam: ECO. ISBN 90-9005121-X.
3) Hammer, W. (2007) Functional Soft-Tissue Examination and Treatment by Manual Methods. Jones & Bartlett Learning. 438.
4) Vleeming, A., Stoeckart, R. et al. (1989). The sacrotuberous ligament: a conceptual approach to its dynamic role in stabilizing the sacroiliac joint. Clinical Biomechanics. 4(4): p. 200–203.

画像クレジット

図12-1 〜図12-5　　Primal Picturesより提供。許諾を得て掲載
図12-6、図12-7　　Advanced-Trainings.comより提供

スタディ・ガイド

第12章の復習　※回答は211ページ参照

Q1 仙結節靱帯は仙骨の前傾をどのように防いでいるか。
　　a. 一側の水平方向の線維配置によって
　　b. 一部の人では、ハムストリングスと仙結節靱帯の結合によって
　　c. 両側の斜方向の線維配置によって
　　d. 坐骨神経のインピンジメントによって

Q2 骨盤非対称と仙結節靱帯の関与の可能性を評価するうえで、左右で比較するのは骨のどの空間か。
　　a. 上後腸骨棘と坐骨結節の間
　　b. 仙骨と坐骨結節の間
　　c. 大腿骨と坐骨結節の間
　　d. 上後腸骨棘と仙骨の間

Q3 Q2で示した骨の空間が片側で小さく、仙結節靱帯は同側で硬い場合、どこに施術を行うことが推奨されるか。
　　a. 殿部、ハムストリングス、腰
　　b. 反対側の仙結節靱帯
　　c. 反対側の尾骨または内閉鎖筋
　　d. 同側の仙結節靱帯

Q4 仙結節靱帯に施術を行う前に患者から何を得るのが重要か。
　　a. 完全な健康歴
　　b. 現在の痛みの強さ
　　c. 明確な許可
　　d. セッションの目的

Q5 仙結節靱帯と仙棘靱帯の間で絞扼される可能性のある神経はどれか。
　　a. 陰部神経
　　b. 坐骨神経
　　c. 腓骨神経
　　d. 上殿神経

第13章　仙腸関節

仙腸関節テクニックの適用

　仙腸関節（sacroiliac joint: SIJ）は身体の集会場である。ここで、脊柱は骨盤に会い、上半身は下半身に会い、軸骨格は四肢の骨格に会い、左右が中心で会う。これらの深部に位置する複雑で大きな関節は、「歩く」「ステップ」「座る」「曲げる」など、多くの日常活動で重要な役割を果たす。

　さらに、仙腸関節に痛みがあると、主観的体験の核心に影響するようであり、多くの人に不安定性と分裂の感覚を与える。このような感覚は気分と態度、客観的身体機能に反映される。

　患者が次のいずれかの症状を呈するとき、仙腸関節（図 13-1）への施術が適用となる。

- 腰痛、特に一側性（後述）。
- 軸性および四肢性坐骨神経痛（「第 11 章　坐骨神経痛」を参照）。
- 仙腸関節炎（炎症を起こした関節）や仙腸関節（sacroiliac: SI）機能不全症候群（多すぎる、または少なすぎる運動）における仙腸関節自体の痛みや過感性。

　脊柱側弯症、脚長差、非対称の活動と習慣（例えば、投げるスポーツ、脚を組む癖）、仙腸関節の集会場でさらに調節を必要とする他の生体構造的、機能的パターンなどの非対称パターンに関連する症状に施術を行うときは、仙腸関節の可動性とバランスも重要となる。

　本章では、2 つの優しく、効果的な仙腸関節テクニックを解説する。これらの 2 つの仙腸関節テクニックは、上記の症状に対して有効であるだけでなく、次の場合にも効果的な方法となる。

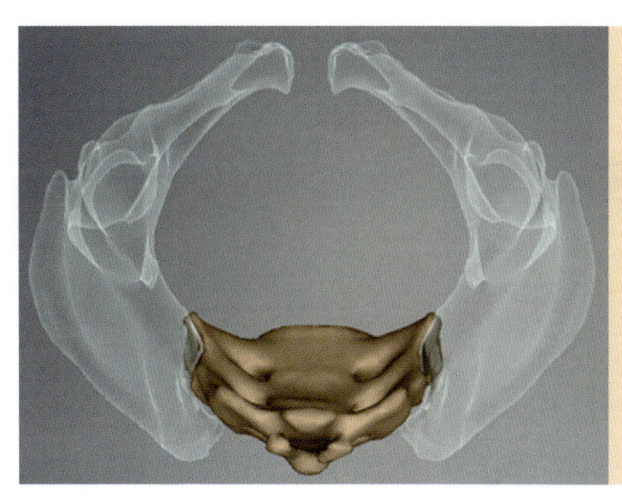

図13-1
仙腸関節は、寛骨（透明）と仙骨（不透明）間の関節である。この重要な関節はゆるみ過ぎたり、硬すぎたりする場合に痛みを生じ、股関節痛、鼠径部痛、殿部痛、腰痛などを引き起こす。

- セッション開始時。仙骨には副交感神経節があるため、仙腸関節テクニックで副交感反応を引き起こし、症状を緩和させると考えられる。
- セッション終了時。仙腸関節テクニックには鎮静効果があるため、他の部位の施術後に仙骨で適合性を確保することは、統合とセッション後の不快感を予防するのに役立つと考えられる。ちなみに、ロルフィング®の創始者 Ida P. Rolf は、すべてではないが、多くのセッションの施術の締めくくりの一部として仙骨への施術を用いていた。

仙腸関節前方・後方リリーステクニック

損傷後などで、仙腸骨運動が過剰だと、仙腸関節が痛む場合がある。しかし、歩行と体幹屈曲において、健常な仙腸関節には驚くべき運動量がある。仙腸関節は触診可能な程度まで、ねじれ、滑走し、せん断し、間隙を開けることができる。このような仙腸関節の動きは、衝撃吸収性、生体構造の適合性、動力学的負荷のために重要である。

仙腸関節の関節面は傾斜しているため（図13-2、図13-3）、腸骨に対する仙骨の前後方向の運動は、仙腸関節を少し開く。この原則を用いて、仙腸関節

仙腸関節前方・後方リリーステクニック
http://advanced-trainings.com/v/pd03.html

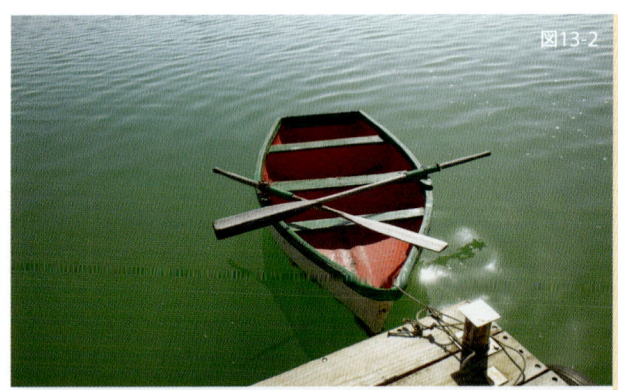

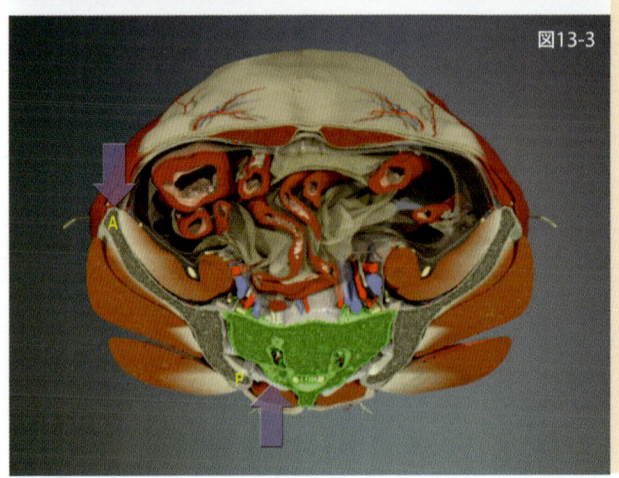

図13-2

図13-3

図13-2、図13-3
仙骨（緑色）は斜めに腸骨と結合するため、仙骨への前方圧迫により仙腸関節が離開する。紫色の矢印は、上前腸骨棘（A）と上後腸骨棘（P）内側への仙腸関節前方・後方リリーステクニック時の手の位置を示す。仙骨部の多裂筋を通して仙骨の動きを感じ、仙骨が変動するのを待つ。これはボートを桟橋から押しやるのに似ている。

仙腸関節 13

の可動性制限を評価して、リリースすることができる。

　患者を背臥位にし、最初に一側の上後腸骨棘（posterior superior iliac spine: PSIS）の位置を触知する（図13-4、図13-5）。上後腸骨棘の内側に指先を動かす。しかし、身体の正中線の外側にとどめる。施術者は同側の仙骨を前方に持ち上げる位置になる。ゆっくり、しっかりと、施術者の指先で持ち上げていく。施術者の指関節の屈曲を維持するようにし、施術者の手関節と腕をできる限りリラックスさせ、施術者の前腕に負荷をかけないようにする。仙骨自体の骨の感触を仙骨部の多裂筋と脊柱起立筋を通じて感じる。しっかりと、着実に、しかし優しく持ち上げる。

　続いて施術者は他方の手を同側の上前腸骨棘（anterior superior iliac spine: ASIS）に軽く置き、腸骨を後方に落とすようにする。

　この前方の手は、後方の手のタッチよりずっと優しく、受容的にする。骨盤帯は脊柱から下肢まで重力を伝えるようにつくられているため、施術者がはっきりした力で行うと、しっかりと固定されてしまう。固定する反応を引き起こさないように、十分ゆっくり、軽く進めるようにする。効果が出るには小さすぎる圧迫のように感じるかもしれないが、辛抱すれば、患者が感じる体験は劇的となりうる。

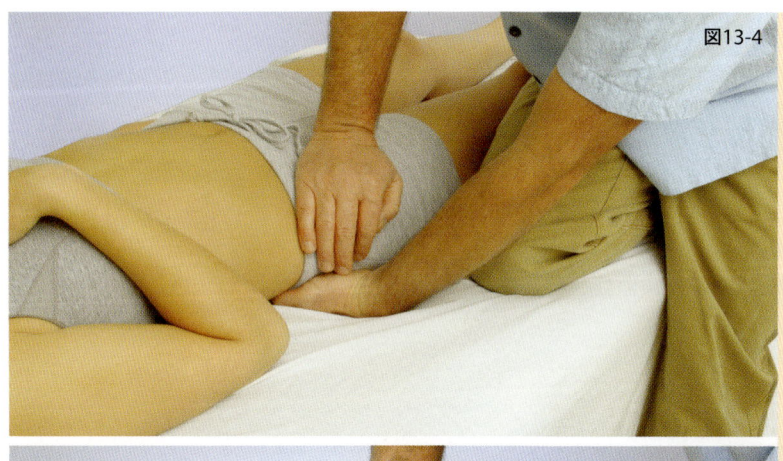

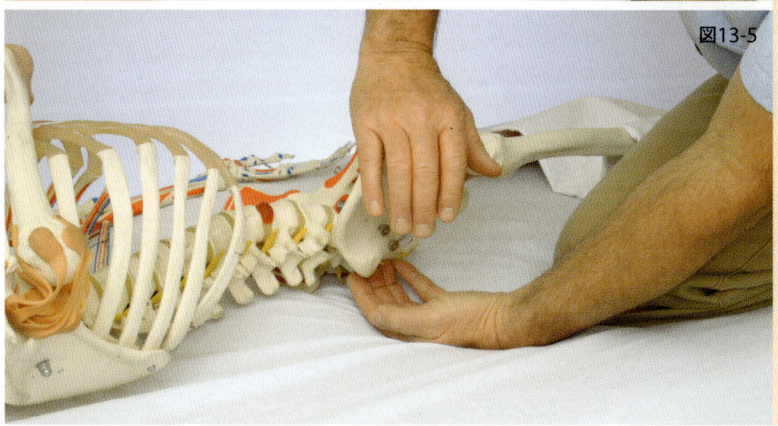

図13-4

図13-5

図13-4、図13-5
仙腸関節前方・後方リリーステクニック。上後腸骨棘周辺に手を伸ばし、仙骨を下から挙上する。他方の手を上前腸骨棘上に軽く置き、腸骨を後方に下制し、仙腸関節腔を離開する。

155

両手を用いて、腸骨が後方にわずかにたわんだり、仙骨が前方に変動したりするのを「聞く」（listen）ように意識を高める。正常とされる仙腸関節の運動量は議論中であるが、コンピュータ断層撮影により高齢者でも上後腸骨棘がここで4〜8mm動くのが示されている[1]。

このように、小さな運動かもしれないが、施術者にも患者にも実感できる。大きなボートを桟橋から押しやるのを想像してほしい（図13-2参照）。最初は、何も起きていないように見えるが、しばらくすると、わずかな動きが明確になってくる。大切なことはリリースを待つことである。多くの場合、変動を感じるまでに3〜6回の呼吸回数がかかる。それから、リリースを感じたら信じる。患者は下肢まで温かさが下っていったり、骨盤が全体的に軟化したり、腰がゆるんだりした感覚を訴える。患者が痛みを訴える場合は、関節に炎症が生じている徴候である。この場合、用いる圧迫を和らげ、患者が快適に許容できる強さを確認する。

このテクニックは評価とリリースの両方を行うので、左右の仙腸関節を比較し、バランスをとる方法として用いることができる。仙腸関節の硬さは個人によってかなり異なるが、無症候性の人では左右均一の硬さになることが示されている[2]。一側の仙骨が特に硬いか、反応が遅い場合、より特定の反応を得るために、次の「仙腸関節ウェッジテクニック」を用いることができる。

仙腸関節前方・後方リリーステクニックの重要ポイント

適応
- 腰痛、仙腸関節、坐骨神経の痛み。
- 非対称パターン（脊柱側弯症、骨盤非対称、脚長差）に関連する痛みや可動性の問題。
- 他の施術の準備や統合。

目的
- 仙腸関節の前方・後方の適合性における左右のバランスをとる（運動の振幅と質）。
- 関節の水分補給と固有感覚の刺激。
- 鎮静（副交感反応を介して）。

方法
- 一側の寛骨を優しく後方に落としながら、同側の仙骨側を前方に持ち上げることで、仙腸関節前後方向の可動性を評価する。これを反対側の可動性と比較する。
- 可動性が少ない側で、仙骨や寛骨が少したわんだり、変動するまで、静的圧迫を加えて待つ。

仙腸関節 13

仙腸関節ウェッジテクニック

　仙腸関節前方・後方リリーステクニックと同じく、仙腸関節ウェッジテクニックは、仙腸関節の制限を正常な可動性に回復させるのに役立つ。仙腸関節前方・後方リリーステクニックで反応しない制限の場合、または仙腸関節で特定の反応を望む場合、このテクニックを試す。

　上後腸骨棘から開始するが、仙腸関節前方・後方リリーステクニックで行ったように仙骨上を内側に移動するのではなく、上後腸骨棘の内側で施術者の指を曲げて、指先で下から持ち上げる。このとき、仙骨自体を持ち上げるのではなく、腸骨近くに指を置き、仙腸関節の間隙で側斜方向へ持ち上げる（図13-6〜図13-8）。

　このテクニック名が示すように、指先はまさに仙腸関節の位置でくさびを形成する。このようにして、仙腸関節痛の原因となる脊柱起立筋、仙骨部の多裂筋、後仙腸靱帯に圧迫を加える。この位置に指を置き、リリースを待つ。外層がリリースされれば、患者の骨盤構造は開き、施術者の指の周りで落ちつく。この広がりは、強固な骨間仙腸靱帯の反応の結果である。

　別法として、両手を用いて、仙腸関節の両側を同時に評価し、アプローチす

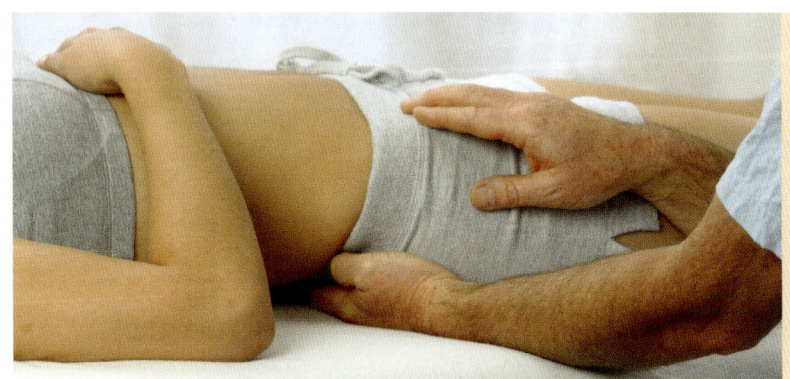

図13-6
仙腸関節ウェッジテクニック。

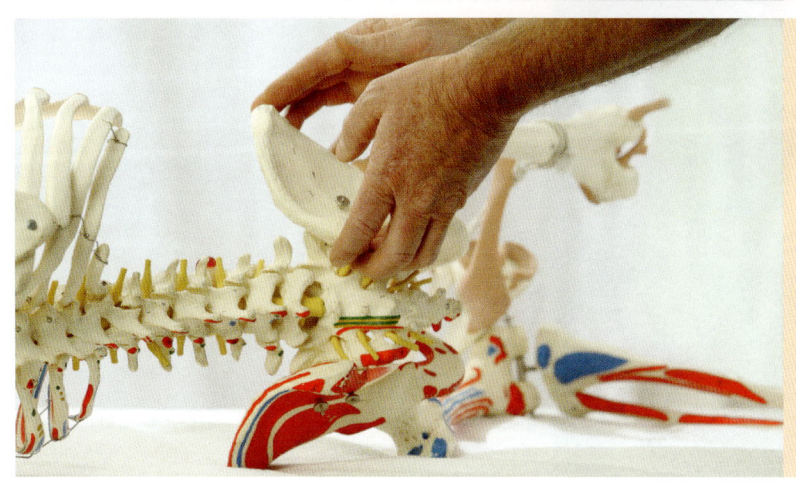

図13-7
仙腸関節ウェッジテクニックの手の位置。上後腸骨棘の内側と上前腸骨棘上に軽く置く。

157

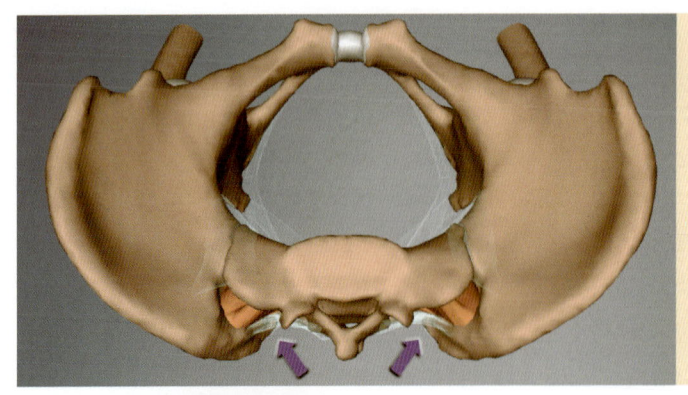

図13-8
仙腸関節ウェッジテクニック。指先で上後腸骨棘の内側を持ち上げ、仙腸関節にゆるいくさび（矢印）を形成する。骨間仙腸靱帯（オレンジ色）が反応するにつれ、施術者の指の周りで関節が開いていく。

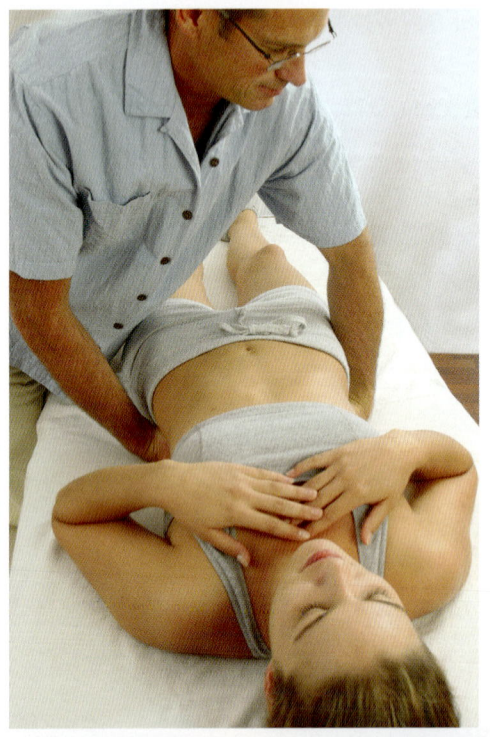

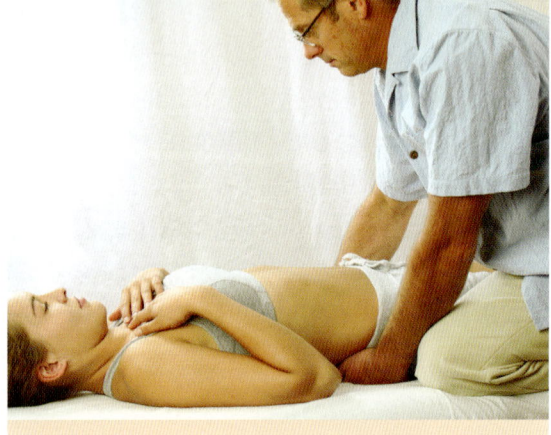

図13-9
両側性の仙腸関節ウェッジテクニック。

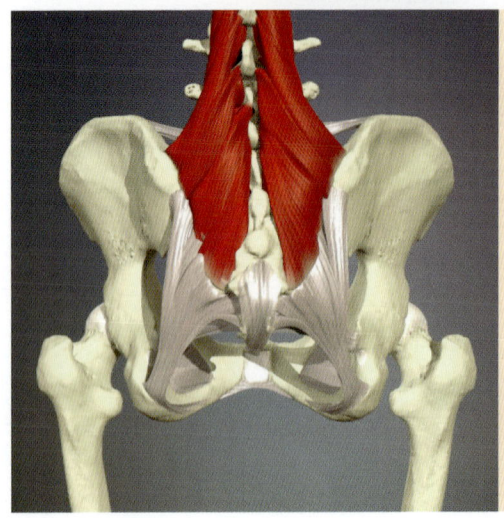

図13-10
仙腸関節テクニックに影響を受ける2つの軟部組織構造は、仙骨部の多裂筋と仙結節靱帯である。

る（図 13-9、図 13-10）。施術者自身の身体力学を意識することが重要である。というのは、この肢位は、患者の仙腸関節の両側を正確に比較し、バランスを感じることができるが、一側だけで行うより難易度が高くなるからである。このように両側に施術を行えば、特に炎症を起こしている仙腸関節を緩和できる。これは、両側性の圧迫が仙骨部の多裂筋の収縮圧迫と同様の効果をもたらすからであろう。多裂筋の大きさと多裂筋による仙骨への圧迫は、腰痛の症例の一部で減少していることが確認されている[3]。

仙腸関節ウェッジテクニックの重要ポイント

適応
- 仙腸関節、腰部、坐骨神経の痛み。
- 非対称パターン（脊柱側弯症、骨盤非対称、脚長差）に関連する痛みや可動性の問題。
- 他の施術の準備や統合。

目的
- 仙腸関節前方・後方の適合性における左右のバランスをとる（運動の振幅と質）。
- 関節の水分補給と固有感覚の刺激。
- 鎮静（副交感反応を介して）。

方法
- 仙腸関節前方・後方の可動性テクニック（や他の方法）を使って、仙腸関節の左右差を評価する。
- 可動性の少ない側で、指先を用いて関節腔へ押し込む。この関節の筋膜組織が少し動いたり、関節自体が広がったり、軟化したりするのを、静的に圧迫して待つ。

仙腸関節痛

　仙腸関節痛は、転倒や自動車事故などの外傷により頻繁に起こる。ある研究では、仙腸関節痛の5分の3が外傷に由来することを報告している[4]。ホルモンの変化と妊娠は仙腸関節痛、関節炎、炎症性腸疾患を引き起こす。膝関節や足関節などの問題から生じる跛行や歩行機能障害も、仙腸関節（通常、その反対側）を刺激する。さらに、仙結節靱帯（前章で説明）、腸骨筋、回旋筋などによる、仙骨の非対称な力が痛みと炎症を引き起こす。

　仙腸関節痛は、仙腸関節の内部か、またはその表面に感じることが多い。しかし、仙腸関節は深部に位置し、大きいため、仙腸関節に関連する痛みの正確な位置を見つけるのは難しい。仙腸関節痛は股関節、鼠径部、下肢、腰部に関連痛を起こす。麻酔薬により仙腸関節の感覚を遮断する研究において、一般的

な腰痛の15～21％で仙腸関節が直接原因となっていることが示されている[5]。仙腸関節は脊柱アラインメントと可動性において重要な役割を果たしているため、かなり大きな割合で腰部痛の間接的原因となっている可能性がある。

　仙腸関節の痛みや炎症は一側性または非対称性にみられることが多い。前述したように、仙腸関節には低運動性や過剰運動性がみられる。痛み、過敏性、炎症は、可動性がない、または過剰に可動性がある側で感じられる。なお、重篤かつ進行中の炎症は通常、過剰な可動性がある側で感じられる。マニュアルセラピーは筋膜組織を硬くするより、ほぐすことに優れるが、過可動性がみられる仙腸関節にも多くの点で有効である。考慮点を以下に示す。

1）過可動性が少ない側が痛む場合、同側を軟化させるよう本章や他章で説明したテクニックを用いて施術を行う。通常すぐに緩和でき、継続中の施術とストレッチや習慣の変更などの補完的な活動を組み合わせれば、効果を持続することができる。

2）過可動性がみられる側が痛む場合、反対側（可動性が少ない側）をリリースする。しかし、過可動性がみられる痛みがある関節には、施術をほとんど行わないようにする。過可動性がある側では殿筋と股関節の筋痛に対する施術を行う。これは、靭帯の安定性の欠如を代償するように作用している可能性が高いためである。しかし、少なくとも、この段階では、過可動性がある関節への直接的な施術は最小限に止めるようにする。ここでの一部の施術は、関節の水分補給と固有感覚の改善に役立つ。
　しかし、過可動性がある側では、患者の反応が明らかになるまで最低限の施術を行う。セッション後数日間、患者に不快感の変化を追ってもらう。痛みが少なくなれば、施術は正しい方向にある。両側の関節の適合性の要求を分散させ、炎症を起こした関節膜組織に水分補給することで、過可動性がある側の緊張は緩和するだろう。炎症が鎮静するまで、この方法で施術を続ける。

3）過可動性がみられる患者において、可動性が少なく、痛みが少ない側で施術を行った後、変化が出なかったり、症状が悪化したりする場合、過可動性のある側に直接施術を行う選択肢を検討してもよいかもしれない。炎症を起こした筋膜組織に施術を直接行うと、さらに悪化させるというのが常識であるが、私（と情報交換している人々）は、過可動性のある、痛みを伴う仙腸関節に直接施術を行った後に仙腸関節の快適さが著しく改善したことを確認している。時には、セッション後一両日は症状が悪化する場合もある。まれに、症状の悪化が数日間続くこともある。これらの場合でも、一過性の悪化が落ち着けば、多くの場合、その後の

痛みと悪化は軽減する。このハイリスク・潜在的ハイリターンのアプローチは、施術者と患者がその影響を熟知し、受け入れる場合のみ適切である。施術者の経験レベルと他の施術者の監督や紹介、患者の病歴、安定性、人生と生活への影響の可能性などの要素を検討する。施術者や患者が、セッション後における症状悪化の可能性に不安を抱えるなら、慎重策を選び、無症候性側のみに施術を行い、症候性側には軽く、間接的な施術を行う。

4) 仙腸関節痛が持続する場合、補助してくれる専門職への紹介が必要となる。仙腸関節痛に対する治療としては、理学療法、ロルフィング®、オステオパシー、カイロプラクティック、リハビリ・機能的医学、プロロテラピーまたは硬化療法（治療的瘢痕によりゆるんだ靱帯を硬くする）、蛍光透視法による注射、固定手術といった方法も報告されている。患者が許諾しているなら、他の専門職に目的を達成するためにどのように支え、補完できるかを尋ねる。施術者自身が学べ、患者をさらに手助けできるすばらしい方法である。

ここで説明したテクニックを行った後に仙腸関節の症状が悪化することは非常にまれである。適切に実行すれば、これらのテクニックは負担をかけないものであり、私とともに練習した何千もの施術者が成功を収めている。これらのテクニックをセッション開始、仙腸関節痛の対処、セッションの締めくくりと終了で使うにせよ、患者は仙腸関節への優しく、的確な施術に感謝するだろう。

参考文献

1) Smidt, G.L. et al. Sacroiliac motion for extreme hip positions. A fresh cadaver study. Spine. 22(18). p. 2073–2082.上後腸骨棘が4～8mm平行移動することに加え、この文献と他の研究は仙腸関節で17°運動する、としている。
2) Damen, L. et al. (2002) The prognostic value of asymmetric laxity of the sacroiliac joints in pregnancy-related pelvic pain. Spine. 27(24). p. 2820–2824.
3) Krader, D.F. et al. (2000) Correlation Between the MRI Changes in the Lumbar Multifidus Muscles and Leg Pain. Clinical Radiology. 55. p.145–149
4) Bernard, T.N. et al. (1987) Recognizing specific characteristics of nonspecific low back pain. Clinical Orthopaedics and Related Research. 217. p.266–280.
5) Lee, D. (2004) The Pelvic Girdle. 3e. Churchill Livingstone.

画像クレジット

図13-1、図13-3、図13-8、図13-10　Primal Picturesより提供
図13-2　Thinkstockより提供
図13-4、図13-5、図13-6、図13-7、図13-9　Advanced-Trainings.comより提供

スタディ・ガイド

第13章の復習　※回答は211ページ参照

Q1 仙骨は＿＿がある主な部位の一つである。
a. 侵害受容性機械受容器
b. 関節の過可動性
c. 副交感神経節
d. 交感神経節

Q2 仙腸関節の関節面は＿＿に向いている。
a. 前頭面
b. 矢状面
c. 水平面
d. 斜方向

Q3 背臥位にした患者の仙骨の下で施術を行う目的は何か。
a. 仙骨を回転させる
b. 仙骨を前方に持ち上げる
c. 仙骨の後方への落下を許容する
d. 仙骨を側屈させる

Q4 仙腸関節前方・後方リリーステクニックで持ち上げる施術者の指はどこに置くか。
a. 上後腸骨棘の内側の仙骨上
b. 上後腸骨棘の外側の腸骨上
c. 上後腸骨棘の上方の腸骨上
d. 上後腸骨棘の下方の仙骨上

Q5 仙腸関節の硬さには個人差があるが、どのような人で左右の硬さは等しいか。
a. 活動的な人
b. 無症候性の人
c. 症候性の人
d. 低体重の人

第14章　腸骨

寛骨の可動性

「私たちは脚で歩く──。○か×か？」

もちろん、答えは「○」である。ヒトとして、私たちは歩くのに脚を用いる。しかしながら、「×」ともいえる。私たちは歩くとき、脚よりはるかに多くのものを用いている。

実際、私たちは歩くために脚さえ必要としない。物理学者で脊柱研究者のSerge Gracovetskyによる「脊柱エンジン理論」はそのことを示している。彼は講演で、両脚がない男性が坐骨結節を前後させて歩く映像を示して、聴衆に大きな衝撃を与えた。その男性は、両下肢を出す代わりに、脊柱と骨盤を回旋させながら、腸骨を逆方向に回旋させ、坐骨結節を前へ前へと交互に出していったのである（図14-1、図14-2）。Gracovetskyは、脚の有無に関係なく、私たちは脊柱と骨盤の固有の可動性を用いて歩くのだと指摘した。

本章の焦点は、Gracovetskyによる脊柱エネルギーに関する最新理論ではな

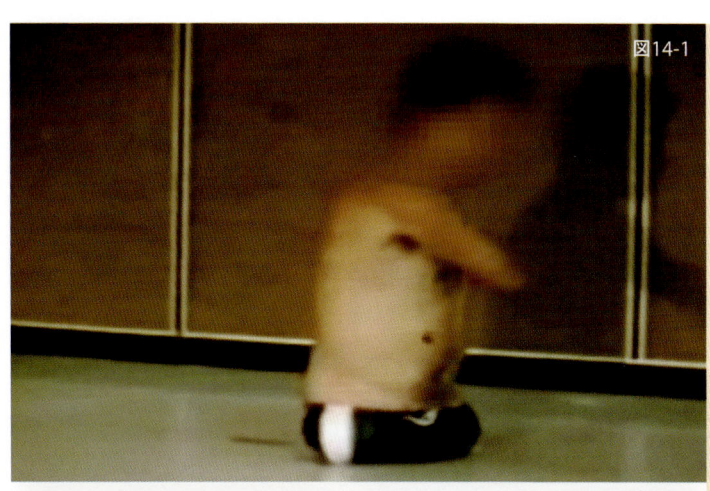

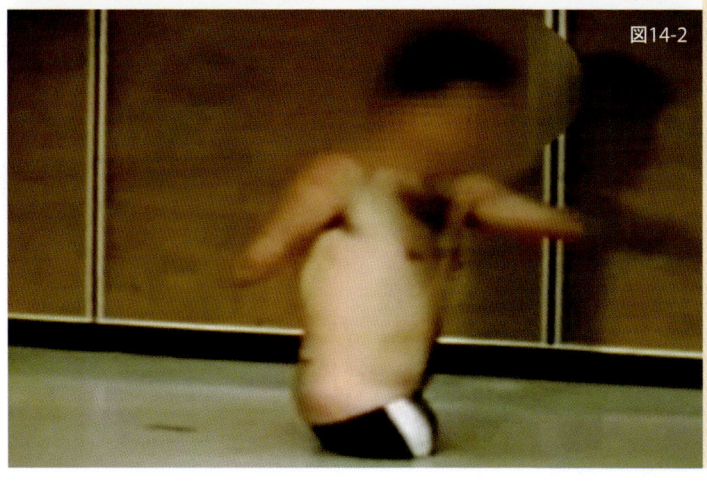

図14-1

図14-2

図14-1、図14-2
生まれつき脚がないこの男性は、脊柱と骨盤の回旋を組み合わせて、寛骨の後方回旋（図14-1）と前方回旋（図14-2）により、坐骨結節で歩いていく。

い。しかし、歩行、脊柱機能、バイオメカニクスなどに興味があるなら、Gracovetskyの講演をインターネットで検索するか、Erik Dalton編集の教科書"Dynamic Body: Exploring Form, Expanding Function edited by Erik Dalton"[1])を参照してほしい。彼の理論は、歩行のバイオメカニクスを分析し、記述する影響力のあるモデルの一つとして挙げられる。

歩行に関する彼の理論のほとんどは、かなり複雑かつ難解である。さらに編著であるため、正常または望ましいバイオメカニクスの基本的概念や、使用する用語が著者ごとに異なり、わかりにくい。歩行の繊細なサイクル自体も複雑である。タイミング、モーメント、重力、体重移動、バランス、関節の形状閉鎖と筋力閉鎖、筋の連続性、固有受容器、骨と筋膜の連鎖はすべて、一見単純な歩行という奇跡において役割を果たしている。

本章では「歩行」というパズルの鍵となる一つのピースに焦点をあて、寛骨の可動性を増加させる簡便な方法のいくつかを説明する。

口語的に、「腸骨」という用語が、いくぶんかの誤解のもと、寛骨の同義語として用いられる。これはおそらく、股関節に施術者の手を置いたときに、腸

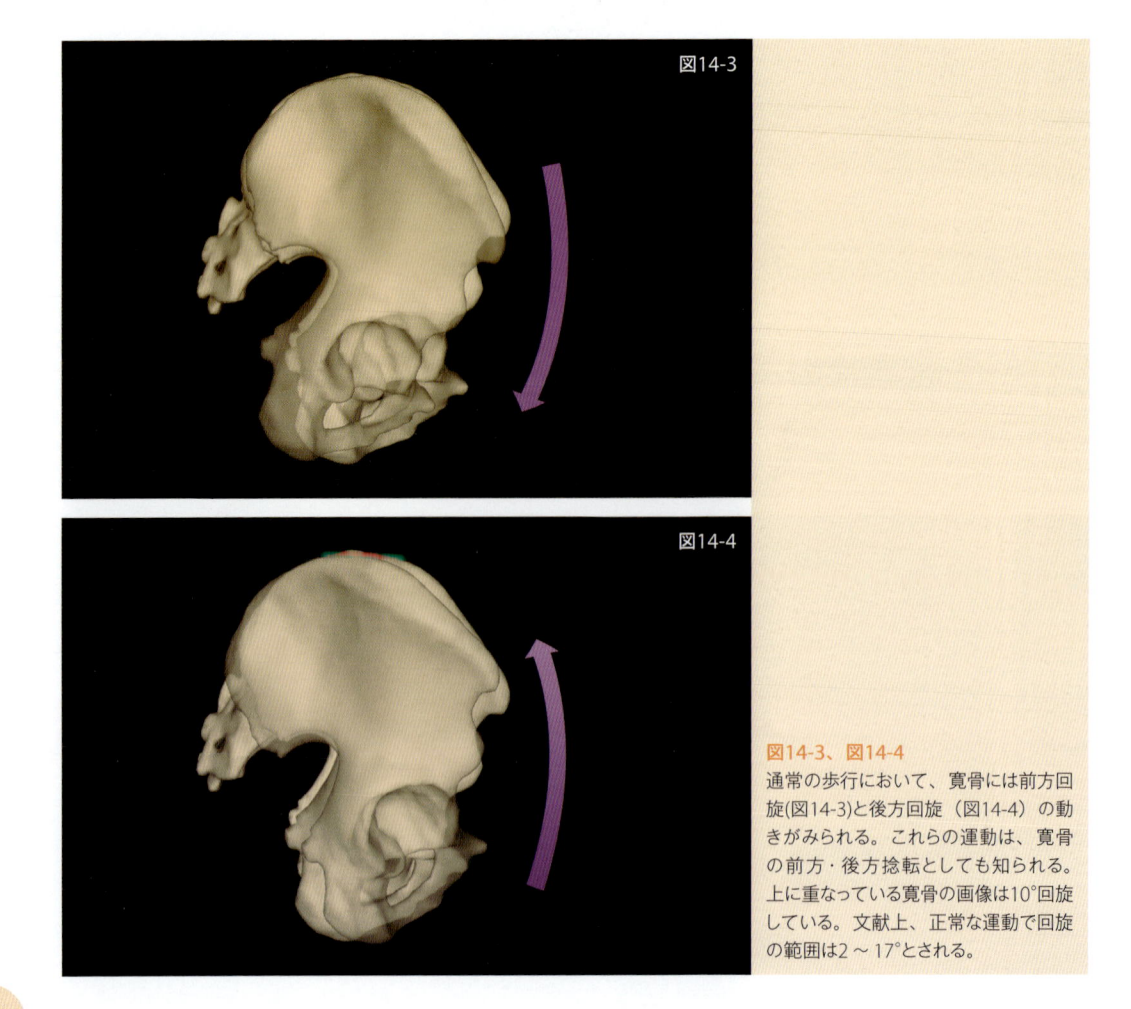

図14-3

図14-4

図14-3、図14-4
通常の歩行において、寛骨には前方回旋(図14-3)と後方回旋(図14-4)の動きがみられる。これらの運動は、寛骨の前方・後方捻転としても知られる。上に重なっている寛骨の画像は10°回旋している。文献上、正常な運動で回旋の範囲は2〜17°とされる。

腸骨 14

> ## 腸骨可動性を評価してみよう
>
> あなた自身の身体で寛骨の運動を感じる簡単な方法を以下に示す。
>
> ①股関節に手を置き、両母指で左右の上後腸骨棘（PSIS）の後部に触れる。
> ②ゆっくり片膝を上げる。骨盤全体の運動に対する（両手が一緒に動くように感じる）、左右の寛骨の運動を触診する（各上後腸骨棘が互いに独立した運動として感じる）。
> ③制限されていない正常な可動性では、膝を上げて腸骨が後方回旋するにつれ、同側（体重がかかっていない側）の上後腸骨棘がわずかに下降する（図14-4）。
> ④左右を比較する。左右のバランスは通常、総運動量より重要である。片側の上後腸骨棘があまり下降しない場合、同側の仙腸関節（SIJ）の制限がある可能性がある（慢性的な仙腸関節痛の多くは、反対側の可動しやすい部位で起こる）。
>
> この簡単な評価法は患者にも応用できる。患者が順番に左右の膝を上げて、左右の上後腸骨棘の下がりを比較する。後方回旋テクニックを用い、可動性が低い側をリリースし、再確認する。

骨が寛骨で最も触診しやすい部分であるためか、もしくは大部分の運動が仙腸関節で起こるためかもしれない。

腸骨と寛骨の共通性を考えると、本章では慣例的な呼び方を用いて、寛骨を「腸骨」という意味で用いる。ここで説明するテクニックは、Gracovetsky らのおかげで思いついたものである。

まず、2種類の骨盤運動を区別することから始めよう。

1. 骨盤帯全体の運動（屈曲、シフト、下制、傾斜、転がりなど）
2. 骨盤内の寛骨と仙骨間の運動

両種類の骨盤運動が歩行で起こる。骨盤全体は立脚側下肢上を左右に移動する。一方、骨盤帯内での左右の寛骨の動きがみられ、仙腸関節と恥骨結合で関節運動がみられる（上の「腸骨可動性を評価してみよう」を参照）。寛骨のこの独立した運動は、以下の理由で重要である。

- 歩行、走行、ジャンプでの緩衝装置として作用する。
- 荷重時に仙腸（SI）関節を安定位に固定する。
- 仙腸靱帯の負荷およびリリースによるバネ様の反動を通して、歩行エネルギーを再利用する。

寛骨の可動性制限は、仙腸関節の制限を示している。寛骨の動きが消失ないしは非対称であるとき、腰痛、仙腸関節痛、恥骨骨炎（恥骨結合の痛み）、股関節痛、坐骨神経痛、股関節の可動性制限などの局所症状が出現する。寛骨運動の喪失（可動性低下）は、全身にも影響を及ぼす。これは膝関節の問題、足関節の過回内、機能性側弯症などと関連する（仙腸関節に過可動性がみられるときにも問題が生じる。仙腸関節における可動性低下や過剰な増加に対する施術については「第13章　仙腸関節」を参照）。

　正常とみなされる寛骨の運動量は議論されており、仙腸関節での回旋は2°〜17°である[2]。参考として、図14-3、図14-4は10°の回旋運動を示す。異なる文献で報告されている数字のおよその中央値は10°である。他の研究では、仙腸関節の硬さが非対称である人に骨盤痛が多くみられることから、運動の絶対量よりも左右の寛骨の運動が等しいことが重要であるとしている[3]。

下肢懸垂テクニック

　立位、歩行、座位において、下肢と股関節は常に機能している。より深部に位置する靱帯性の仙腸関節の制限にアプローチする前に、股関節周囲筋の安静時の緊張を緩和させることは、特異的かつ効果的な施術に有用である。

　患者の下腿を軽く保持し（図14-5）、ベッドから下肢を優しく持ち上げる。このとき、下肢を高く上げ過ぎて、患者の骨盤を傾斜させ、腰椎を深く前弯させないようにする。通常、ベッドから1cmほど下肢を持ち上げれば十分である。患者の膝を左右に優しく振り、股関節周囲の筋緊張を感じ、リリースする。練習を積めば、このような簡単なテクニックによって、施術者は患者の身体全体の抑制と可動性制限を感じ、軽減できるようになる。

　患者によっては下肢をリラックスさせ、懸垂させるのが難しい。忍耐強く、徐々に股関節を楽に振れるようにしていく。このテクニックでリリースできない抑制あるいは緊張があれば、「10章　股関節の可動性」で説明した「押しぼうきテクニック」のような直接的な手技を行う。

　この予備的評価は、ボディワークの草分け的存在であるMilton Trager医師（1908〜1997年）のアプローチ法に由来し、股関節や骨盤で施術を行う準備として有用である。

腸骨 14

下肢懸垂テクニックの重要ポイント

適応
- 腰痛、仙腸関節痛、恥骨骨炎、股関節痛、坐骨神経痛、股関節の可動性制限など。

目的
- 特定の寛骨可動性テクニックを行う前に股関節、下肢、脊椎などにおける筋による抑制を評価し、リリースする。

方法
- 本文で説明しているように、一方の下肢をベッドからわずかに懸垂する。懸垂した下肢を軽く振り（股関節内転・外転）、股関節や脊椎などにおける筋の抑制がリリースされるのを感じる。

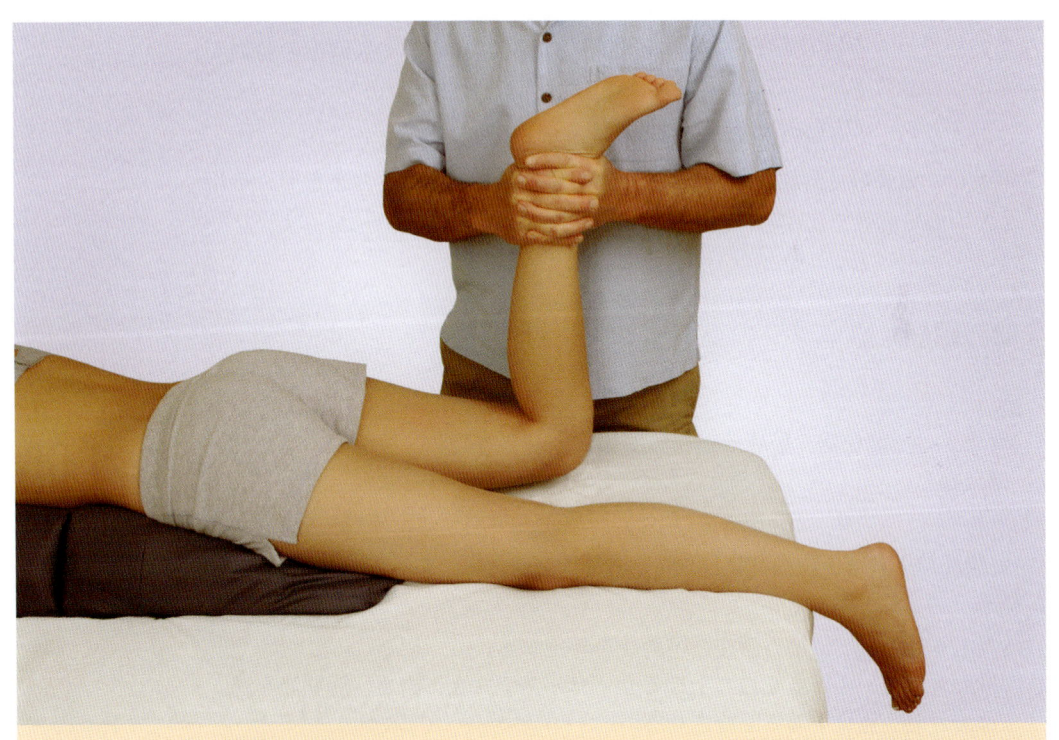

図14-5
下肢懸垂テクニック。膝を内外側に振れる程度に、下肢を持ち上げる。寛骨と仙腸関節に対する施術の前に、この運動を用いて股関節をリリースする。

前方回旋テクニック

　股関節の安静時筋緊張を評価し、対処したら、寛骨の前方回旋の深部制限を評価し、リリースする。

　患者を腹臥位にして、一方の膝を挙上し、股関節を伸展させる（図 14-7）。患者が施術者より大きければ、安定したボルスター（または重ねたタオル）上に下肢を置くことでも同じ効果を得ることができる（図 14-6）。股関節を他動的に過伸展させた肢位では、大腿四頭筋の牽引によって寛骨が前方回旋する。施術者の他方の手を仙骨中央に置き、腰が過伸展して不快な前弯にならないようにする。仙骨中央に置いた手で強い、足部方向（尾側方向）の圧迫を加える（曲がった矢印の方向、図 14-8）。この仙骨の運動（後傾）は、他動的な股関節伸展と組み合わせて、同側の仙腸関節の運動に集中させる。

　この肢位で、骨盤筋膜と靱帯の適応とリリースを待つ。リリースを示す微細な変動やたわみを感じるまでに、ゆっくりとした呼吸の5～8回分の時間がかかる。

　このようにして両側の寛骨に可動性を持たせる。別法として、このテクニックの前に、寛骨の可動性評価（「腸骨可動性を評価してみよう」を参照）を用いて左右の可動性を比較し、より制限されている側へ施術を行ってもよい。

前方回旋テク
ニック
http://
advanced-
trainings.com/
v/pa09.html

前方回旋テクニックの重要ポイント

適応
- 腰痛、仙腸関節痛、恥骨骨炎、股関節痛、坐骨神経痛、股関節の可動性制限など。

目的
- 仙腸関節における寛骨の前方回旋の可動性を最大限にする。

方法
① 左右を比較して、前方回旋の可動性を評価する。
② 制限されている下肢を持ち上げるか、ボルスター上に置き、股関節を過伸展させ、寛骨を前方回旋させる。
③ 仙骨中央に尾側への圧迫を加え、他動的に仙骨を後傾させることによって仙腸関節で運動が起こるようにする。
④ この肢位で筋膜と靱帯の反応を待つ。反対側でも繰り返す。
⑤ 後方回旋テクニック、または類似のテクニックで終える。

腸骨 14

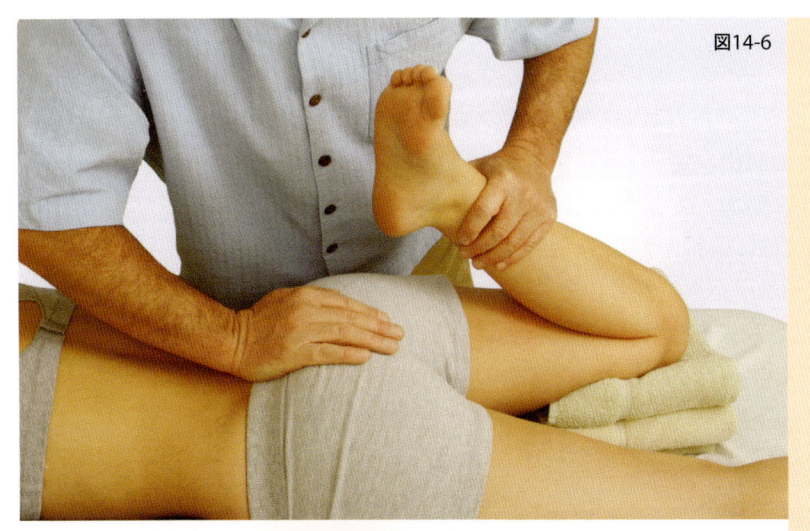

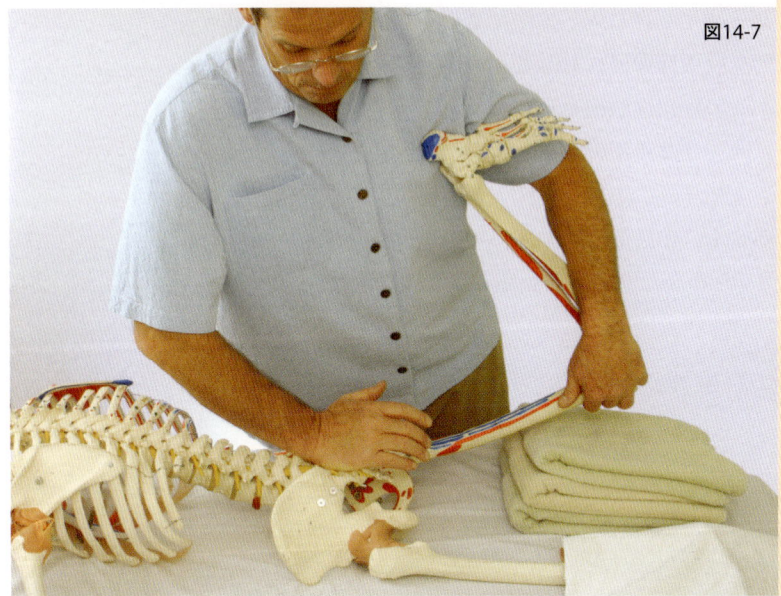

図14-6

図14-7

図14-6、図14-7
前方回旋テクニック。他動的な股関節伸展を用いて寛骨を前方に回旋させる。施術者の他側の手で仙骨を固定し、尾側方向への対抗するストレッチを加える。これにより運動が仙腸関節で起こり、寛骨の前方回旋の制限が改善する。股関節伸展は、図14-6のように重ねたタオルを用いたり、あるいは図14-7のように持ち上げたりすることで行うことができる。

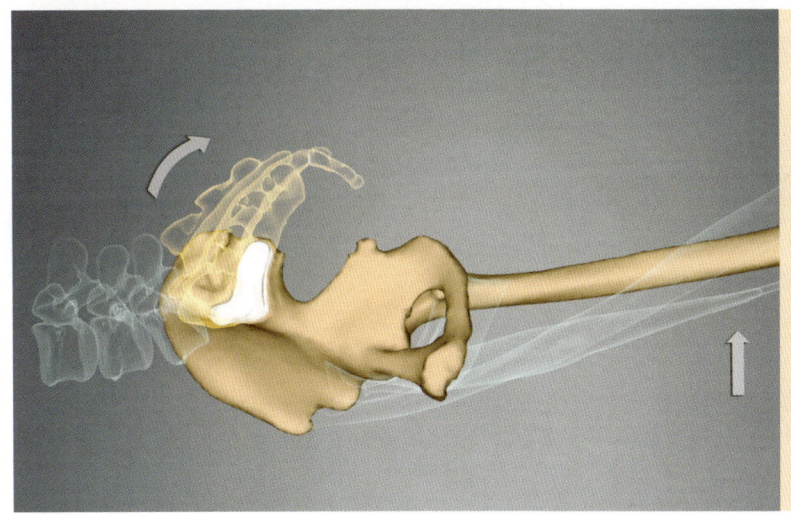

図14-8
前方回旋テクニックにおける骨の運動。持ち上げた下肢で（矢印）、寛骨を前方に回旋させることで、運動が仙腸関節に集中する（白色の部分）。

169

後方回旋テクニック

前述したテクニックで寛骨の前方回旋の制限にアプローチした後、寛骨の後方回旋（図14-4参照）を自由に動くようにすることにより、施術を統合してバランスをとる。患者に腹臥位、もしくは背臥位になってもらい、股関節を屈曲させる。それぞれの肢位には利点がある。患者に腹臥位になってもらえば、上後腸骨棘（PSIS）に前腕を置き、寛骨の後方回旋を優しく促すことができる（図14-9）。この肢位は施術がしやすく、施術者よりも体格が大きな患者を施術するときに好ましいだろう。背臥位では、患者の膝を胸まで他動的に屈曲させる。施術者の片手を同側の上後腸骨棘の下に置き、足部方向（尾側方向）にその隆起を牽引し、寛骨の後方回旋を促す。

どちらの肢位でも役立つバリエーションは、ハムストリングスと殿筋を「私の力に負けないように脚をまっすぐ押し返してください」といった指示で筋収縮を用いる。患者の自動的な股関節伸展に対して、患者の胸へ膝を押し続けることで、下肢を固定する。この等尺性収縮を用いたマッスルエナジーによるアプローチは、寛骨を後方に回旋させる筋の牽引を用い、寛骨の可動化を支援する。

前方回旋テクニックと同じく、他動的・自動的バリエーションでも、寛骨が後方へわずかに変動したり、たわんだりするのを感じるまで、呼吸数回分待つ。

後方回旋テクニックの重要ポイント

適応
- 腰痛、仙腸関節痛、恥骨骨炎、股関節痛、坐骨神経痛、股関節の可動性制限など。
- 仙腸関節の過可動性または不安定性。

目的
- 仙腸関節における寛骨の後方回旋の可動性を最大限にする。

方法
① 左右を比較して、後方回旋の可動性を評価する。
② より制限された側の股関節を屈曲させる。上後腸骨棘に置いた一側の手や前腕で、尾側方向へ牽引し、後方回旋を促す。
③ 別法として、股関節伸展に抵抗を加えることにより、ハムストリングスと殿筋の等尺性収縮を行う。
④ この肢位で筋膜と靱帯の反応を待つ。対側でも繰り返す。

運動
- 他にも、自動的な等尺性の股関節伸展を用い、寛骨を後方回旋位に引っぱる。「私の力に負けないように脚をまっすぐにしてください」と患者に指示する。

腸骨 14

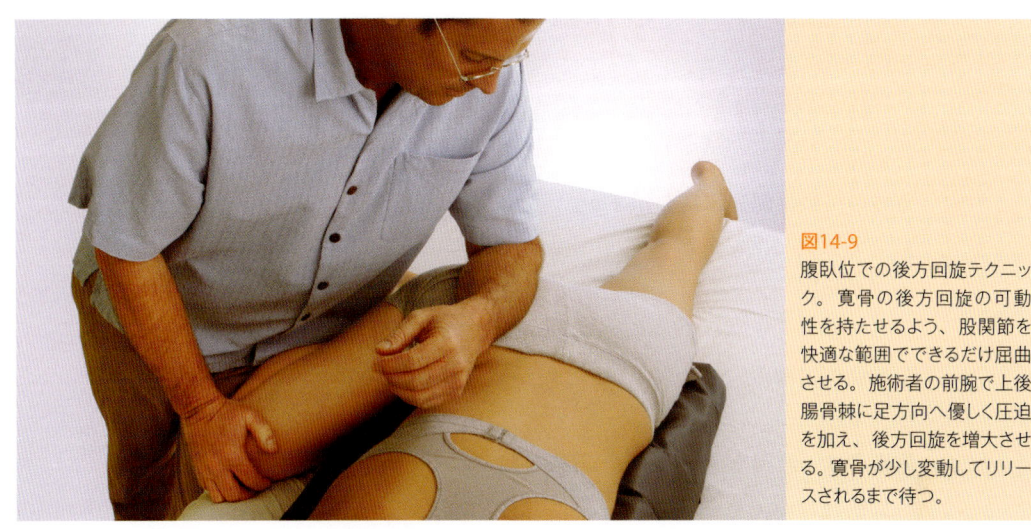

図14-9
腹臥位での後方回旋テクニック。寛骨の後方回旋の可動性を持たせるよう、股関節を快適な範囲でできるだけ屈曲させる。施術者の前腕で上後腸骨棘に足方向へ優しく圧迫を加え、後方回旋を増大させる。寛骨が少し変動してリリースされるまで待つ。

それから、左右のバランスを再確認する。

腹臥位や背臥位において、股関節屈曲位でハムストリングスの牽引を用い、寛骨をさらに後傾させて、後方回旋させる。この重要な運動が制限される場合、仙腸関節は体重負荷のために必要とするクローズバックポジションに達しないかもしれない。そのため、患者にしっかりした最大限の後方回旋の感覚を残せるよう、前方回旋をリリースしてから、このテクニックを行うことが好ましい。

患者の意識に存在する身体の両側を連結して施術を終える。例えば、両側での仙腸関節ウェッジテクニック（「第13章　仙腸関節」を参照）を用いて、左右の仙骨のバランスをとる。さらに、何らかの頚部の施術で終えるのもよいアイデアといえる。脊柱の他端を対象にすることは、骨盤に集中した施術を補完するのに役立つためである。

参考文献

1) Dalton, E. et al. (2011) Dynamic Body: Exploring Form, Expanding Function. Freedom From Pain Institute; 1st edition.
2) Buyruk, H.M. (1995) Measurements of sacroiliac joint stiffness with colour Doppler imaging: A study on healthy subjects. Eur. J. Radiol. 21. p. 117–122.
3) Damen, L. et al. (2002) The prognostic value of asymmetric laxity of the sacroiliac joints in pregnancy-related pelvic pain. Spine. (Phila Pa 1976). Dec 15; 27(24). p. 2820–2824.

画像クレジット

図14-1、図14-2　Serge Gracovetsky博士より提供。許諾を得て掲載
図14-3、図14-4、図14-8　Primal Picturesより提供。許諾を得て掲載
図14-5、図14-6、図14-7、図14-9　Advanced-Trainings.comより提供

スタディ・ガイド

第14章の復習　※回答は211ページ参照

Q1 寛骨の可動性制限は何を示すか。
    a. 筋のアンバランス
    b. 靱帯損傷
    c. 歩行障害
    d. 仙腸関節制限

Q2 施術者は下肢懸垂テクニックで何を感じるか。
    a. 仙腸靱帯のリリース
    b. 筋緊張のリリース
    c. 腸骨の後方回旋リリース
    d. 腸骨の前方回旋リリース

Q3 前方回旋テクニックにおいて、股関節の肢位をどのようにするか。
    a. 伸展
    b. 屈曲
    c. 外転
    d. 外旋

Q4 片膝を上げて、腸骨可動性を評価するとき、腸骨の可動性制限がない場合、同側の上後腸骨棘はどちらに動くか。
    a. 外側に動く
    b. 上方に動く
    c. 全く動かない
    d. 下方に動く

Q5 後方回旋テクニックにおいて、前腕の圧迫はどの方向に加えるか。
    a. 仙骨上で尾側方向
    b. 仙骨上で頭側方向
    c. 上後腸骨棘上で尾側方向
    d. 上後腸骨棘上で頭側方向

Part4
上肢

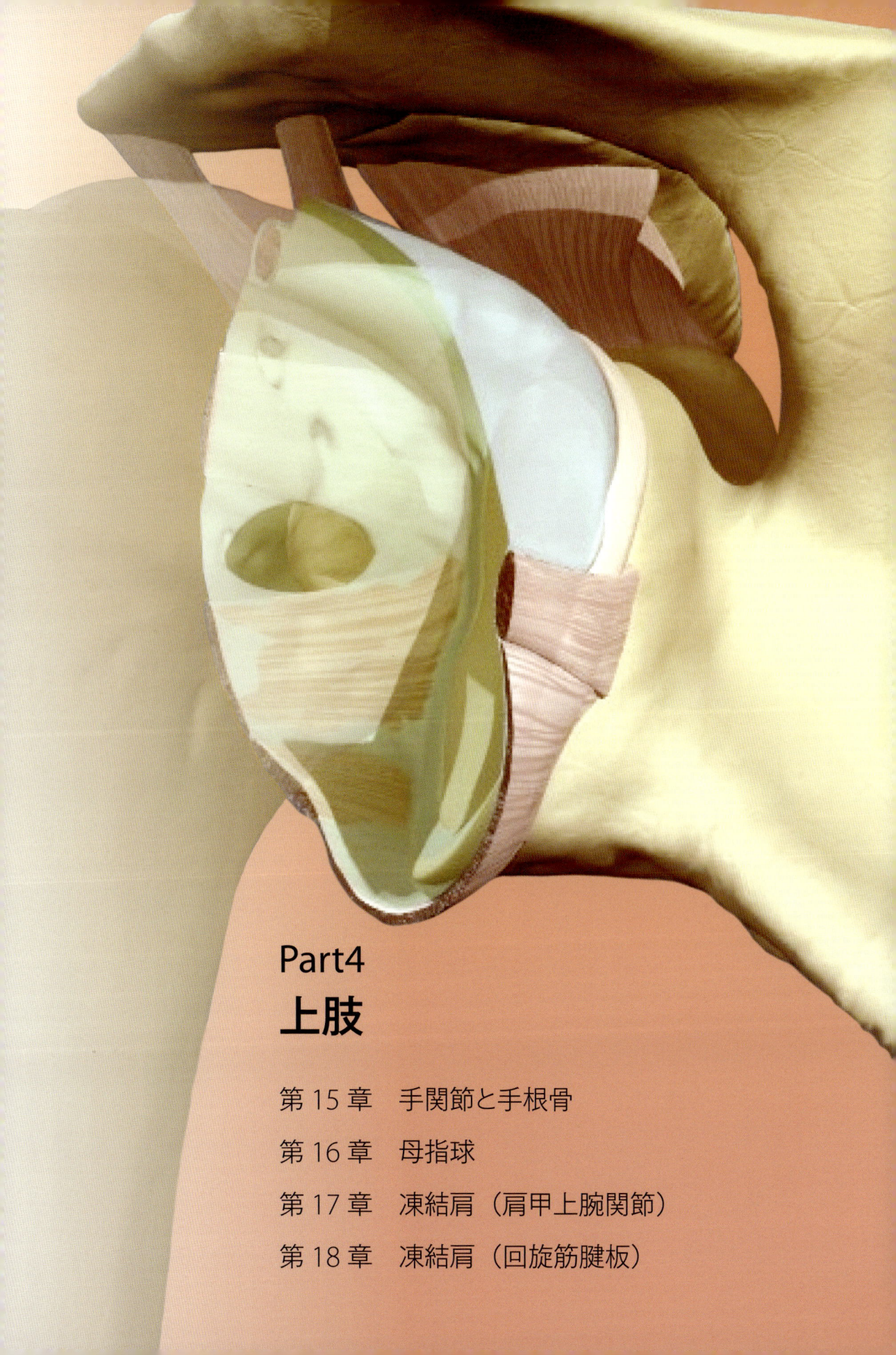

第 15 章　手関節と手根骨

第 16 章　母指球

第 17 章　凍結肩（肩甲上腕関節）

第 18 章　凍結肩（回旋筋腱板）

第15章　手関節と手根骨

手関節と手根骨の構造

　手関節はすばらしい構造である。安定した大きな骨を持つ腕と、可動性と感度が非常に高く、器用な小さな骨を持つ手とのつながりを仲介するのが、手関節である。さらに、腱、神経、血管など重要な組織は、腕から手の途中で手関節を通過する。

　本章では、手関節に対する2つの有効なテクニックを解説する。手根骨は、2列になった小さな手根骨で形成される骨構造である（図15-1）。これらの骨が互いに接する部分には、滑りやすい硝子軟骨と液体を満たした滑膜関節がある。また、手根骨は、強固な靱帯が組み合った複雑なシステムによって固定されている（図15-2）。言い換えれば、手根骨は可動性と安定性を提供するように作られている。これらの2つの特性を組み合わせることで、手根骨の統合された構造は、手と指の多様な動きに対して、安定しながらも柔軟な基盤を提供する。

　可動性が失われる（低可動性）、または安定性が失われる（過可動性）ときに、問題が起きる。低可動性の問題は、いくつかの原因から生じる。外傷の治癒後の癒着、手術、関節炎の病態、軟部組織の重労働、または反復労働に対する適応などである。

　一般的に、過可動性の問題は、損傷や先天的病態により起こる。マニュアルセラピーの施術者は、過可動性を示す患者より、低可動性を示す患者を診るこ

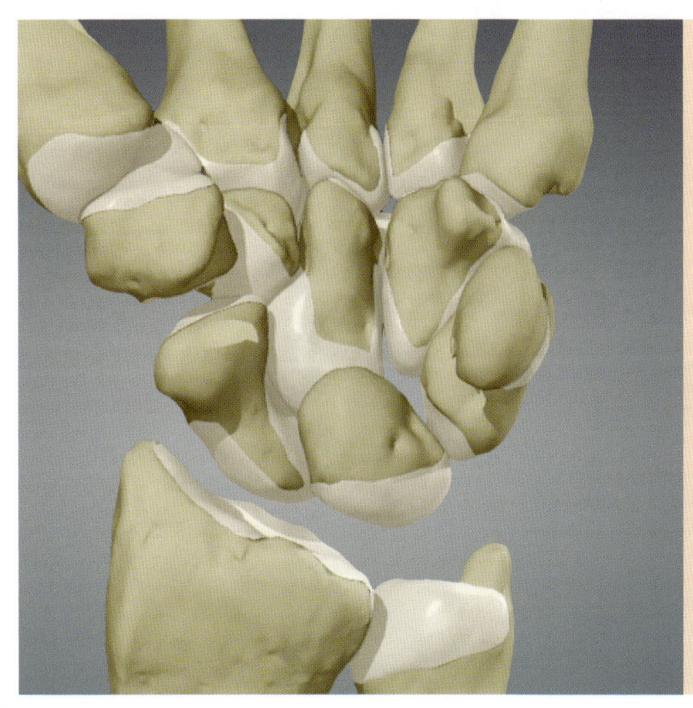

図15-1
手関節の組織は、滑りやすい関節軟骨（白い部分）、滑膜関節、手根骨間を連結する強固な靱帯によって、運動と安定性のバランスを保っている（図15-2も参照）。手根骨間の可動性低下は、手根管症候群、関節炎、手関節痛、手の機能低下と関連する。

とが多い。ここで説明するテクニックも、可動性を増大させるテクニックについて記載する。しかし、過可動性パターンがみられる患者でも、局所に低可動性部位を抱える。過可動性を呈する患者に対しても、可動性が低下している関節にこれらのテクニックを適用することで、手関節全体のバランスの回復を支援することができる。

　もちろん、重篤で、最近の損傷もしくは治癒しない損傷を抱える患者の場合は、整形外科医、理学療法士、作業療法士、または手の問題を専門とする他の医療専門家への紹介が必要となる。進行中の症状があり、手関節の過可動性に関連する慢性症状が考えられる患者の場合も同様である。

　手根骨の可動性低下は手根管圧迫症状の感覚麻痺・痛みに関与する場合がある。弓の弦状の屈筋支帯と手根骨の弓なりのアーチ（手根溝）は手根管を形成する。手根管は手の腱、血管、神経が通る空間で、構造的に混雑して刺激されやすい。手関節の伸展時は特にそうである。

　手根管狭窄には多くの因子が関与するが、痛みと手根管圧迫症状がある患者の場合、有頭骨の可動性が低下していることが多い。手関節の伸展時に有頭骨が背側に動かなければ、手根管は狭くなり、痛み、筋力低下、感覚脱失の神経

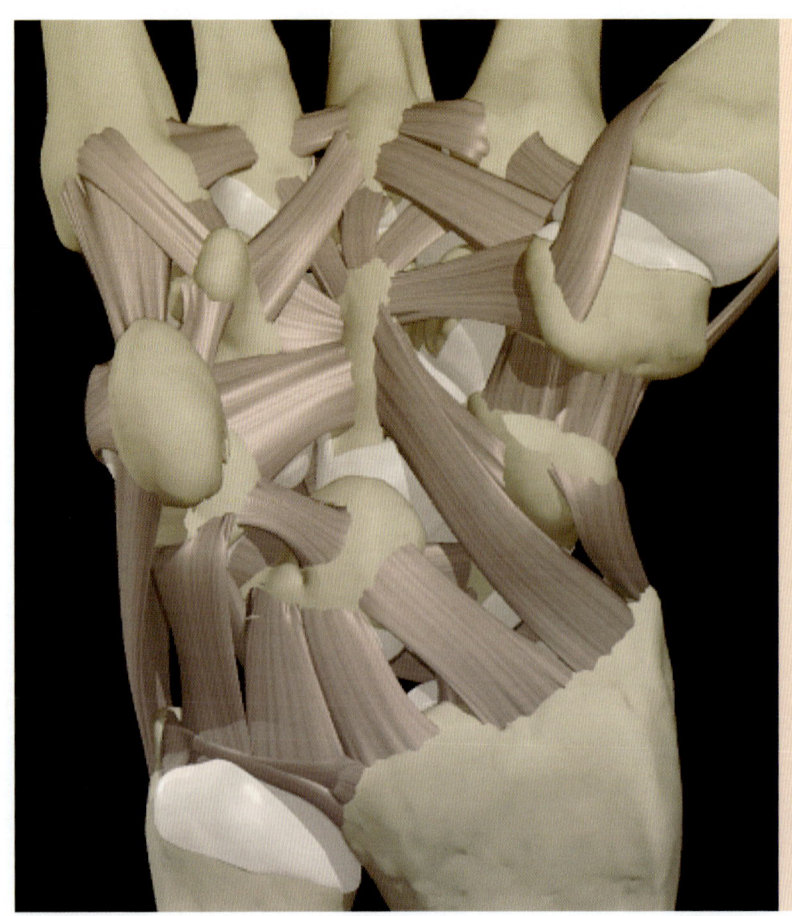

図15-2
手根骨は、強固な靱帯が組み合った複雑なシステムによって固定されている。手根骨間の可動性低下は、手根管症候群、関節炎、関節痛、手の機能低下と関連する。

手関節と手根骨 15

血管圧迫症状が生じる可能性が高くなる。これらの症状は特に母指腹と示指、中指先端の正中神経分布領域に起こりやすい[1)]。

手根骨可動性テクニック

　最初のステップは、手根骨の可動性を評価することである。図 15-3 で示すように、手根骨をしっかりと保持し、個々の手根骨を互いに前後方向に動かす（手関節の背屈・掌屈の動きともいう）。衣類の汚れをこすって落とすように、すべての手根骨を互いにしっかりと、しかも、優しく「こする」ようにする。手根骨の各関節を順番に動かしていく。

　手根骨可動性テクニックにおいては、骨を触診する。軟部組織だけを施術せず、手根骨の可動性を触診していく。このテクニックには、揉捏法、牽引、手関節のストレッチなどはない。代わりに、手根骨の前後方向の動きを促進する

手根骨可動性テクニック
http://advanced-trainings.com/v/aa04.html

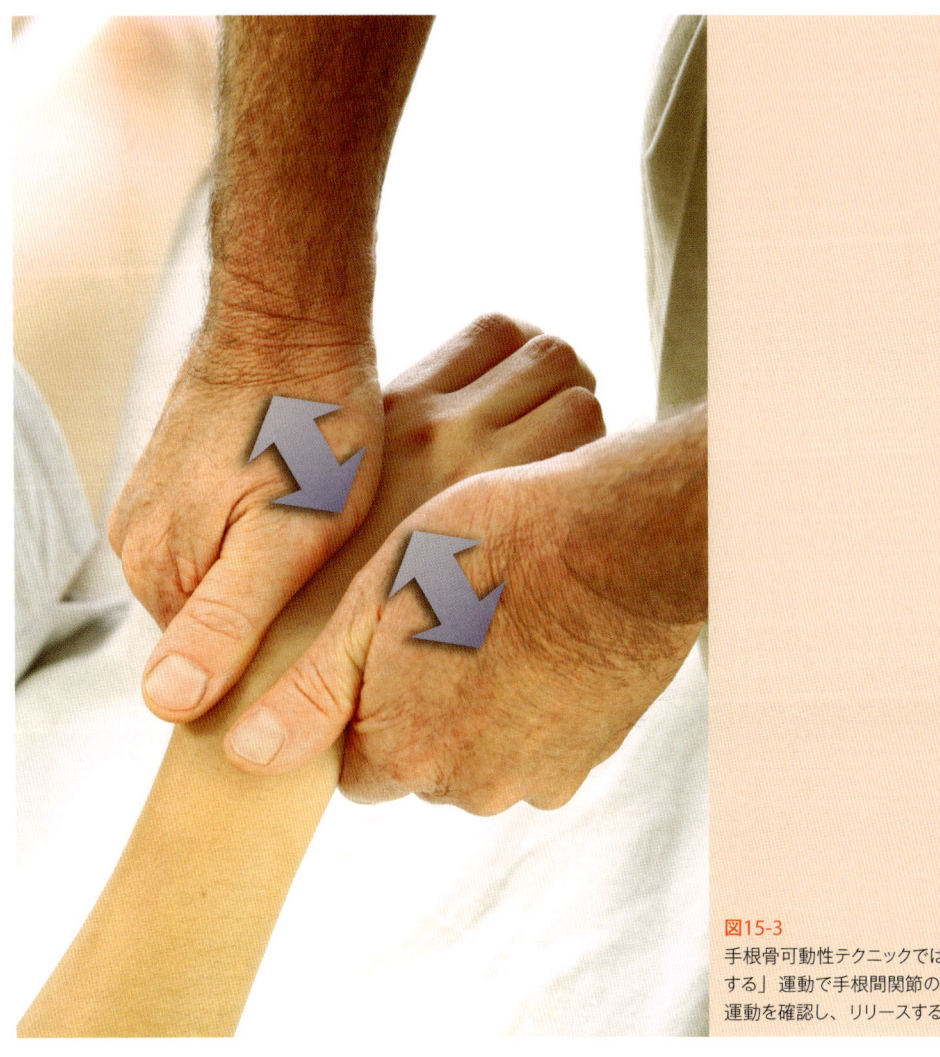

図15-3
手根骨可動性テクニックでは、強く「こする」運動で手根間関節の前方・後方運動を確認し、リリースする。

ことに集中する。ゆっくり、注意深く行う。しかし、患者が快適であり、損傷からの回復途中ではなく、不安定性の問題がない場合は、しっかりと保持することができる。圧迫し、各方向の最終域でリリースを待つ。施術者自身の手をできる限り柔らかく、適合できるようにする。

　両手をよく使う患者や手関節痛がみられる患者に施術する際、特定の部位で可動性が低下しており、数個の手根骨が固定されて動かないように、合体していることが多い。多くの場合、このような合体は中央の手根骨部、特に小菱形骨、舟状骨、または有頭骨が関与している。前述したように、有頭骨は手根管にとってとりわけ問題を起こしやすいため、特に後方（背側）方向の可動性をできるだけ増やすようにする。

　このテクニックのバリエーションとして、施術者は前方・後方の運動を観察しながら、患者の手関節を他動的に背屈・掌屈、橈屈・尺屈させる。手根管は手関節の背屈で狭くなる傾向があるため、背屈位で手根骨の可動性を確認することで、中間位で見逃しやすい制限を明らかにすることができる。

　なお、通常、手根骨の近位列は遠位列よりも手根骨間の可動性が大きく、手と前腕の骨の間の運動に必要な適合性を可能にしている。遠位列の比較的大きな安定性は、手根管の空間を維持するのに関与しているが、その結果、遠位列は固定しやすくなるために可動性は低下する。

　手根骨の前後方向の可動性を入念に確認しリリースしたら、手根管自体をできる限り広げる目的で、次のテクニックを用いることができる。

手根骨可動性テクニックの重要ポイント

適応
- 手関節、手の可動性低下と痛み（手根管と神経血管の圧迫症状を含む）。

目的
- 手根骨と中手骨の前後方向の可動性を鑑別し、バランスをとる。

方法
① 手根骨と中手骨における隣接する骨間の前後方向の可動性を評価する。
② 運動制限がある骨を、より制限されている方向の最終域で保持する。軟化する反応を待ち、再確認する。

運動
- 患者の手関節を他動的に、背屈・掌屈、橈屈・尺屈方向に動かす。それぞれの肢位で、手根骨の前後方向の可動性を再確認し、リリースする。

手関節と手根骨 15

横アーチテクニック

横アーチテクニックは、狭窄した手根管の空間を広げるのに有効な方法で、患者に日常活動でこの空間を維持するための感覚を与える。

弓の弦として使われる屈筋支帯と弓を形成する手根骨の画像に戻ろう（図15-4、図15-5）。手関節の問題の多くは、この弓が平らになり過ぎることで、中身が混雑して生じる。そのため、弓の弦を伸ばして、横アーチをさらに平らにするのは避けたい。この理由から、神経血管圧迫症状のある患者に対して、屈筋支帯に施術を直接行うのを避ける。

代わりに、手根間関節の背側の空間が広がるよう促すことで、アーチの「頂点（背側）」を広げる方法を探す。

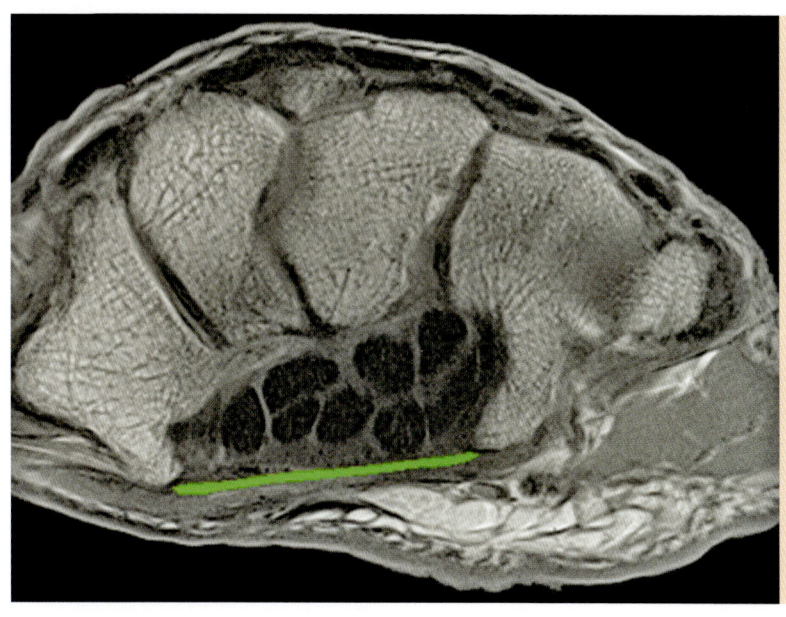

図15-4
手根骨遠位列横断面のMRI。屈筋支帯を緑色で示す。手根管の中を押し分けて進む腱、神経、血管が密集して配置している。

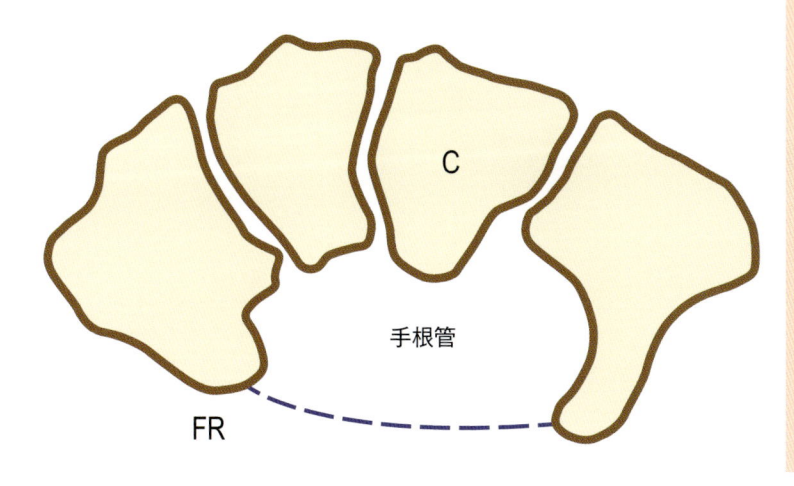

図15-5
手根管遠位列と手根溝（横断面）。FRは掌側の屈筋支帯。有頭骨（C）は前方（掌側）に固定されやすく、手根管の狭窄の一因となる。

患者教育

　このテクニックには2つの段階、つまり、患者に対する教育とマニュアルセラピーがある。

　患者に手で包める大きさのボールを与える。ほとんどの成人ではテニスボールがちょうどよいサイズである。患者にどのくらい広くボールを手で接触できるか確かめてもらう（図15-6）。この時点で、多くの人はボールを強く握ろうとする。確かに強く握れば、手はボールにさらに接触できるが、これは手も締めてしまい、手根管を狭窄させてしまう。

　過度に締めつけることなく深い横アーチにするため、患者には強く握るのではなく、手をリラックスしてもらうようにして、ボールの接触面を増やすように指示する。時間をかけて行ってもらうことが大切である。施術者がこの状態を続けるように促せば、患者は慣れていくにつれ、手関節の繊細さと可能性に次第に気づき始める。このエクササイズによって、身体の他の部分が反応していることに患者に気づかせるのは有効である。ボール周辺で手をリラックスさせると、肩は下がり、呼吸は深くなり、顎はゆるむなどの反応がみられる。あなた自身でも試してみよう。強く握ることなく、手をテニスボールにどのくらい広く接触できるだろうか？

　これは誰にでも役立つエクササイズであるが、手根管圧迫症状がある患者に対して、患者の手を丸めたままでリラックスさせれば、痛み、筋力低下、感覚脱失を生じさせている手関節の狭窄を緩和するのに役立つことを説明する[2]。

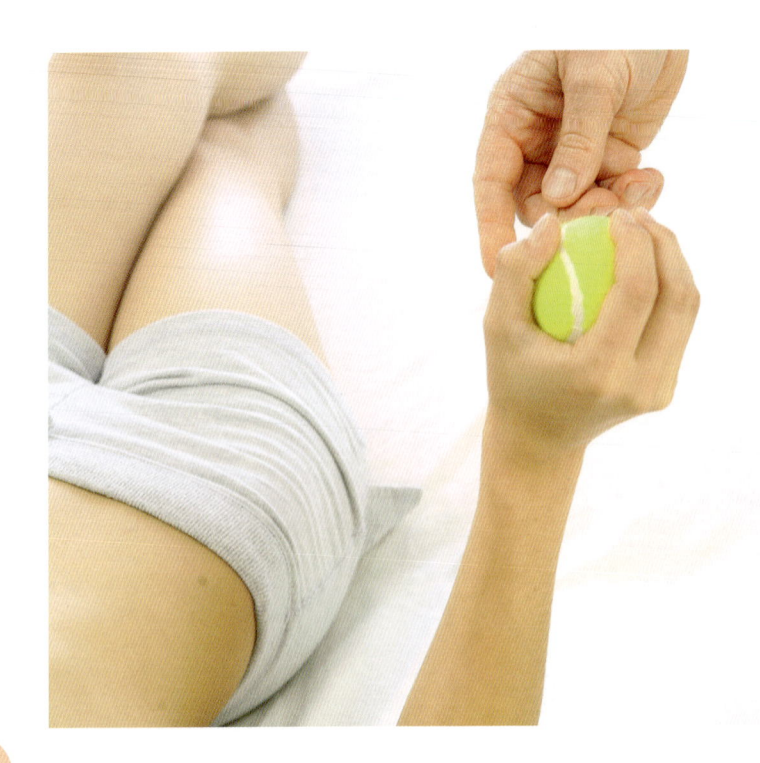

図15-6
横アーチテクニックは、患者の手のくぼんだ形状を維持するのにボールを使用する。患者にボールを強く握らずに、柔らかく手全体で触ってもらうようにする。

手関節と手根骨　15

マニュアルセラピー

　このテクニックのマニュアルセラピーの段階では、患者に前述したやり方でリラックスさせ、ボールを握ってもらう。それから、施術者の両母指と指をボールを握った患者の手にフィットさせる。患者の手をくぼんだ横アーチになるようリラックスさせるのが大変なことに気づくだろう。特に、手関節の後面（背面）の手根骨の間で少し広がったり、柔らかくなったりするのを感じるようにする。手根間関節にある靱帯に優しく施術を行い、これらの重要な空間の可動性を高め、固有感覚を強化する（図 15-7）。

　手根骨可動性テクニックのように、他動的な手関節運動を加えることで、横アーチテクニックのバリエーションを行うことができる（図 15-8）。

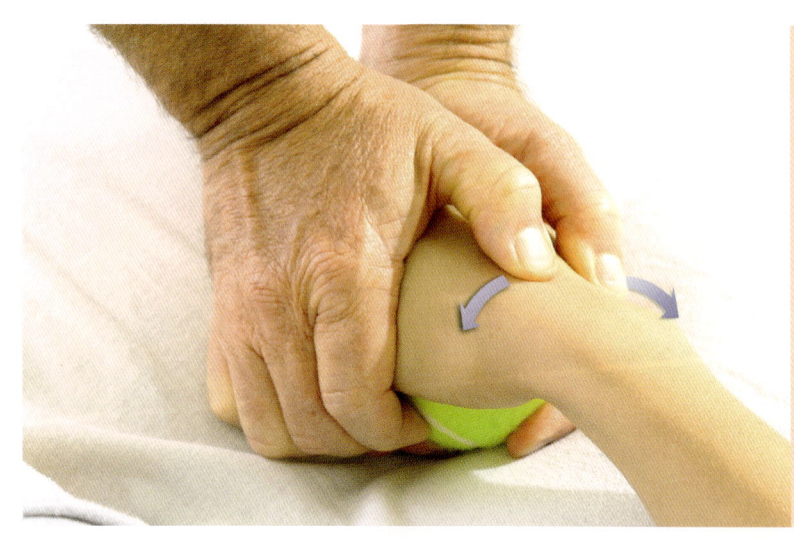

図15-7
背側の手根間関節が横に広がるよう促す。矢印の方向に施術を行い、単に表面を滑らせるのではなく、骨の可動性が変化するのを触知する。

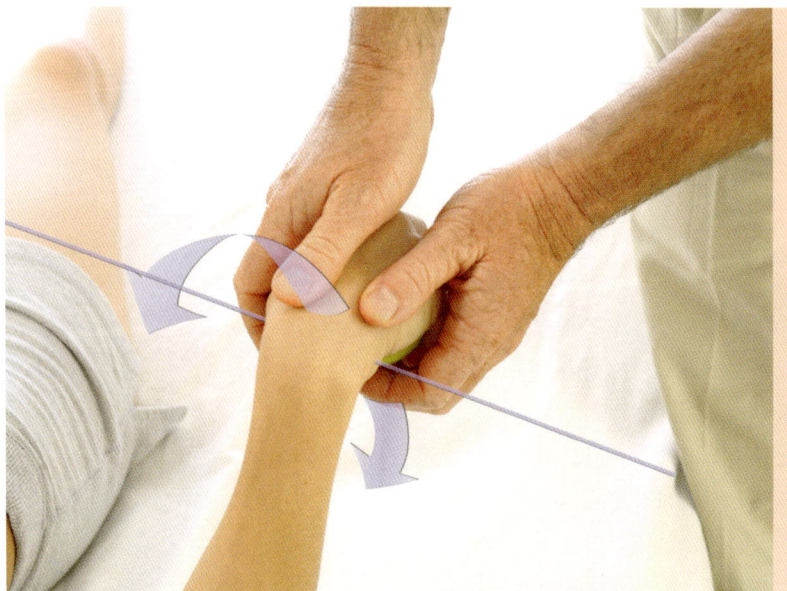

図15-8
患者の手で引き続きボールを持たせ、横アーチテクニックに他動的な手関節運動を加える。これにより、手関節の後面がさまざまな肢位でも広がりを維持していることを確認するのに役立つ。手関節の背屈・掌屈（写真）、橈屈・尺屈、そしてこれらの組み合わせで確かめる。

前述のテクニックを行いながら、ゆっくりと患者の手関節を背屈させ、手関節の後面の広がりを触診する。すなわち、手根間関節の深部背側で横へのリリースを触知する。最大限の横アーチを促進するために、橈骨上の中央の手根骨部を背屈させるが、手根骨の外端はボールを前方に包むようにさせる。

　次に、手根骨の近位列と遠位列の関節で形成される手根中央関節の背屈と掌屈を触診する。橈屈と尺屈は、主に橈骨手根関節で生じる。この運動中、統合されたなかで、柔軟な一つひとつの健常な手根骨の動きを感じる。手根骨のそれぞれの動きと組み合わせを確認し、手の望ましいくぼんだ形状を阻害する軟部組織制限を触知し、リリースする。

横アーチテクニックの重要ポイント

適応
- 手根管と神経血管の圧迫症状を含む、特に手関節伸展によって悪化する手関節の可動性低下や痛み。

目的
- 横アーチの適合性と手根管の深さを確保する。
- 特に手関節伸展において、患者の手根管の深さに関する固有感覚を教育する。

方法
①本文で説明している方法で、ボールを使用して患者の固有感覚を再教育する。
②背側の手根間関節にある靱帯に優しく施術を行い、アーチの深さを増加し、固有感覚を強化する。
③手関節伸展ならびに橈屈・尺屈の最終域において、手根骨部と橈骨の可動性を評価し、リリースする。

運動
- 患者の手関節を他動的に背屈・掌屈、橈屈・尺屈する。各方向における背側の手根骨間、手根骨部と橈骨間の可動性を再確認し、リリースする。

施術者自身の有言実行

　靴屋の裸足の子どものように、マニュアルセラピーを行う施術者は、自身の手関節の可動性を軽視しがちである。施術者は手を酷使するため、とりわけ手根骨の関節で適合性を失いやすい。

　ここで説明したような施術をあなたが受けることはすばらしい予防となるだろう。施術の質を増加させることにもなる。手関節の可動性低下が明らかな症状をもたらさない場合も、患者は施術者のタッチが硬く、硬直しているように感じたり、不快に感じたりする。場合によっては、施術者の感度と器用さを損

手関節と手根骨　15

なう場合もある。逆に、手根骨関節の適合性が良好であれば、施術は向上するだろう。

　本章では骨と骨の関係に焦点を当てて説明を行った。もちろん、手関節の問題や手根管症候群には多くの要素があるが、本章で説明した2つのテクニックは、手、手関節、手根管の問題を改善させるのに役立つ。まずは、日々、手関節を酷使している、あなた自身がこれらのテクニックを受けるのを先送りしないようにしよう。

参考文献

手根管の問題、診断検査法、圧迫症状に関するたくさんの情報を記した優れた多くの文献がある。代表的文献は以下となる。

1) Cailliet, R. (1996) Soft Tissue Pain and Disability 3rd edition. Philadelphia: F.A. Davis, p. 310–329.
2) Cailliet, R. (1994) Hand Pain and Impairment 4th edition. Philadelphia: F.A. Davis, p. 176–186.

また、「ボールテクニック」でアイデアを提供してくれたロルフィング®療法士のJudith AstonとSiana Goodwinに感謝する。

画像クレジット

図15-1、図15-2　Primal Picturesより提供。許諾を得て掲載
図15-4　Advanced-Trainings.comより提供（Kapandjiの描き方を用いた）
図15-3、図15-5、図15-6、図15-7、図15-8　Advanced-Trainings.comより提供

スタディ・ガイド

第15章の復習　　※回答は211ページ参照

Q1 手関節の過可動性に寄与する可能性のある因子はどれか。
- a. 関節炎
- b. 手術
- c. 軟部組織の適応
- d. 損傷

Q2 手根骨可動性テクニックで、施術者が触診するのはどのような組織か。
- a. 靱帯
- b. 筋
- c. 骨膜
- d. 骨

Q3 手根管狭窄の要因として、どの骨を選んでいるか。
- a. 有頭骨
- b. 小菱形骨
- c. 舟状骨
- d. 豆状骨

Q4 手根管が狭窄する可能性が高い手関節の肢位はどれか。
- a. 掌屈
- b. 橈屈・尺屈
- c. 背屈
- d. 回旋

Q5 横アーチテクニックで患者教育の段階におけるボールの機能はどれか。
- a. 患者の手をマッサージする。
- b. 横アーチを深くする。
- c. 手関節の筋を強化する。
- d. 手関節の筋膜を分離する。

第16章　母指球

過使用されやすい母指

　母指に感謝しよう。ユニークな母指対向性があるからこそ、私たちは物をつかんだり、持ったり、あるいは、しぼったり、操作したりできる。母指の巨大な強さは握力を与え、その類を見ない感度（脳の巨大な部分を母指の感覚が占有していることに合致する）は手触り、大きさ、圧迫の微細な違いを感じるのに役立つ（図 16-1）。

　母指は、さまざまな点で非常に優れているため、酷使されることが多く、組織と関節に炎症、痛み、そして最終的に損傷が生じる。特に現代社会においては小さいキーボードの使用が増加し、母指はかつてないほど使われるようになった。私たちは母指を使って厄介で反復運動を必要とする文字、メール、ツイートを打ち込んでいる（図 16-2）。一部の施術者はこれをビジネスチャンスととらえ、「アンドロイド母指」「iPhone 母指」「ゲーム母指」の患者を対象に、

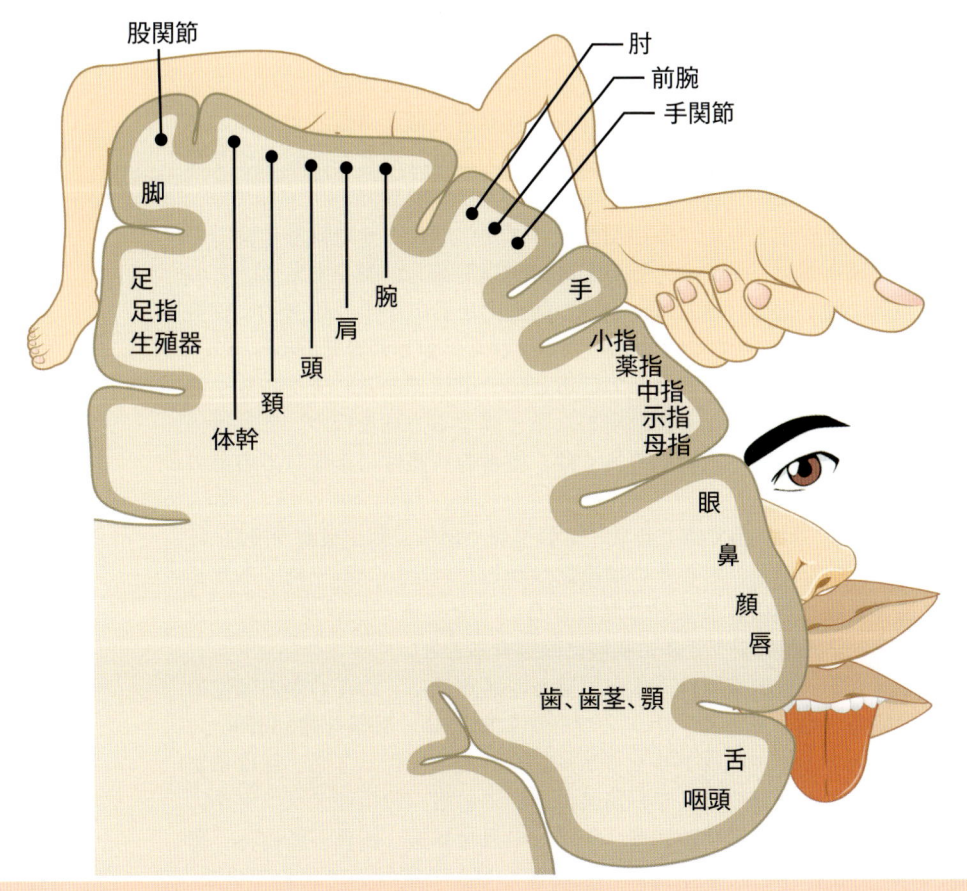

図16-1
母指は脳の広い領域を占める。図で示したホムンクルスの知覚の多くの領域が、母指の感覚処理に関与している。このため、母指は非常に感度が高く、器用で、痛むときに無視することができない。

母指の過剰なキーボード入力の負荷と痛みを緩和するマニュアルセラピーを行っている。

しかし、施術者自身も母指を酷使しやすい。筋膜リリーステクニックのセミナーのワークショップでは、母指を酷使した結果、重症になっている施術者を見ることがある（母指の過剰な使用を避けるための方法に関して、下記の「母指の経験則」を参照）。

母指の構造は、特別な機能とユニークな脆弱性を与える。母指の関節は、す

母指の経験則

施術者が母指を維持していくための原則がある。下記のリストは、私が見つけた母指を長持ちさせる方法である。

- 最良の母指の用い方は、その代わりを用いることである。最も持続性のある母指の代わりは、前腕や軽く握った拳などの骨の突起（図16-9参照）である。練習を行い、肢位を改善しながら用いれば、これらのツールのいずれも感度が高くなり、母指のように特定の目的に合わせることができる。
- 母指関節の過伸展（図16-8参照）を避ける。過伸展は安定性を感じるかもしれないが、この安定性は関節靱帯と関節包を最大の長さまで伸展させるため、時間経過とともに緩みが生じる。これは安定性の減少につながり、最終的に痛みにつながる。
- 関節の中間位が望ましい。母指関節をわずかに屈曲させた状態を保つのはさらに望ましい。手掌の力強い屈筋で母指関節と靱帯を支える。この位置制御に慣れていなければ、必要な屈筋力を育てるよう段階的に練習する必要がある。必要なのは大きな力ではなく、少しの力である。
- 痛みや不快感は、何かが間違っているという徴候である。テクニックを行うときに施術者の母指や手が痛むなら、異なる方法を行う。これは当たり前に聞こえるが、施術者の多くは、患者の快適性に集中して自身の快適性を忘れてしまう。
- 一部の施術者には、手で持てるサイズの道具や母指の固定装置が役立つ。私は持っていないが、あなたには役立つかもしれない。手で持てるサイズの道具を使う場合、直接的な触覚からのフィードバックが減るため、私の言語・非言語的シグナルに鋭敏に同調すること。
- 母指が最も優れ、母指以外に本当に替えがきかない、いくつかの部位のために母指を取っておく。ボディワークに関係なく母指を数回損傷し、30年間にわたってマニュアルセラピーによる施術を行っても、私はまだ母指をいくつかの部位でとても快適に用いている。母指球テクニックに加えて、私は母指を①腸腰靱帯、②膝（半月板靱帯、膝蓋下脂肪体、膝蓋腱）、③仙結節靱帯（「第12章　仙結節靱帯」を参照）で用いている。これら以外の部位ではほとんど使わない。

母指球　16

べての指の中で最も高い可動性を持ち、特徴的な母指対向性と適合性を可能にしている。他の指と同様に、関節靱帯は多少の安定性を母指に提供している。しかし、可動性の高い関節のため、母指の安定性の大部分は協調した、自動的な筋緊張から得ている。母指の筋は、ポールやマスト周辺の支線のように全方向に配列されている（図 16-3）。加えて、これらの筋は常に作用する。母指の安定性の多くがこれらの筋緊張から生じるため、大部分の母指の筋は母指運動の多くで活動する[1]。母指が疲労するのも不思議ではない。

「母指」という語の起源は、古英語の"thūma"にさかのぼり、インド・ヨーロッパ語族の「膨らむ」を意味する単語"tum"（"tumor"〈腫瘍〉や"thigh"〈大腿〉）に由来する。母指を包んでいる丸いふくらみは、母指球（母指基底の手掌にある筋の部分）である。私が説明で焦点をあてるのはこの母指球となる。というのも、多くの場合、母指球は母指の酷使と反復的緊張を被るためだ。

母指球が酷使や緊張を被るのには、少なくとも2つの理由がある。

1. 母指球は指と母指の握りに関与する主要な筋を含んでいるため、小さい、微細な道具を反復的あるいは持続的に使用する活動や仕事（歯学、電子製造業、手書きなど）は、母指球の発達過剰、疲労、痛みを伴う。
2. 母指球を構成する3つの筋（短母指外転筋、短母指屈筋、母指対立筋）は、母指で最も分厚い筋であるため、母指球は手掌と母指の握力（例えば、ハンマー、シャベルのような大きな道具を使ったり、または握ったり、揉捏したりするテクニックを行う場合）で最大の力を与えている。

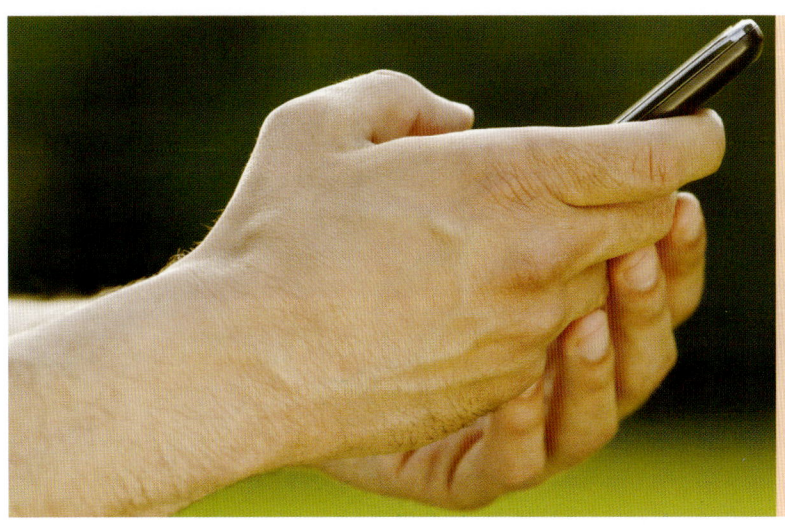

図16-2
「アンドロイド母指」は、小さいキーボードとコントロール画面の過剰な使用に起因する。ますます一般的になりつつある母指・母指球の痛みと炎症の別名である。

手根管との関係

母指球の過使用は、神経血管圧迫と手根管症候群の症状（手、手掌、手関節の痛み、感覚脱失、しびれ）にも深く関連する。短母指外転筋、短母指屈筋、母指対立筋は手根管の屈筋支帯の結合組織と直接連結しているため（図16-4）、母指球筋の反復的かつ過度な作用はこの手根骨靱帯の緊張、負荷、短縮に寄与し、手根管の空間を狭め、その内包物を圧迫する。

この母指球と手根管の関係は両方向に作用する。母指球筋は手根管圧迫に寄与し、手根管圧迫は母指球の痛みを引き起こす。大部分の手掌の筋は尺骨神経（手根管を通り抜けない）に支配されるが、母指球筋は通常、正中神経（手根管を通る）により支配される（図16-5）。この正中神経の圧迫はほとんどの場

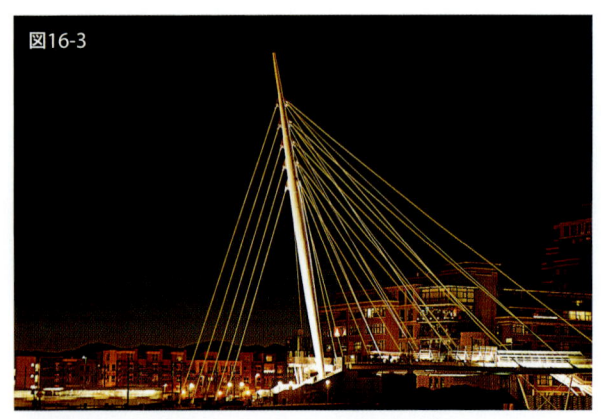

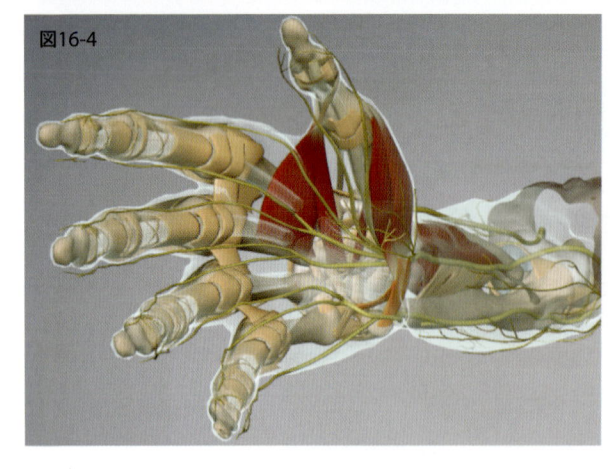

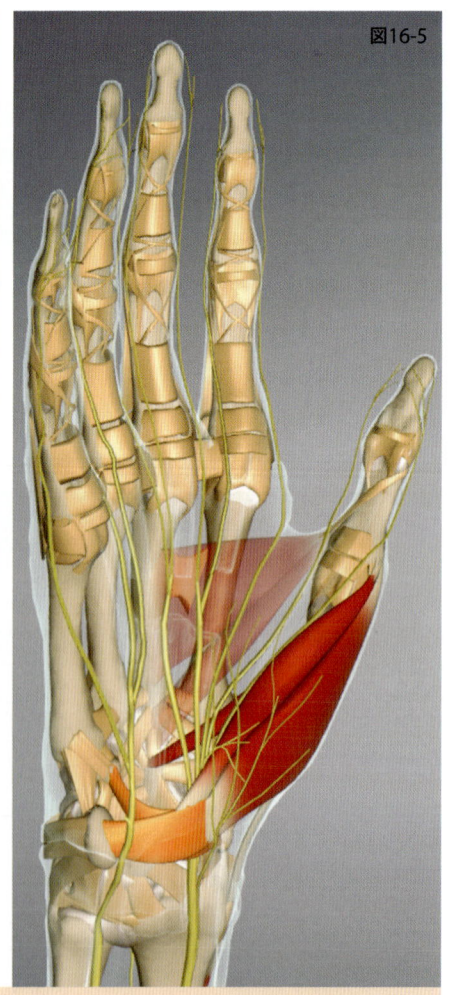

図16-3

図16-4

図16-5

図16-3、図16-4、図16-5
深部の短母指外転筋（図16-4の半透明部分）とともに、母指の強さと安定性は、支え綱（図16-3）のような母指球筋から生じる。また、図16-5では、母指球筋と手根管の屈筋支帯（オレンジ色）との連続性を示す。正中神経（黄色、右）と尺骨神経（黄色、左）を示す。

母指球 16

合、手根管症候群（「第 15 章　手関節と手根骨」を参照）の痛みの原因となる。実際、母指球の痛みは正中神経圧迫で最も起こりやすく、特に短母指屈筋（図16-6）の萎縮は、治癒していない手根管の神経血管圧迫で起こる。母指球への直接的な筋膜リリーステクニックが手根管圧迫症状を緩和した事例が確認されている[1]。しかし、この部位で有痛性の萎縮に気づいたら、リハビリテーション専門家への紹介が必要となる。頚部神経根から遠位の腕神経叢まで、あるいは、手関節や手だけでなく、上腕、肘、前腕までの症状が、正中神経の圧迫に関連があることを覚えておくことも重要である。

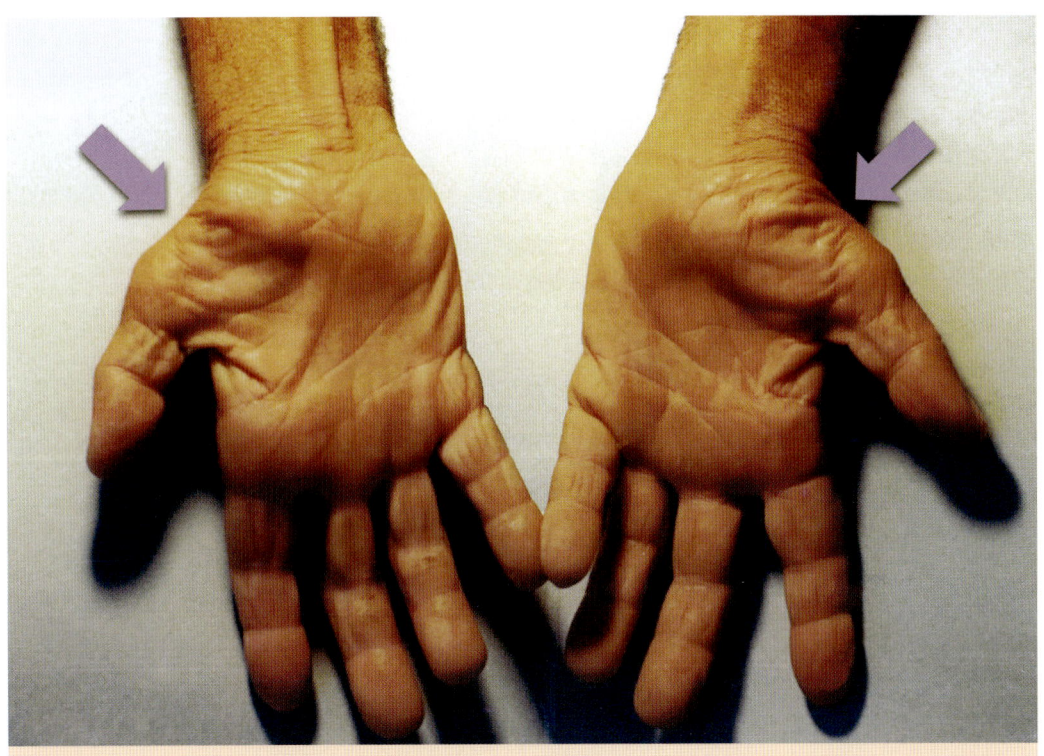

図16-6
正中神経圧迫による母指球と短母指屈筋の萎縮（矢印）。

母指球テクニック

　手根管症状を広く考慮するのは特に重要であるが、これらの症状だけが母指球に施術を行うべき理由ではない。手を使うほとんどの人は誰でも、母指球構造への集中的な局所的施術に心から感謝するだろう。

　母指球テクニック（図 16-7）の最初のバリエーションは、施術者の母指を用いて手掌のさまざまな層を触診し、リリースしていく。施術者自身の母指を快適かつ持続できるように用いる。特に、施術者の母指関節の過伸展を防ぎ、軽度の屈曲を維持する（図 16-8）。

　手掌の中心から外側へ向かって、表在の手掌筋膜から開始し、深部に達するまで層ごとに施術を行う。わずかなスライドは必要とするが、摩擦は手掌と筋膜に対して治療的なストレッチとなるため、オイルやローションは用いないようにする。ゆっくり施術を行い、不快感は与えないようにする。施術者の圧迫が患者に苦痛を与えないようにする。施術者の圧迫やその速度により、患者の身体が痛んだり、緊張したりすると逆効果である。速度を落とし、層が溶けていくようにさせる。この小さな部位にどれくらい脳の感覚野が占めるかを考える（図 16-1）。急ぐ必要はない。

　筋膜層を施術したら、患者に自動運動を指示する。患者への指示例としては「手を握ったり、開いたりしてください」または「母指を開いてください」などである。この自動運動で施術者の圧迫下にある筋膜組織層を滑走・分離し、患者にこのテクニックの強度をコントロールしてもらう。母指球筋膜と母指自

母指球テクニック
http://advanced-trainings.com/v/aa05.html

母指球テクニックの重要ポイント

適応
- 手根管と神経血管の圧迫症状を含む母指、手関節、手の痛み。
- 「ブラックベリー母指」、「ゲーマーの母指」、ド・ケルヴァン症候群のような酷使に起因する痛み、虚弱、拘縮。

目的
- 母指球と手掌の筋膜、腱、筋組織を分離し、弾力性を回復させる。

方法
- 母指または軽く握った拳を慎重に用い、母指球の筋膜組織に固着し、表面から始め、深部へと施術を行っていく。施術者の静的タッチの下で、母指の伸展と内転の自動運動を行い、筋膜組織を動かす。

運動
- 自動的な母指の伸展、外転、内転。指示としては「手を開いて、閉じてください」、あるいは「ヒッチハイクをするときのように母指を広げてください」。

母指球　16

体の手掌側のすべて、各部位の表層から深層まで、入念に施術を行う。

　母指球テクニックの第2のバリエーションは、母指ではなく施術者の軽く握った拳を用いる。軽く握った拳は閉じるのではなく、開くようにすること。軽く握った拳は、硬く閉じた拳より感度が高く、適合しやすい。軽く握った拳では、手の安定性は、筋を締めつけるのではなく、腕、手根骨、中手骨を一直線にすることで得ることができる。これは、手関節を中間位または若干屈曲位にしなければならないということである。母指関節と同じく、手関節は伸展しない。

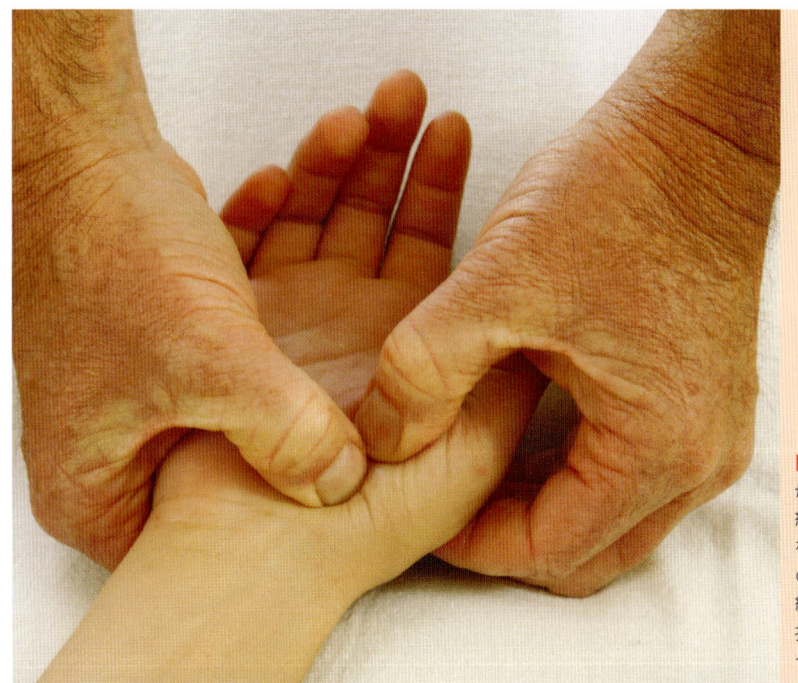

図16-7
母指球テクニック。母指球の組織にゆっくり、入念に施術を行う。患者の母指と他の指の自動運動を加え、筋膜組織層を分離する。施術者の母指関節を軽度屈曲位に保つようにする。

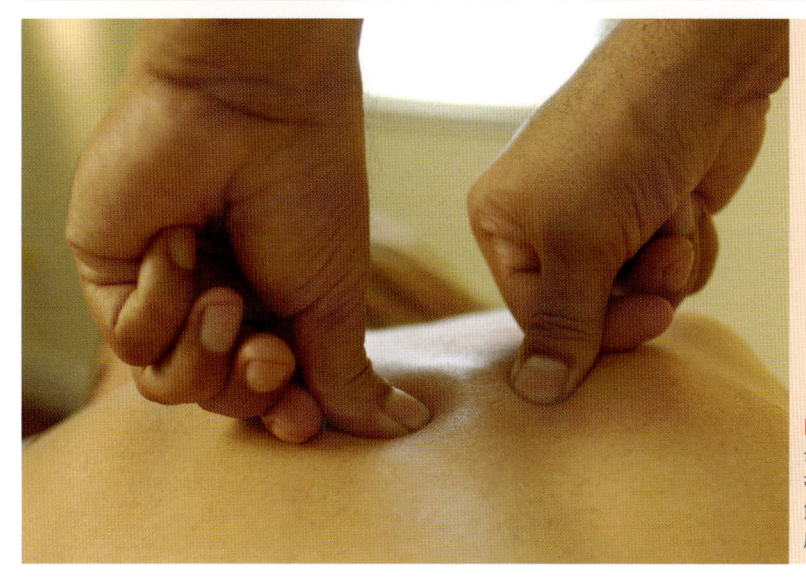

図16-8
母指関節の過伸展は関節靱帯に負荷をかけ、最終的に関節の安定性を減少させる。軽度の屈曲を維持すること。

もう一方の手で、患者の手を下から支える。こうすることで、さらに感度とコントロールが高まり、患者の手の位置を調整して適切な層に軽く握った拳をあてることが可能になる（図16-9）。

　このリリースは軽く握った拳のMPJ関節（指の基底にある近位の中手指関節）で行う。最初のバリエーションと同じく、これらの拳で手の層を触診していく。広い拳のツールで大きな手掌筋膜に固着できる。望んだ筋膜層に固着させたら、再び、患者に手を自動的に開いてもらう。最初のバリエーションと同じく、辛抱強く、入念に行い、四肢全体、全身、そして人間全体の見方でこのテクニックを考慮する。

　症状が続く場合、アプローチまたは患者の習慣を変える必要がある。母指が非常に活動的なことを想定すると、母指の使用を多く要求される仕事や活動に関わる患者に対して、定期的に維持と予防を目的とした、この種類の施術を必要とする。

　もちろん、母指球テクニックの軽く握った拳バージョンは、施術者のセルフケアに適している。仕事の終わりに、ベッド上に手を置き、軽く握った拳（ま

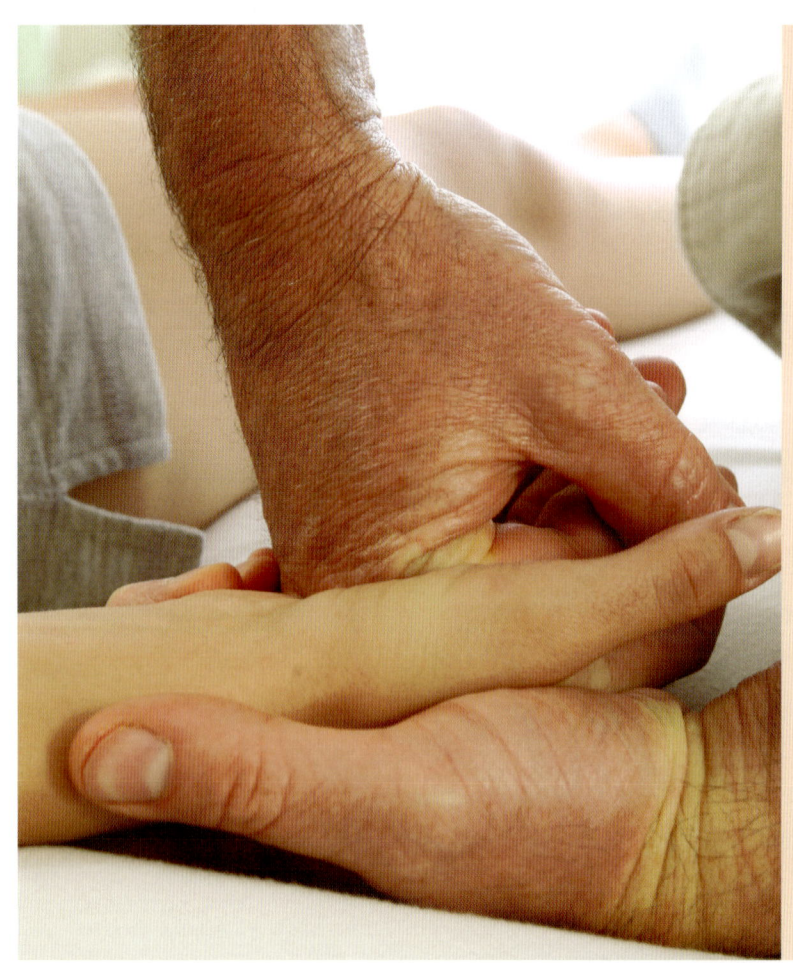

図16-9
母指球テクニックのもう一つのバリエーションは、軽く握った拳を用いる。リリースを増やすために、患者に手をゆっくり開閉してもらう。

たは肘）で母指球に乗り出す。あなたという「患者」の手をゆっくり開閉し、母指の緊張と疲労をリリースする。驚異の母指に静かに「ありがとう」を伝えるすばらしい瞬間である。母指が使えることに感謝しよう。

参考文献

1) Austin, N.M. (2005). Chapter 9: The Wrist and Hand Complex. In Levangie, Pamela K.; Norkin, Cynthia C. Joint Structure and Function: A Comprehensive Analysis (4th ed.). Philadelphia: F. A. Davis Company.
2) Goodwin, S. (2003) Carpal Tunnel Syndrome and Repetitive Stress Injuries. Massage & Bodywork, December/January.

画像クレジット

図16-1 "1421 Sensory Homunculus" OpenStax College - Anatomy & Physiology, Connexions制作（CCA-SA 3.0ライセンスの下に使用）
図16-2、図16-3、図16-8 Thinkstockより提供
図16-4、図16-5 Primal Picturesより提供。許諾を得て掲載
図16-6 Harry Gouvas, MD, PhD制作の"Untreated Carpal Tunnel Syndrome"を修正して掲載。Wikimedia Commonsのパブリックドメイン・ライセンスの下に使用
図16-7、図16-9 Advanced-Trainings.comより提供

スタディ・ガイド

第 16 章の復習　※回答は 211 ページ参照

Q1 母指球筋は＿＿と直接的に結合組織が連続している。
- a. 手根骨の骨梁
- b. 尺骨神経
- c. 屈筋支帯
- d. 円回内筋

Q2 母指は力と安定性の大部分をどこから得ているか。
- a. 靱帯
- b. 骨
- c. 筋
- d. 関節包

Q3 感覚麻痺としびれを伴う、手と手掌の症状、手関節の痛みは＿＿が長く起こりうる徴候である。
- a. 筋の緊張
- b. 神経血管圧迫
- c. 関節の機能異常
- d. 靱帯損傷

Q4 母指球の痛みにはどの神経の圧迫が関与しているか。
- a. 尺骨神経
- b. 正中神経
- c. 橈骨神経
- d. 手根骨部の神経

Q5 母指球テクニックを実行する際、施術者の母指はどんな位置にすべきか。
- a. わずかに伸展する
- b. 過伸展する
- c. わずかに屈曲する
- d. 外転する

第17章　凍結肩（肩甲上腕関節）

肩の可動性がもたらすもの

　腕は動く必要がある。「伸ばす」「持ち上げる」「引く」「ぶらさがる」「振る」「押す」といった日常生活の運動は、肩の可動性に依存している。

　肩が必要とする可動性を提供するために、肩甲骨の関節窩はとても浅い。股関節の寛骨臼のような深い関節窩に依存するのではなく、肩は軟部組織、つまり、肩甲上腕関節の関節包、靱帯ならびに回旋筋腱板の筋で安定性を得ている（図17-1）。これらの軟部組織の構造は、安定性と運動の必要なバランスを与えるが、損傷や筋の緊張を起こしやすい。組織損傷と緊張により運動を制限されることになる。

　時には明らかな損傷がなくても、肩の運動は非常に痛みを伴ったり、制限されたりする。この場合、関節包と周囲の筋膜層に炎症が生じ痛みを伴い、互いに癒着するようになる。特発性（「原因不明の」）凍結肩（医学的に好ましい用語は「癒着性関節包炎」）は、約3％の人が罹患している[1]。過去の損傷、手術、骨折は、癒着性関節包炎を発症させる確率を増加させる場合があるが、他にも非外傷性危険因子がいくつかある。例えば、40歳以上、女性（男性の2倍以上が発症する）、長期間の固定、心疾患の存在、パーキンソン病、結合組織疾患、手術、糖尿病、（女性の）甲状腺の問題がある[2]。また、自己免疫反応を因子とする推測もある[3]。

　私のところに「凍結肩」の診断で来る患者の大半は、本章や次章で説明するテクニックが効果的であった。ほとんどとまでは言わないが、多くの場合は、これらのテクニックで痛みを緩和し、可動性を高めることが可能だと実感して

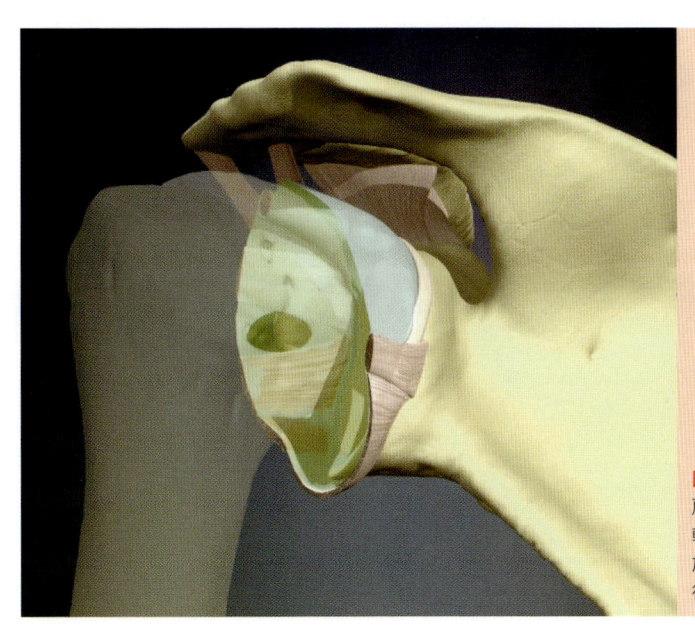

図17-1
肩関節の関節窩（肩甲骨の関節窩）は比較的浅く、関節包、靱帯（図示せず）、回旋筋腱板の筋の軟部組織によって安定性を得ている。

いる。しかも変化は急速で、著しく、持続的である。

　もちろん、大きく変化しない頑固な症例も少ないながらも存在する。その多くは非外傷性が原因のようである。すなわち、肩痛と運動制限は、明らかな損傷や識別可能な原因がなく、自発的に生じている（医学的に原発性または「真性」凍結肩として知られる）。

　このような症例は一般に、3つの段階を経過すると言われている。つまり、「凍結進行期：痛みを伴う」「凍結期：硬くなる」「解凍期」である。私の経験では、非常に多くの施術や直接的すぎるアプローチは時に病態を悪化させ、後に痛みを伴う反発につながるため、最初の最も痛む段階は最大限の注意が必要である。2番目の「凍結期」は最も長く続くことが多く、対処するのが最も難しいため、この段階での施術効果は期待しないことである。しかし、幸い、ほとんどの場合、原発性凍結肩は1～3年で自然寛解する傾向にある。さらに、ストレッチ、マニュアルセラピー、他の単純なセルフケアの実践で、回復期間を短縮できることが示されている[4]。

　直接的モビライゼーションが効果的でないような肩の制限と痛みを抱える少数の患者においても、肩部痛と制限の後遺症と副作用を改善することができる。凍結肩に苦しむ人の多くは、頚部の硬さ、頭痛、背部痛を経験する。これらの痛みは、他の部位での施術によい方向に反応する。これらの副次的な問題はなかなか取り組まれないが、不眠症、うつ病、痛みの疲労につながる場合があり、肩自体に施術を行うのに加え、凍結肩に伴って生じる問題に対処する方法を探す価値がある。

　私は、肩甲上腕関節外転、上腕骨下方滑走、上腕骨回旋を集中的に回復させ

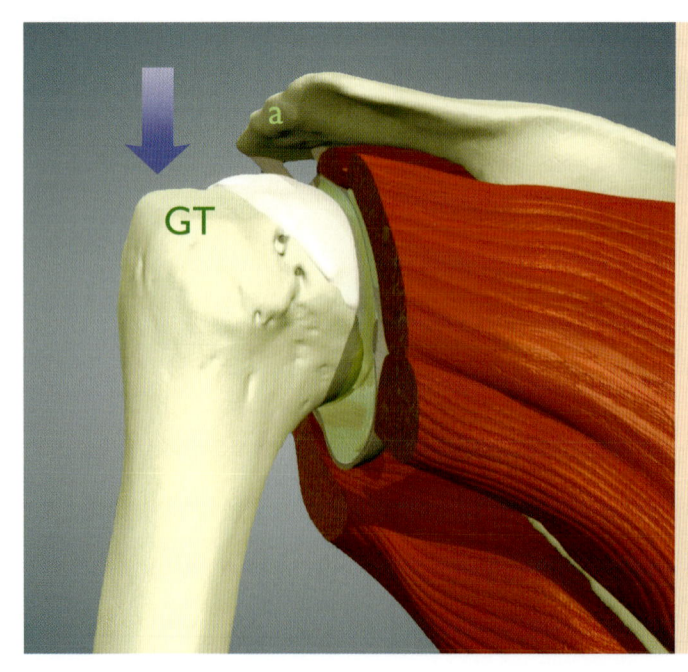

図17-2
下方滑走テクニック。触診で、上腕骨大結節（GT）が腕の外転で下方に動く（矢印）のを感じるようにする。この下方滑走が失われると、大結節が肩峰（a）に近づき、外転を制限する。

凍結肩（肩甲上腕関節） 17

ることで、最大限の緩和ができることを発見した。本章では、これらの運動を回復させるテクニックを説明する。

上腕骨の下方滑走テクニック

評価

　肩甲上腕関節外転（側方挙上）は多くの場合、肩関節の軟部組織における可動性が失われたときに抑制される最初の運動となる。肩甲上腕関節の外転制限と、上腕骨の下方滑走の低下が関連していることが多い。

　次のことを自身の身体で試してみてほしい。腕を横に上げながら、片方の手で肩の最も外側にある隆起である上腕骨大結節を触れてみる。健常な肩では、腕を外転し始めると、大結節が下方に動くのを感じる（図 17-2）。このことは、制限されていなければ、腕が外転するにつれ、上腕骨の上部が肩甲上腕関節で下方に滑走することに起因する。この下方への運動は、上腕運動の開始時に最も明らかである。最初の 2 〜 5cm の運動のみを確認する。

　この下方滑走の消失に関与する軟部組織の要因は多く存在する。三角筋、棘上筋、関節包の短縮や制限、靱帯、滑液包、関節唇、関節膜の損傷、炎症、インピンジメント、癒着などである。これらは外傷、姿勢、緊張に関連することが多い。しかし、前述したように、肩の運動と滑走の消失の原因が明らかでない場合もある。明白な原因の有無にかかわらず、上腕骨の下方滑走が失われると、上腕骨は下がらずに関節で上方へ動く。この上方への動きは、上腕骨大結節が肩峰や靱帯に接近する原因となり、不快感や痛みを生じて、腕をさらに挙上させるのが困難となる。

　患者に椅子の前方に背筋を伸ばして座ってもらって上腕骨の下方滑走を評価するのが、最も容易である。患者の横に立ち、前述した自動的または他動的な外転で、上腕骨大結節が下がるのを施術者の母指で触診する。そして左右で比較を行う。多くの場合、滑走の量より左右差のほうが重要である。片側の滑走の減少は多くの場合、外転の消失または肩甲上腕関節の痛みに対応していることに気づくだろう。

マニピュレーション

　上腕骨の下方滑走が減少している場合、上腕骨の上部が下がるのを促すことで、可動域を改善できることが多い。施術者の肘先端の遠位にある、尺骨の平坦部を用い、優しく上腕骨にもたれる（図 17-3）。

　施術者の尺骨を動かすことなく（滑走したり、揺らしたり、回したりなどはしない）、上腕骨が反応するのを待つ。最終的に、関節で上腕骨が少し下がるのを感じるだろう。施術者の腕を前方または後方へと別の位置へ動かし、繰り

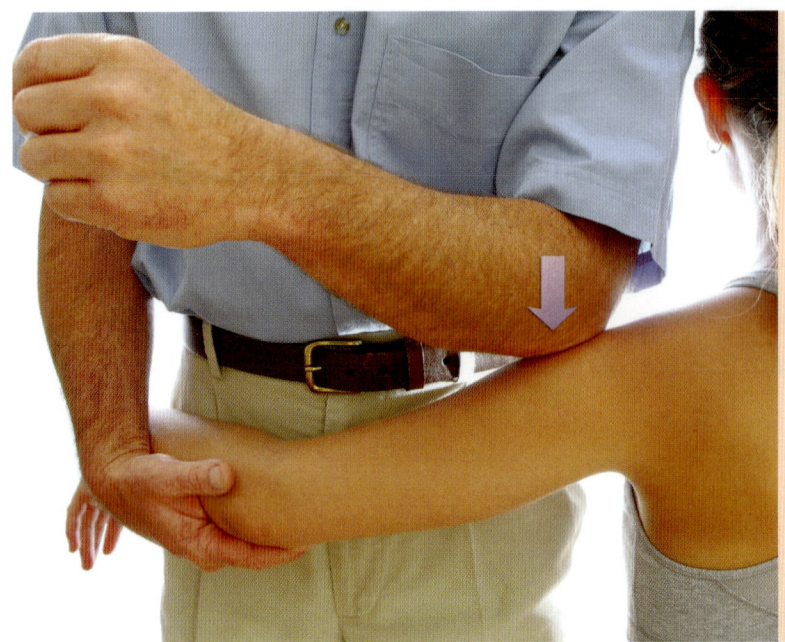

図17-3
上腕骨の下方滑走テクニック。肘遠位の尺骨の平らな面で優しい静的圧迫を加える。腕を他動的に外転しているときに、上腕骨大結節の下方への動きを促す。腕のさまざまな肢位で確認し、各肢位で下方へのリリースを待つ。

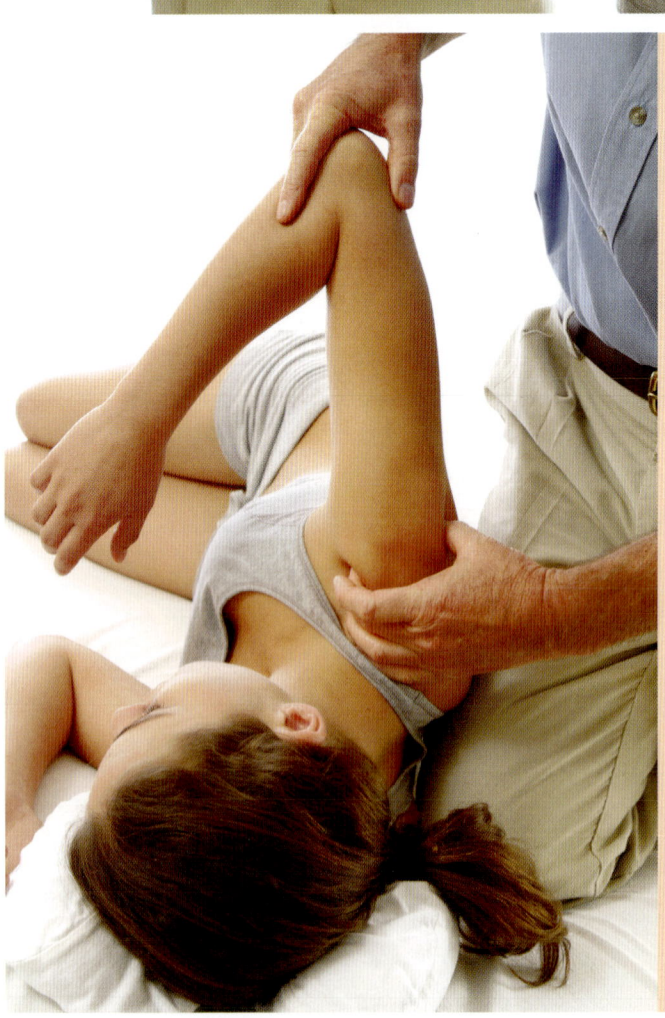

図17-4
肩甲上腕関節包テクニックでは、肩甲骨上で上腕骨のバランスをとることにより、他動的な「旋回」と「撹拌」運動が比較的容易となる。指で上腕骨と肩甲骨との間に関節の軟部組織制限を触診する。指の圧迫とともに、他動的な上腕骨の回旋、分回し運動などを加え、見つかった運動制限をリリースする。

凍結肩（肩甲上腕関節） 17

返す。各部位で上腕骨の下方への滑走が触知されるまで待つ。施術者の圧迫で、患者の肩などに不快感を生じさせないようにする。施術中、患者の座位を観察し、脊柱が緊張せず、直立し、両肩が水平位になっていることを確認する。施術者の下方圧迫で患者の座位を崩したり、不快感を引き起こしたりしないようにする。

しばしば、この単純なテクニックにより肩の可動域が著明に改善し、持続可能な変化に必要な運動オプションが回復する。下方滑走を促すことで、施術者は靱帯と関節包組織を直接対象にし、癒着性関節包炎の運動制限に直接関与できる[5]。患者によっては、付加的な施術（例えば、次の「肩甲上腕関節包テクニック」）が必要となる。

上腕骨の下方滑走テクニックの重要ポイント

適応
- 「凍結肩」を含む肩関節の痛みや運動制限。

目的
- 上腕骨の下方滑走を評価し、正常に回復させる。

方法
① 肩甲上腕関節外転で最初の2〜5cm動かし、上腕骨大結節が下がるのを触知する。
② 下方滑走が減少している場合、上腕を他動的に外転させながら、大結節に下方への直接的な、慎重な圧迫を加え、上腕骨に可動性を持たせる。患者に痛みを感じさせないようにする。制限や硬い最終域感の位置で筋膜の適応を待つ。
③ 肩関節屈曲位および伸展位で繰り返す。

運動
- 上腕骨の他動的な外転。

肩甲上腕関節包テクニック

下方滑走テクニックを行った後でも、肩の運動がまだ制限される場合、肩甲上腕関節包テクニックは施術をさらに特異的にするのに役立つ。

患者を側臥位にし、天井の方向に肘を上げる（他動的な外転）。この外転位で腕を支えている間、優しく前腕を動かし、上腕骨が肩甲上腕関節上で垂直にバランスをとる位置を探す（図 17-4）。

バランスをとる位置が見つかれば、施術者の片手で、容易に肩甲上腕関節で上腕骨を他動的に「旋回」（回旋）と「撹拌」（分回し運動）を行うことができる。

肩甲上腕関節包テクニックの重要ポイント

適応
- 「凍結肩」を含む肩甲上腕関節の痛みや運動制限。
- 回旋筋腱板の痛みや運動制限。
- 急性期を過ぎた損傷や術後。

目的
- 肩甲上腕関節の関節包と靱帯の適合性を評価し、正常に回復させる。

方法
① 側臥位患者の上腕骨を垂直位でバランスをとる。
② 肩甲上腕関節の関節包の周囲、靱帯、関節唇、回旋筋腱板の筋膜にある未分離または弾力性のない筋膜組織を触診する。
③ 直接的な圧迫とともに、他動的な外転、回旋、分回し運動で、これらの筋膜組織の分離と弾力性を回復させる。

運動
- 上腕骨の他動的な外転、回旋、分回し運動。

肩甲上腕関節包テクニック
http://advanced-trainings.com/v/ab05.html

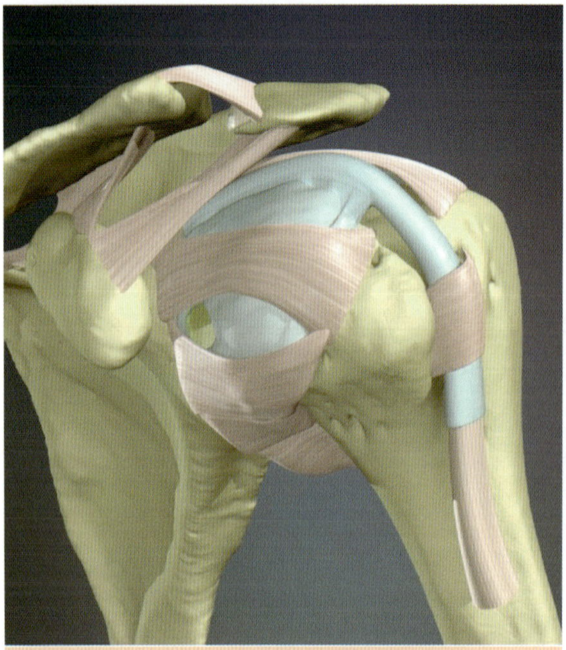

図17-5
肩甲上腕関節包の最も深部の層は、関節の靱帯と滑膜（水色）である。これらを覆う結合組織の硬い鞘（図示せず）は関節包の外層を形成する。近位で、これらの層は、関節窩の線維軟骨性の関節唇の外層と合流する。

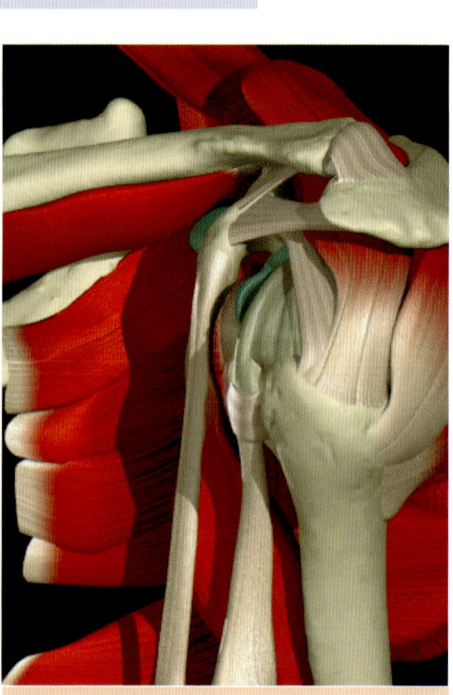

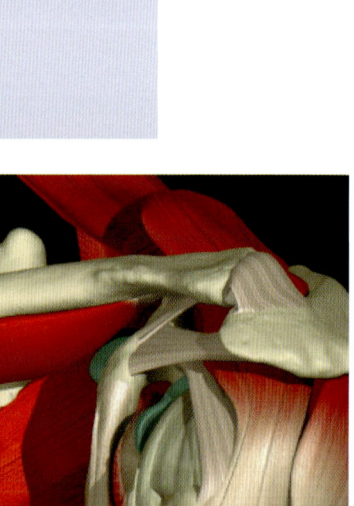

図17-6
上外側の視点からの左側肩関節、鎖骨、肩甲骨。回旋筋腱板の筋は肩関節包を包む。これらの筋の損傷や緊張は、筋膜の肥厚と過敏性の原因となる。これらは肩甲上腕関節包テクニックでアプローチできる。

凍結肩（肩甲上腕関節）17

　肩甲上腕関節で患者の腕を動かしながら、施術者の片手の指を用いて、上腕骨頭の関節周辺と関節窩を触診する。上腕骨はここで他動的に「旋回」すると、関節を横断する軟部組織（上腕二頭筋長頭腱、靱帯、関節包［図 17-5］、回旋筋腱板［図 17-6］）の制限を感じることができる。これらの近位の付着部で、これらの靱帯と関節包の筋膜組織は、関節窩を深くしている線維軟骨性の関節唇の外端と合流する（図 17-5）。このテクニックは、関節唇断裂や、関節唇手術後に症状が残存する患者に有効となる。もちろん、手術からの回復に十分な時間が過ぎている場合に限ってである。

　しっかりとしかも慎重な指圧で、肥厚したり、硬くなったり、動きのない関節周囲組織を調べる。指圧を用いて、上腕骨の運動と組み合わせ、これらの部位をリリースすることができる。他動運動に加えて、患者の自動運動も用いて見つかった制限をリリースする。

　ヒントを出そう。患者を正しく側臥位に保つようにし、前方や後方に転がらないようにする。こうすれば、垂直の均衡点を探すのが容易になる。肩甲帯屈曲位や伸展位で施術を行わないようにする。

　もちろん、回旋筋腱板の筋や筋膜などの組織も、肩の可動性低下に寄与する。次章では、それらの重要な肩組織について評価し、施術を行う方法を説明する。

参考文献

1) Ewald, A. (2011) Adhesive capsulitis: A review. American Family Physician. 83(4). p. 417–422, and Pal, B., et al, (1986) Limitation of joint mobility and shoulder capsulitis in insulin- and non-insulin-dependent diabetes mellitus. Br. J. Rheumatol. 25. p. 147–151.
2) Milgrom, C., et al. (2008) Risk factors for idiopathic frozen shoulder. Isr Med Assoc J. 10(5). p. 361–364.
3) Hand, G.C. et al. (2007) The pathology of frozen shoulder. J Bone Joint Surg Br. Jul; 89(7) p. 928–32.
4) Page, P. et al. (2010) Adhesive capsulitis: use the evidence to integrate your interventions. N Am J Sports Phys Ther. Dec; 5(4). p. 266–273.
5) Cochrane, C.G. (1987) Joint mobilization principles: considerations for use in the child with central nervous system dysfunction. Phys Ther. 67 p. 1105–1109.

画像クレジット

図17-1、図17-2、図17-5、図17-6　Primal Picturesより提供。許諾を得て掲載
図17-3、図17-4　Advanced-Trainings.comより提供。許諾を得て掲載

スタディ・ガイド

第17章の復習　　※回答は211ページ参照

Q1 上腕骨の下方滑走を評価する際に用いる骨指標はどれか。
　　a. 肩峰突起
　　b. 鎖骨の肩峰端
　　c. 上腕骨大結節
　　d. 肩甲棘

Q2 施術者は、肩甲上腕関節の下方滑走テクニックの評価段階で何を触診するか。
　　a. 滑走量
　　b. 左右差
　　c. 軋音の有無
　　d. 肩甲上腕関節の内転制限

Q3 施術者が下方滑走テクニックで上腕骨が下がるのを感じたら何を行うべきか。
　　a. 腕を下げる。
　　b. 反対側を評価する。
　　c. 別の位置に腕を動かす。
　　d. 上腕骨が少し下がるのを待つ。

Q4 肩甲上腕関節包テクニックで施術者は何を触診するか。
　　a. 関節のクリック音やポップ音
　　b. 上腕骨の下位滑走
　　c. 軟部組織制限
　　d. 肩甲骨の運動制限

Q5 肩甲上腕関節の靱帯と関節包は近位で何と合流するか。
　　a. 回旋筋腱板の筋
　　b. 関節唇
　　c. 胸骨
　　d. 大結節

第 18 章　凍結肩（回旋筋腱板）

上腕骨の回旋制限へのさらなるアプローチ

　前章では、上腕骨の下方滑走の重要な運動を評価し、回復させる方法を説明した。健常な肩では、上腕骨頭は外転開始時に下がる。

　本章で説明する2つの新しいテクニックは、失われた上腕骨の下方滑走を回復させ、回旋制限にアプローチする。下方滑走や回施は「凍結肩」や癒着性関節包炎でしばしば制限される[1]。そのうえ、これらのテクニックは、肩甲上腕関節（glenohumeral joint: GHJ）周辺の鍵となる組織の前後のバランスに機能するため、肩関節の内旋・外旋のどちらかへの偏位が見られる場合、これらのテクニックが適応となる（後述する）。

後方回旋筋腱板テクニック

回旋筋腱板の後面への施術は、以下の場合に適応になる。

- 腕の安静肢位が外旋傾向にある。
- 内旋が制限されるか、痛みを伴う。
- 外転が制限される（208ページの図18-7のように）。

患者を腹臥位にし、ベッドの端に肩甲上腕関節（前面）を置いて、ベッドの

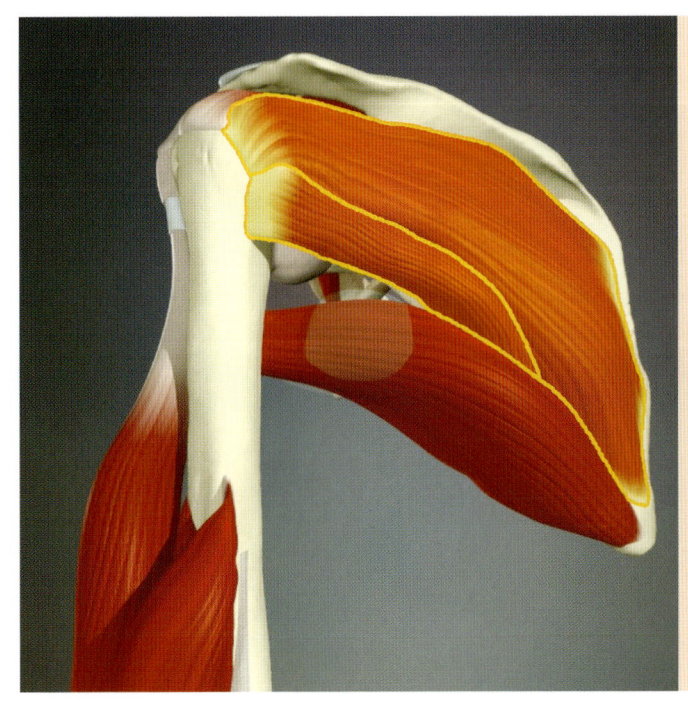

図18-1
回旋筋腱板の後面は棘下筋と小円筋（オレンジ色）が位置する。回旋筋腱板の他の筋とともに、これらの組織は肩甲上腕関節の可動性とバランスにおいて重要な役割を果たす。薄く見えている大円筋の円形の腱下滑液包は、施術を行うと柔らかくなる。

側面から上腕を下垂する。このようにすると、重力とベッドの端により回旋筋腱板の後面が広がる（図18-1）。一部のベッドでは、患者が快適になるよう、畳んだタオルなどをベッドの端に置く必要がある。

　ベッドの端に患者の腕を下垂し、柔らかく広げた施術者の拳で、肩甲骨後面の筋と筋膜に施術を行う（図18-2）。外側方向への施術が最も効果的である。施術者の圧迫が患者に不快を与えないように注意する。棘下筋、大円筋、小円筋、三角筋後部、それぞれの筋膜における、個々の弾力性の増加と分離を触診する。肩甲上腕関節の外転制限や下方滑走（前述のように）の制限を観察した場合、これらの運動で重要な役割を果たす棘上筋を肩甲骨上縁に沿って施術を行うようにする。

　上腕を下垂したまま、患者が腕を優しくゆっくり回旋（上腕骨の自動的な回旋）することで、リリースを促すことができる。他の運動バリエーションとして、ゆっくりとした、自動的な肩甲上腕関節の分回し運動、ならびに患者に優しく頭上に腕を伸ばしてもらう運動（肩甲上腕関節屈曲）がある。これらの運動を用いるとき、肩甲骨後面の軟部組織が内側および下方にリリースするのを促すように、圧迫方向を外側から内側に変えることができる。

　すべての自動運動はゆっくり、かつ優しく行うようにして、筋収縮が施術者の手を施術している筋膜組織から押し出さないようにする。最初に数ミリだけ手や腕を動かすように患者に指示する。こうすることにより、施術者にも運動の開始がわかる。患者に、肩の筋を使う前に、最初は手だけ、それから手と前腕というふうに、段階的に運動を始めていくように指示する。

　施術者より体格が大きい患者の場合、軽く握った拳の代わりに、施術者の前腕（肘の先ではない）を用いる。この領域には腋窩神経と肩甲上神経が走行し、

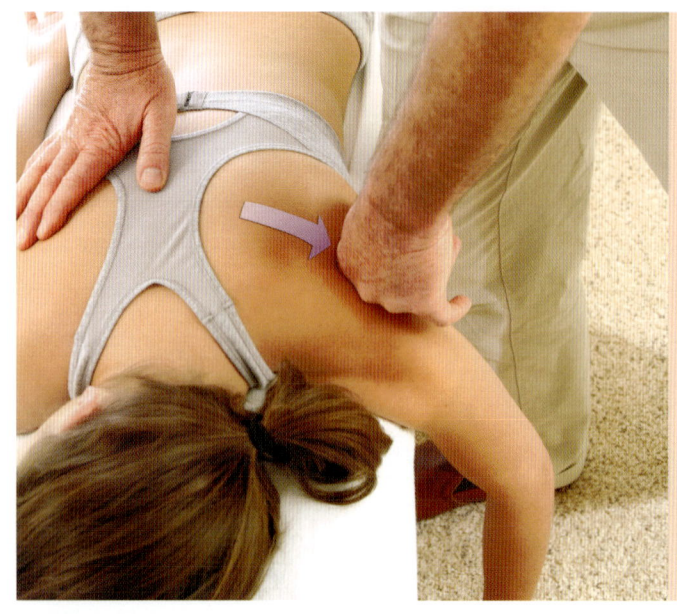

図18-2
後方回旋筋腱板テクニック。患者の腕を下垂させて、上腕骨と肩甲骨の間を軽く握った拳などで制限をリリースする。回旋、伸展、頭上に腕を伸ばす運動などの自動運動を行ってもよい。

凍結肩（回旋筋腱板） 18

上腕三頭筋長頭と大円筋の腱の間には滑液包もあるので（図 18-1）、ゆっくり、慎重に施術を行う。前腕は強力なツールであるため、これらの組織に圧痛が生じる可能性があるので注意する。

後方回旋筋腱板テクニックの重要ポイント

適応
- 肩甲上腕関節の痛みや運動制限（「凍結肩」を含む）、肩インピンジメント症候群、外傷および術後回復期など。
- 肩の安静肢位が外旋位にある場合。

目的
- 肩甲上腕関節の外転、屈曲、回旋の正常可動域を回復させる。

方法
① 患者の腕をベッドの端から下垂し、軽く握った拳を用いて、肩甲骨の後面にある筋膜組織に施術を行う。
② 患者に自動運動をゆっくり始めるように指示し、施術者の手が筋から押し出されないようにする。ゆっくりと、滑らかに運動の開始とともに施術する。

運動
- 下垂した上肢のゆっくりとした、小さな全方向の自動運動。頭上に手を伸ばす（屈曲）、下垂した上肢の回旋、外転など。

肩甲下筋テクニック

　前述したテクニックで回旋筋腱板の後面を入念に施術を行った後、肩甲上腕関節の前面に施術を行うことで、上肢帯のバランスをとる必要がある。肩甲下筋は肩関節の前面にある最も深部の筋であるため、この筋から施術を始める（図 18-3、図 18-4）。加えて、肩甲下筋は回旋筋腱板の筋のうち最も大きく、強固である。肩甲下筋とその腱は、肩インピンジメント、ならびに肩の慢性的脱臼において、回旋筋腱板の断裂に関係するので、これらの病態で用いられる外科的処置により影響を受けることが多い。筋膜組織の弾力性低下と手術後の癒着は、再損傷の主因とされている[2]。

　肩甲下筋はまた、上腕骨下方滑走を調整する直接的な役割を果たす。外転する上腕骨を窩で上方へ転がす（揺り椅子の弧状の足が床で動くように）のではなく、肩甲下筋は上腕骨頭を窩の中心に位置させ、窩で上腕骨を回転させるのではなく滑走させる。これは有益であるが、肩甲下筋が過剰に活動し、硬く、短縮すると、外転を阻害する。外旋についても同様である。

　肩甲下筋の施術にはいくつかの方法があるが、最も侵襲性が少なく、最も効

肩甲下筋テクニック
http://advanced-trainings.com/v/ab06.html

果的な方法の一つを図18-5 に図示する。側臥位の患者の後方から、施術者の肘を曲げて患者の腕を支え、同じ腕で腋窩の肋骨に手を置く。この手は「施術する」手であるが、柔らかく、リラックスしたままにして、必要以上に力を入れたり、硬くしたりしないようにする。施術者のもう一方の手は患者の肩の後方に置き、肩甲骨をこの施術を行っている手の上にもってくる。こうすることで、前面の施術している手の指先端と外縁で肩甲骨前面にある肩甲下筋を触診できる。

腋窩部の皮膚、リンパ組織、神経（図18-4）は特に繊細であるため、指で突いたり、動かしたり、押し付けたりしないようにする。患者が呼吸し、リラックスし、肩甲骨と胸郭の間に空間が広がり、肩甲骨の前面に施術者の手を伸ば

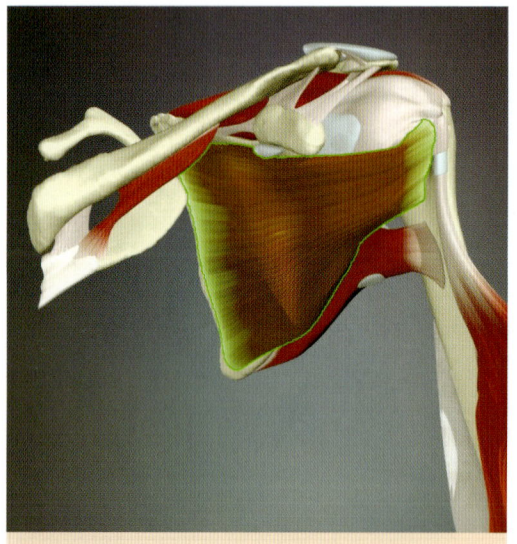

図18-3
肩甲骨の前面を覆う肩甲下筋（緑色）は、回旋筋腱板で最も大きく、最も強固である。

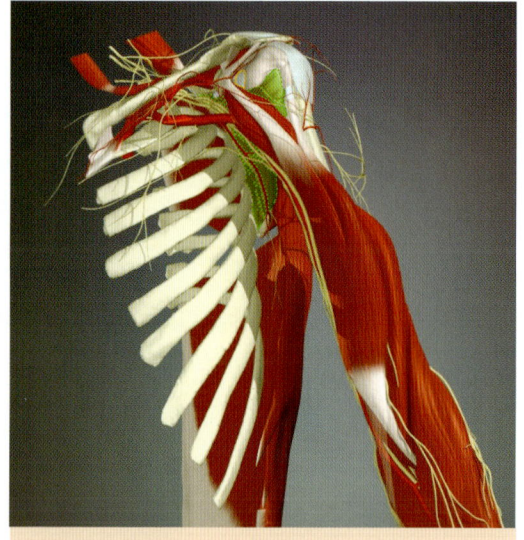

図18-4
肩甲下筋（緑色）は肩甲骨と胸郭の間で、腋窩の後壁の大部分を形成する。

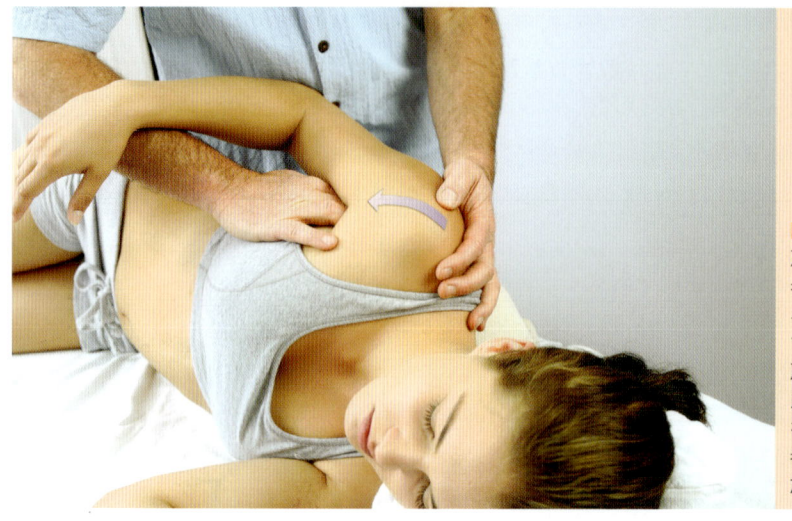

図18-5
肩甲下筋テクニックでは、患者の腕と肩を前後から支える。施術者の後方に置いた手で、前方に置いた手の指へ、肩甲骨を「送る」ようにする。患者には軽く腕の外転と回旋を行ってもらいながら、施術者は指先で肩甲下筋に繊細に施術を行う。

凍結肩（回旋筋腱板） 18

せるようになるまで待つ。肩甲骨に到達したら、患者の腕を少し外転または回旋するように指示してよい。こうした筋の活動により、肩甲下筋を触診できるようになり、さらに施術を特異的にする。しかし、肩甲骨が胸郭で締めつけるほどの大きな運動は求めない。腕の自動運動を行うときでも、患者に肩甲下腔をできるだけ力を抜き、広げるように促す。特に肩甲下筋は肩甲骨前面の大部分を覆う大きな筋であるため、肩甲骨の前面に快適にできるだけ手を伸ばすようにする。

肩甲下筋テクニックの重要ポイント

適応
- 回旋筋腱板の痛みや運動制限。
- 安静肢位が内旋位にある場合。

目的
- 肩甲上腕関節外転と外旋の正常可動域を回復させる。
- 先に行った後方回旋筋腱板テクニックの後面への施術とバランスをとる。

方法
- 胸郭に置いた手の上に肩甲骨を優しくもってくる（突き出させる）。施術者の指の先端と外縁を用いて、肩甲骨前面にある肩甲下筋に施術を行う。

運動
- 呼吸。
- 肩甲上腕関節のゆっくりとした、自動的な外転、回旋、屈曲、伸展。

注意
- 腋窩の繊細な皮膚、リンパ節、神経、筋膜組織の近くでの施術では注意を払う。

まとめて考える

　後方回旋筋腱板テクニックと肩甲下筋テクニックの順番は重要だろうか？これらの上腕骨の前面・後面の関係を考えれば（図 18-6）、これら 2 つのテクニックは、腕の回旋に対する相補的影響を及ぼす。施術者は、筋膜組織と同様に患者の固有感覚も扱うため、テクニックの順序は、患者の固有感覚の認識において、施術の特定の側面を強調できる。

　例えば、最も一般的な肩のパターンは円背であろう。胸郭の肩甲骨が突き出て丸くなる円背姿勢では、下垂した腕の肘が横に向き、上腕骨の他動的な外旋に対する大きな抵抗が生じている。この場合、後方回旋筋腱板の施術の後に、肩甲下筋の施術により前面をリリースすれば、バランスがとれることが多い。

　対照的に、上腕骨の慢性の外旋はほとんど、肩甲骨が後退する「後屈」姿勢

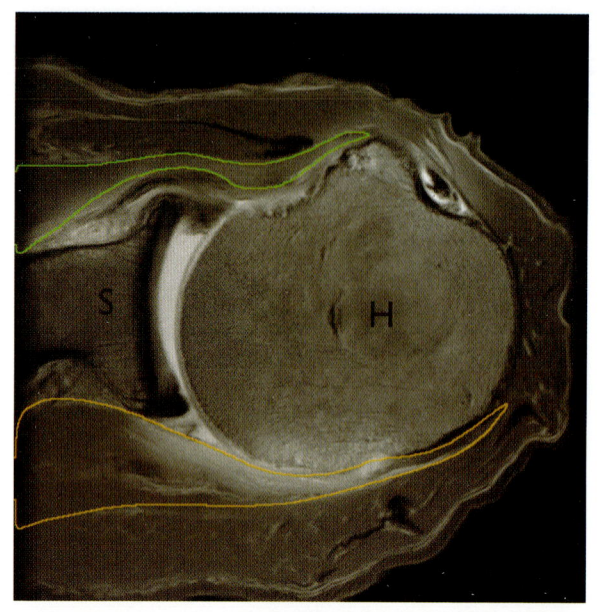

図18-6
上腕骨頭と回旋筋腱板の軸位断(水平断)のMRI。肩前方にある肩甲下筋(緑色の輪郭)、後方にある棘下筋(オレンジ色)は、肩甲骨(S)に対する上腕骨(H)の回旋を調整するように作用する。

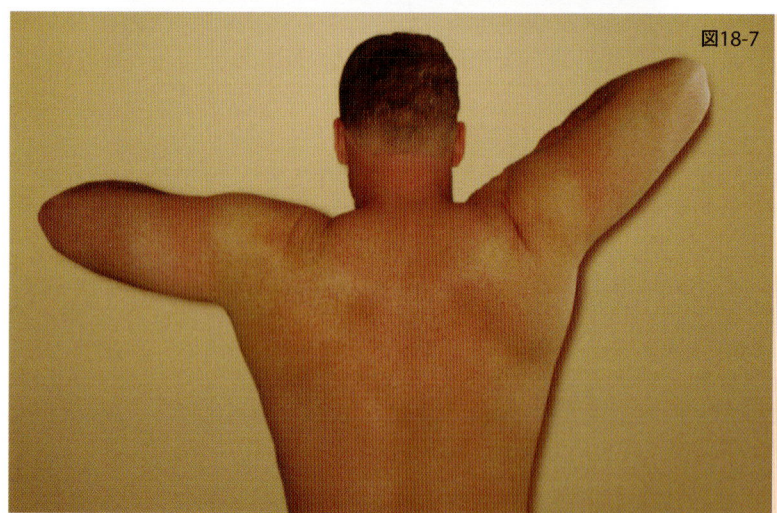

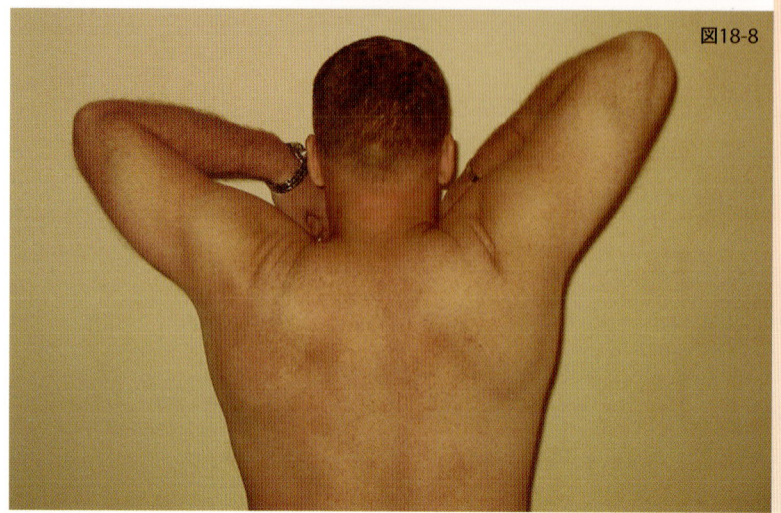

図18-7、図18-8
回旋筋腱板の痛みと制限がある患者は、上腕骨の下方滑走が増加することで、外転が改善する。写真は施術前と、ここで説明したテクニックを用いた2回目の筋膜施術後に撮影された。

凍結肩（回旋筋腱板） 18

に関連し、肘は後方または後内側に向く。この場合、これらのテクニックの順序を切り替えて、肩と背中の後面を開放する感覚で終えるようにする。特に脊柱側弯症のように、大きな非対称パターンがみられる場合、一方の上腕骨が内旋し、他方の上腕が外旋している。これらの場合、それぞれの側で異なる順番にし、短縮した部分で施術を終える。

　もちろん、肩の内旋・外旋パターンのどちらも、ここで説明した他にも多くの組織が関わる可能性がある。内旋パターンでは、大胸筋、小胸筋、前面の胸部筋膜、ならびに呼息優位の呼吸・肋骨パターンの関与を探す。一方の外旋パターンでは、背部の大きな組織である僧帽筋、大菱形筋・小菱形筋、上後鋸筋を対象にする必要があるかもしれない。吸息優位の呼吸では、横隔膜、胸郭のパターンが上肢の外旋に関与していることもある。内旋・外旋パターンはどちらも、骨盤の安静位と脊柱カーブにも大きな役割を果たす。

視覚的事例研究

　図 18-7、図 18-8 の患者の治療前後の違いを示す写真は、本章と前章で説明した筋膜リリーステクニックを利用した 2 回のセッションの後に、可動域が著しく拡大したことを示す。患者は、筋膜の施術のために私の診療を受けに来る約 2 年前、左肩の痛みと制限（おそらく重量挙げに関連する）のために回旋筋腱板の手術を受けた。彼の可動域制限と痛みは手術後も続いたが、筋膜の施術を受けた後に大幅に改善した。写真が撮影された後も、患者の可動域は改善を続け、数年後に、彼は活発に運動するようになり、痛みから解放された。彼は少ない回数ながら、「維持」のセッションを受けに来訪を続けている。

　他の病態と同様、不可解な痛みや顕著な運動制限が継続する場合は、医師や整形外科専門家への紹介の理由となりうる。すべての患者が上記の症例ほど劇的に反応するわけではないものの、これほどの改善は珍しくはない。本章と前章で説明した概念とテクニックは、肩の制限と痛みを経験する施術者の患者の大多数に有益となるだろう。

参考文献

1) Kapandji, I.A. (1982). The Physiology of the Joints: Volume One Upper Limb (5th ed.). New York, NY: Churchill Livingstone. p. 30.
2) Bartl, C. et al. (2012) Long-term outcome and structural integrity following open repair of massive rotator cuff tears. Int J Shoulder Surg. 6. p. 1–8.

画像クレジット

図18-1、図18-3、図18-4、図18-6　Primal Picturesより提供。許諾を得て掲載
図18-2、図18-5、図18-7、図18-8　Advanced-Trainings.comより提供

スタディ・ガイド

第18章の復習　※回答は211ページ参照

Q1 後方回旋筋腱板テクニックで、患者の自動運動に組み合わせる圧迫方向はどれか。
　　a. 内下方
　　b. 外側
　　c. 上方
　　d. 内上方

Q2 後方回旋筋腱板テクニックで、自動運動を開始する際の指示としてはどれか。
　　a. 肩の運動から始める。
　　b. 前腕の運動から始める。
　　c. 肘の運動から始める。
　　d. 手の運動から始める。

Q3 肩甲上腕関節の滑走の調整において、肩甲下筋の役割は何か。
　　a. 上腕骨の内旋を開始する。
　　b. 上腕骨の外旋を妨げる。
　　c. 上腕骨頭を中央にもってくる。
　　d. 肘頭を安定化させる。

Q4 肩甲下筋テクニックで施術者の後方の手で何をするか。
　　a. 回旋筋腱板周辺の制限を触診する。
　　b. 後方の肩甲骨の下に滑らせる。
　　c. 前方の手に肩甲骨前面を包ませるのを支持する。
　　d. 肩甲骨に下方圧迫を加える。

Q5 健常な肩が下がる運動と組み合わせる動きはどれか。
　　a. 上腕骨外旋
　　b. 肩甲上腕関節内転
　　c. 上腕骨内旋
　　d. 肩甲上腕関節外転

スタディ・ガイドの回答

第1章
Q1 ― b
Q2 ― c
Q3 ― d
Q4 ― a
Q5 ― d

第2章
Q1 ― b
Q2 ― c
Q3 ― c
Q4 ― b
Q5 ― c

第3章
Q1 ― c
Q2 ― d
Q3 ― a
Q4 ― a
Q5 ― d

第4章
Q1 ― d
Q2 ― a
Q3 ― b
Q4 ― c
Q5 ― c

第5章
Q1 ― a
Q2 ― a
Q3 ― d
Q4 ― b
Q5 ― c

第6章
Q1 ― a
Q2 ― c
Q3 ― b
Q4 ― b
Q5 ― b

第7章
Q1 ― c
Q2 ― b
Q3 ― d
Q4 ― b
Q5 ― c

第8章
Q1 ― b
Q2 ― c
Q3 ― b
Q4 ― c
Q5 ― d

第9章
Q1 ― d
Q2 ― c
Q3 ― d
Q4 ― a
Q5 ― d

第10章
Q1 ― b
Q2 ― b
Q3 ― b
Q4 ― d
Q5 ― b

第11章
Q1 ― c
Q2 ― c
Q3 ― c
Q4 ― b
Q5 ― d

第12章
Q1 ― c
Q2 ― b
Q3 ― d
Q4 ― c
Q5 ― a

第13章
Q1 ― c
Q2 ― d
Q3 ― b
Q4 ― a
Q5 ― b

第14章
Q1 ― d
Q2 ― b
Q3 ― a
Q4 ― b
Q5 ― c

第15章
Q1 ― d
Q2 ― d
Q3 ― a
Q4 ― c
Q5 ― b

第16章
Q1 ― c
Q2 ― c
Q3 ― c
Q4 ― b
Q5 ― c

第17章
Q1 ― c
Q2 ― b
Q3 ― c
Q4 ― c
Q5 ― b

第18章
Q1 ― a
Q2 ― d
Q3 ― c
Q4 ― c
Q5 ― d

テクニック
あ行

アーチ可動性テクニック	p91〜94
遠位脛腓関節テクニック	p63〜65
押しぼうきテクニックA	p22、113、114
押しぼうきテクニックB	p115
押しぼうきテクニックC	p116

か行

回旋筋（梨状筋）テクニック	p132〜136
下腿骨間膜テクニック	p55、56
下肢懸垂テクニック	p166、167
肩甲下筋テクニック	p205〜207
肩甲上腕関節包テクニック	p199〜201
コア・ポイントテクニック	p9〜11
後方回旋テクニック	p165、170、171
後方回旋筋腱板テクニック	p20、203〜205
呼吸運動テクニック	p8、9、23

さ行

坐骨神経牽引テクニック	p138〜140
支帯テクニック	p52、53
手根骨可動性テクニック	p7、177、178、181
上腕骨の下方滑走テクニック	p197〜199
前脛骨筋テクニック	p18、53〜55
仙結節靱帯テクニック	p148〜150
仙腸関節ウェッジテクニック	p157〜159
仙腸関節前方・後方リリーステクニック	p7、154〜156
前方回旋テクニック	p168、169
前腕筋膜テクニック	p34〜36

索引

前腕屈筋テクニック	p27〜33
前腕伸筋テクニック	p33、34
足関節の可動性テクニック	p43
足底筋膜テクニック	p45〜47

た行

大腿二頭筋・大内転筋テクニック	p136〜138
短趾屈筋テクニック	p74、75
短趾伸筋テクニック	p75〜77
中足骨間テクニック	p94、95
長趾屈筋テクニック	p78〜80
長趾伸筋テクニック	p81〜83

は行

ハムストリングス・テクニック	p18、103〜106
腓骨頭テクニック	p66、67
腓腹筋・ヒラメ筋テクニック	p44、45
母指球テクニック	p190〜193

や行

横アーチテクニック	p90〜92、179〜182

テスト法

下肢伸展挙上テスト	p123〜127
坐骨神経滑走テスト	p130〜132、135、138、140
スランプテスト	p124
背屈テスト	p42、43、46、53、57
ボウストリングテスト	p125、127、138、140
梨状筋テスト	p124、128、135

監訳　齋藤 昭彦　Saito Akihiko

1982年	国立療養所東京病院附属リハビリテーション学院理学療法学科卒業
同年	厚生連鹿教湯三才山病院リハビリテーション部
1985年	信州大学医療技術短期大学部助手
	信州大学医学部附属病院リハビリテーション部
1989年	日本大学通信教育部文理学部英文学科卒業
1992年	オーストラリアシドニー大学大学院（徒手理学療法）留学
1994年	埼玉成恵会病院科長補佐
1996年	国際医療福祉大学保健学部理学療法学科講師
1998年	東北大学大学院医学系研究科障害科学専攻修士課程修了
2001年	東北大学大学院医学系研究科障害科学専攻博士課程修了
同年	国際医療福祉大学保健学部理学療法学科助教授
2002年	国際医療福祉大学・大学院助教授
2006年	国際医療福祉大学・大学院教授
2007年	東京福祉大学社会福祉学部教授
2009年	杏林大学・大学院教授
2018年	東京家政大学教授　　　　　　　　　　現在に至る

カバー、本文デザイン：有限会社ケイズプロダクション

ビジュアルで学ぶ
筋膜リリーステクニック【Vol. 1】
―肩、骨盤、下肢・足部―

2016年3月10日　初版第1刷発行
2021年2月25日　初版第6刷発行

著　者　Til Luchau
監　訳　齋藤昭彦
発行者　戸部慎一郎
発行所　株式会社医道の日本社
　　　　〒237-0068
　　　　神奈川県横須賀市追浜本町1-105
　　　　電話　046-865-2161
　　　　FAX　046-865-2707

2016©IDO-NO-NIPPON-SHA, Inc.

印刷：図書印刷株式会社
ISBN978-4-7529-3115-7　C3047

本書の内容、イラスト、写真の無断使用、複製（コピー・スキャン・デジタル化）、転載を禁じます。